Peter Diederichs
Urologische Psychosomatik

Peter Diederichs

Urologische Psychosomatik

Zur Theorie und Praxis
psychosomatischer Störungen
in der Urologie

unter Mitarbeit von Veronika Diederichs-Paeschke

Verlag Hans Huber
Bern · Göttingen · Toronto · Seattle

FÜR UNSERE SÖHNE

Anschrift des Autors:

Prof. Dr. Peter Diederichs
Facharzt für psychotherapeutische Medizin · Psychoanalyse
Corneliusstraße 12 c
D-10787 Berlin

Die Deutsche Bibliothek – CIP-Einheitsaufnahme
Diederichs, Peter:
Urologische Psychosomatik / Peter Diederichs. – Bern ; Göttingen ;
Toronto ; Seattle : Huber, 2000
    ISBN 3-456-83205-2

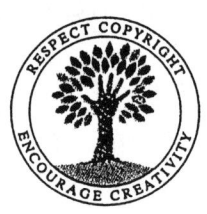

© 2000 Verlag Hans Huber, Bern
Satz: Schwarz auf Weiß, Berlin
Druck: Druckhaus Beltz, Hemsbach
Printed in Germany

Inhalt

S. Freud

Sollen aber die «nervösen» Organkrankheiten nicht als ein Anhang zu den materiellen Erkrankungen derselben Organe einer Vernachlässigung anheimfallen, welche sie bei ihrer Häufigkeit und praktischen Bedeutsamkeit keineswegs verdienen, so muß der Spezialist, sei er Magen-, Herz- oder **Urogenitalarzt***, außer seinen allgemeinen ärztlichen und seinen Spezialkenntnissen auch die Gesichtspunkte, Einsichten und Techniken des Nervenarztes für sein Gebiet verwerten können.

Es wird einen großen therapeutischen Fortschritt bedeuten, wenn der Spezialarzt den mit einem nervösen Organleiden Behafteten nicht mehr mit dem Bescheid entlassen wird: «Ihnen fehlt nichts, es ist bloß nervös.»

Aus dem Vorwort von: «Die psychischen Störungen der männlichen Potenz» von Dr. Maxim Steiner, Verlag Franz Deuticke, Leipzig und Wien 1913. (GW X, S. 451)

---

* Hervorhebung vom Verfasser

Vorwort

Im Januar 1979, etwa ein Vierteljahr nach Beginn meiner Tätigkeit in der Abteilung für Psychosomatik und Psychotherapie des Universitätsklinikums Steglitz der Freien Universität Berlin, wurde mir eine Patientin überwiesen, die seit drei Monaten unter starken, quälenden, krampfartigen Schmerzen im Blasenbereich litt. Die 35jährige, nicht verheiratete Frau ist bis zu diesem Zeitpunkt nie ernsthaft erkrankt gewesen. Anfangs traten die intensiven Beschwerden nur während und nach der Miktion, zum Zeitpunkt der Überweisung auch unabhängig vom Wasserlassen auf. Sie beschrieb die Schmerzen: «*als ob mir jemand Säure in die Blase gekippt hätte; es brennt den ganzen Tag; egal was ich mache, ob ich ruhig bin oder mich mit Sockenstricken entspanne, ich bekomme mich nicht mehr in den Griff!*» Die Symptomatik beeinträchtigte ihr Allgemeinbefinden so stark – u. a. führte sie zu Schlafstörungen –, daß sie seit zwei Monaten krankgeschrieben war. Die zu diesem Zeitpunkt verzweifelt und resigniert wirkende Frau hatte die verschiedensten Fachärzte aufgesucht (Gynäkologen, Urologen und Dermatologen). Während der Weihnachtstage (1978) begab sie sich sogar in stationäre urologische Diagnostik und Behandlung, ohne daß ein ernsthafter organpathologischer Befund erhoben werden konnte. Sowohl Bougieren der Harnröhre als auch die massive Gabe von muskelrelaxierenden urologischen Medikamenten halfen ihr nicht weiter.

Die erste Exploration ergab, daß ihre urologische Symptomatik im zeitlichen Zusammenhang stand mit dem halbherzigen Versuch, sich von ihrem langjährigen Partner zu trennen. Ich habe mit der Patientin noch zweimal ausführliche psychoanalytisch orientierte Gespräche geführt. Da sie sich «am Ende» fühlte, mußte ich ihr zu einer stationären psychotherapeutischen Behandlung in einer Fachklinik raten. Sie begab sich dann auch in diese Behandlung, obgleich sie nicht fassen konnte oder wollte, daß möglicherweise seelische Kräfte bei der Symptomentstehung beteiligt sind.

Der starke Symptomleidensdruck der Frau beeindruckte mich und löste Mitgefühl aus. Gleichzeitig beschäftigte mich die Frage, warum sie in der Trennungssituation gerade mit der **Blase** und nicht mit dem **Unterbauch,** dem **Darm** oder dem **Herzen** reagierte. Die «Gretchenfrage» der psychosomatischen Medizin, die Frage nach der **Organwahl,** war damit wieder für mich aktuell. Ein Blick in die Lehrbücher der psychosomatischen Medizin zeigte, daß innerhalb der speziellen Psychosomatik die Urologie ein meine wissenschaftliche Neugierde weckender «weißer Fleck» war.

Ich möchte daher dieser Patientin und den darauf von mir systematischer untersuchten Frauen und Männern mit Miktionsstörungen danken, daß sie mir ermöglichten, hoffentlich einige neue Einsichten in die Psychosomatik von urologischen Erkrankungen zu gewinnen.

Meinen Dank möchte ich außerdem an diejenigen urologischen Kollegen richten, die mir Patienten überwiesen haben. Stellvertretend möchte ich hier den Berliner Kollegen W. Rosenstock erwähnen, dem ich einige der anregendsten Fallgeschichten zu verdanken habe. Dank gebührt auch dem Münchner Urologen E.-A. Günthert, mit dem ich zusammen das Kapitel über «Psychosomatische Aspekte in der Urologie» in dem von T. von Uexküll herausgegebenen Lehrbuch der Psychosomatischen Medizin verfaßt habe. Trotz unterschiedlicher wissenschaftlicher Positionen sind seine Anregungen und Hinweise aus der Sicht des praktizierenden Urologen für mich wertvoll gewesen und haben auch Eingang in dieses Buch gefunden. Dank gilt weiterhin meinem Namensvetter, Herrn Privatdozent W. Diederichs für die kritische Durchsicht des Manuskripts von urologischer Seite.

Besonders herzlich möchte ich mich bei Herrn Prof. Studt bedanken, dem Leiter der Abteilung für Psychosomatik und Psychotherapie des Klinikums Steglitz (inzwischen Universitätsklinikum Benjamin Franklin) der Freien Universität Berlin, der mir dank seiner Liberalität und Loyalität erste eigene empirische Forschungen ermöglichte. Ganz besonders bedanke ich mich bei meiner Frau, die die Jahre meiner wissenschaftlichen Tätigkeit mit Geduld und Ausdauer aber auch Anteilnahme begleitet und die mit dem Forschen und Schreiben verbundenen Einschränkungen in unserer Beziehung in Kauf genommen hat.

I. Einleitung

Die **urologische Psychosomatik** ist ein Stiefkind der psychosomatischen Medizin. Schaut man in die wichtigsten Lehrbücher der Psychosomatik, so fehlt das Kapitel über die Urologie oder es wird mehr oder weniger am Rande mit den psychosomatischen Aspekten der Dialyse und Nierentransplantation (Psychonephrologie) abgehandelt (Freyberger, 1981 und Vollrath, 1979). Erst in der dritten Auflage des Lehrbuchs von Uexküll (1986) findet sich ein kleines Kapitel über urologische Psychosomatik (Diederichs und Günthert, 1986), das in der 4. Auflage (1990) erweitert wurde. In der 5. Auflage (1995) mußte es aus Platzgründen wieder reduziert und in der geplanten 6. Auflage soll es sogar ganz herausgenommen werden. In dem jüngst von Deter (1997) herausgegebenen Band über «Angewandte Psychosomatik» beleuchtet der Urologe Knispel in seinem Übersichtsreferat nur die beiden bekanntesten psychosomatisch-urologischen Krankheitsbilder, die Prostatopathie des Mannes und die Reizblase der Frau. Über die Hälfte des Beitrages ist dann den männlichen Sexualstörungen gewidmet.

Während sich innerhalb der Psychonephrologie eine lebhafte Forschung, inbesondere von medizinpsychologischer Seite (Balck et al., 1985; Levy, 1981 oder Levenson u. Glocheski, 1991) entwickelt hat, ist die urologische Psychosomatik «Brachland» geblieben. Dies verwundert, da schon ein altes chinesisches Sprichwort besagt, daß «die Blase der Spiegel der Seele» ist und in der Alltagssprache urologisch-psychosomatische Zusammenhänge bekannt sind (*«es geht mir an die Nieren»*). Darüber hinaus läßt sich in einer der ersten deutschsprachigen Monographien der psychosomatischen Medizin ein Kapitel über psychogene Miktionsstörungen finden. Der Verfasser ist Oswald Schwarz, Privatdozent für Urologie (!) in Wien. Er ist gleichzeitig Herausgeber dieses bemerkenswerten Lehrbuchs: «Psychogenese und Psychotherapie körperlicher Symptome», erschienen 1925 in Wien. Dieses Werk vermittelt einen ausgezeichneten Überblick über die zum damaligen Zeitpunkt bekannten Ergebnisse der speziellen Psychosomatik. F. Dunbar (1954), der allgemein der Verdienst des ersten um-

fassenden Lehrbuches für psychosomatische Medizin eingeräumt
wird, bezieht sich – nicht nur in ihrem Kapitel über die psychosomatischen Störungen des Urogenitaltrakts – ausführlich auf Schwarz.
Im ersten Teil der vorliegenden Monographie (Kap. I.1.) werde ich
daher anhand der Literatur auf die **Geschichte der urologischen Psychosomatik** eingehen und untersuchen, warum sie innerhalb der speziellen Psychosomatik «Stiefkind» geblieben ist. Daran anschließen
werden sich diejenigen psychoanalytischen Konzepte (u. a. Libidotheorie, urethrales Antriebserleben), die Einfluß auf Theorie und Praxis der urologischen Psychosomatik genommen haben (I.1.1 u. 1.2).

Vor den klinischen Kapiteln schien es mir sinnvoll, eine vereinfachte Darstellung der **Anatomie und Physiologie des urogenitalen Systems** (Niere, Harnleiter, Blase und Genitalorgane) einzufügen (I.3.).

Im zweiten Teil (Kap. II), der verständlicherweise den größten
Raum einnimmt, geht es um die Darstellung der **Klinik der urologischen Psychosomatik.** Dabei werden sowohl die bisher in der Literatur bekannten Fakten berücksichtigt als auch die eigenen inzwischen
20-jährigen klinischen Erfahrungen in diesem Bereich der speziellen
Psychosomatik eingebracht.

Obwohl nur wenige psychosomatische Symptome oder Erkrankungen in der Urologie systematisch erforscht worden sind, lohnt es sich,
das bisher Bekannte zusammenfassend darzustellen, zumal ein entsprechender Überblick meines Wissens weder im angloamerikanischen Schrifttum noch in der deutschsprachigen wissenschaftlichen
Literatur zur psychosomatischen Medizin anzutreffen ist.

Obgleich die psychosomatische Grundlagenforschung inzwischen
gezeigt hat, daß nicht von einem bestimmten Symptom auf eine spezifische Persönlichkeitsstruktur oder einen speziellen Konflikt ge-
schlossen werden darf, werde ich mich in meiner nosologischen Systematik der Einfachheit wegen an den Symptomen orientieren und
dabei übersichtshalber nach topographischen Gesichtspunkten (Niere,
Blase usw.) vorgehen. Im klinischen Alltag wird dem psychosomatisch tätigen Fachmann der Patient verständlicherweise mit einer
Symptomdiagnose und nicht mit einer Persönlichkeitsdiagnose überwiesen. Blanck und Blanck (1974) haben jedoch ausdrücklich darauf
hingewiesen, daß das neurotische oder psychosomatische Symptom
nur auf dem Hintergrund einer deskriptiven Entwicklungsdiagnose
beim Patienten gesehen und verstanden werden kann. Es soll an dieser
Stelle daher noch einmal vor der Versuchung gewarnt werden,von
einer Symptomdiagnose auf eine dahinterliegende spezifische Charak-

terstruktur oder Konfliktdynamik zu schließen. Jeder, der über längere Erfahrungen im Bereich der speziellen Psychosomatik verfügt, weiß, daß es eben nicht den typischen Asthmatiker, Colitiker oder miktionsgestörten Patienten gibt, sondern sich fast immer Untergruppen finden (Overbeck et al., 1999). Es lassen sich allenfalls einige charakteristische Merkmale für Patienten mit einem bestimmten Symptom oder einer Erkrankung herausarbeiten. Letzteres habe ich in eigenen empirischen Untersuchungen für die Gruppe von Frauen mit einer Reizblase (Kap. II.2.6) und chronischer Blasenentzündung (II.2.7) sowie für Männer mit einer Prostatopathie bzw. einem psychosomatischen Urogenital-Syndrom (Kap. II.5.2.5) versucht.

Die **psychoanalytische Psychosomatik** gerät **wissenschafttheoretisch** gesehen in den letzten Jahren zunehmend in die Defensive, weil sie es im Vergleich zu anderen Bereichen der Organmedizin schwerer hat, ihre Annahmen und Ergebnisse zu dokumentieren und damit zu objektivieren und verifizieren. Gleichzeitig ist die analytische Psychosomatik in der Versuchung, die organischen oder pathophysiologischen Grundlagen und Bedingungen einer angeborenen biologischen Matrix für ihre Pathogenesekonzepte zu vernachlässigen. In dem Kapitel II.2.7.2 wird daher unter Einbeziehung biologischer und pathophysiologischer Faktoren der Urethralschleimhaut versucht, zu einer **umfassenderen psychosomatischen Theorie der Blasenentzündung** zu gelangen, die man nach dem derzeitigen Forschungsstand als erste klassische weibliche psychosomatische Erkrankung in der Urologie bezeichnen könnte. Insgesamt verstehe ich unter «psychosomatisch» ein multifaktorielles, ineinandergreifendes Geschehen im Sinne des bio-psycho-sozialen Modells (von Uexküll, 1986), wobei dem seelischen Faktor ein mehr oder minder großer Anteil in der Ätiopathogenese zukommt.

Dem bisher vernachlässigten Bereich der **urologischen Kinderpsychosomatik** ist in Zusammenarbeit mit meiner Frau ein eigenes Kapitel gewidmet (II.4). Mit diesem Kapitel verlasse ich die Systematik nach den topographischen Gesichtspunkten.

Die **psychosomatisch-urologischen Symptome und Erkrankungen der Männer** (II.5) sind ebenfalls gesondert zusammenhängend dargestellt worden, weil die zur Frau unterschiedlich strukturierte Anatomie und Physiologie des männlichen Urogenitaltrakts eigene Krankheitsbilder entstehen läßt.

Die an Niere, Blase und Harnröhre beschriebenen Symptome und Erkrankungen psychosomatischer Genese sind übrigens bei beiden

Geschlechtern zu beobachten. Bezüglich der Geschlechterverteilung überwiegt eindeutig der weibliche Anteil.

Darüber hinaus schien es mir wichtig, auch ein eigenes Kapitel über **männliche Sexualstörungen** hinzuzufügen (II.5.4), da sowohl der Arzt für Allgemeinmedizin als auch der für Urologie hiermit zunehmend konfrontiert wird.

Der Autor steht wissenschaftlich auf dem Boden der Psychoanalyse. Bei den eigenen Falldarstellungen werden unterschiedliche psychoanalytisch-psychosomatische Pathogenesemodelle benutzt, ohne sie immer explizit zu erwähnen (z. B. das klassische Libido-Modell oder das Konzept des Gleichzeitigkeits-Korrelats von Alexander). Insbesondere werden narzißmustheoretische Aspekte miteinbezogen, da diese bisher in der psychoanalytischen Psychosomatik vernachlässigt wurden. Die exakte metapsychologische Zuordnung wurde hier zugunsten der anschaulichen klinischen Darstellung und der Lesbarkeit auch für nicht mit der Psychoanalyse Vertraute vernachlässigt. Dennoch wird in dem Kapitel III ein **metapsychologischer Versuch** unternommen, **trieb- und objektbeziehungspsychologische** sowie **narzißtische Pathologie** am Beispiel eines Mannes mit Prostatopathie aufeinander zu beziehen.

Obwohl die eigenen empirischen Untersuchungen und klinischen Erfahrungen im Mittelpunkt stehen, ist diese Monographie als Lehrbuch der urologischen Psychosomatik abgefaßt. Es kann also kapitelweise oder je nach Krankheitsbild gesondert gelesen werden. Dementsprechend folgt nach der Klinik des jeweiligen Krankheitsbildes, beispielsweise der Harnverhaltung, seine Ätiopathogenese aus psychosomatischer Sicht und die Diskussion der therapeutischen Möglichkeiten. Hier sei gleich vorausgeschickt, daß – wie so häufig bei psychosomatischen Erkrankungen – eine Diskrepanz zwischen den in die Entstehung der Krankheit gewonnenen Einsichten und der therapeutischen Beeinflussung besteht.

Das abschließende, bewußt ausführlich gestaltete **Literaturverzeichnis** soll zu eigener kritischer Überprüfung der hier vorgetragenen Befunde anregen und auch die Grundlage für weitere Forschungen ermöglichen.

Im **Sachregister** habe ich zusätzlich einige Fachbegriffe übersetzt, um auch Nichtmedizinern das Lesen zu erleichtern.

1. Zur Geschichte der urologischen Psychosomatik und der Einfluß der Psychoanalyse

Anatomisch gesehen ist die Blase ein Hohlmuskel. Bei der Miktion müssen Detrusor (Blasenmuskel) und Sphinkter (Schließmuskel) zusammenarbeiten. Die Blase wird nerval sowohl sympathisch-parasympathisch als auch motorisch sensibel versorgt (ausführlicher in Kap.I.3.). Der Detrusor-Muskel nimmt seine Arbeit (Kontraktion) üblicherweise dann auf, wenn sich in der Blase genügend Harn (200-300 qcm) gesammelt hat, und er dadurch gedehnt wird. Der Harndrang ist dann das Signal für die willkürliche Entleerung. Bekanntermaßen tritt Harndrang schon bei viel geringerer Blasenfüllung auf. Eine häufige Ursache hierfür sind seelische Einflüsse. Mosso und Pellacani konnten schon 1882 die Kontraktion der Blasenmuskulatur bei der Vorstellung einer Harnentleerung nachweisen (s. Schwarz, 1925). Erst recht beeinflussen intensive Affekte wie Wut oder Angst sowohl bei Menschen als auch bei Tieren die Miktion. Auch in Hypnoseversuchen (z. B. Heilig und Hoff, 1925; Bolland, 1957) sind immer wieder seelische Auswirkungen auf Nierendurchblutung, Menge des ausgeschiedenen Harns oder Harndrang aufgezeigt worden. Ausführlichere Angaben hierzu finden sich in den frühen Übersichtsarbeiten zur urologischen Psychosomatik (Schwarz, 1925; Stutzin, 1926 und Adam, 1955/56 sowie Schunk, 1955/56). Auch jeder Psychotherapeut hat sicherlich erlebt, daß Patienten vor, nach oder mitten in der therapeutischen Sitzung Harndrang verspüren, unabhängig von der für die Muskeldehnung physiologisch notwendigen Menge von 200–300 qcm.

1.1 Urethralerotik (Libidotheorie)

Die Geschichte der urologischen Psychosomatik ist eng mit der Entwicklung der Psychoanalyse zu Beginn dieses Jahrhunderts verknüpft. Die Psychoanalyse hat früh auf die Bedeutung des peripheren Harnapparates (Blase und Harnröhre) als Lust- und Triebzone hingewiesen. Die Schleimhaut der Harnröhre besitzt analog zu der des Mundes oder des Afters erogenen Charakter. Masturbationspraktiken an der Harnröhre sind daher keine Seltenheit.

Urologen berichten immer wieder, merklich befremdet, welche seltsamen blasenfremden Gegenstände sie gelegentlich aus der Blase entfernen müssen (Winter et al., 1990).

Der **urethrale Partialtrieb** oder die «Harntriebhaftigkeit», wie ihn Christoffel (1944) lustvoll benannte – besitzt bereits die drei wesentlichen Charakteristika einer infantilen Sexualäußerung (Freud, 1905). Die **urethrale Lust** entsteht erstens in **Anlehnung** an eine der lebenswichtigen Körperfunktionen, die **Miktion**. Sie kennt noch kein Sexualobjekt, ist also zweitens **autoerotisch** und ihr Sexualziel, die Entspannung oder Befriedigung, steht drittens unter der Herrschaft einer **erogenen Zone**. Die urethrale Lust kann durch den warmen Urin auf der eigenen Haut gesteigert werden, was bei enuretischen Kindern eine Rolle spielt. Das Urinieren gehört also zu einer der ersten Lusterfahrungen und Befriedigungsquellen des Kleinkindes. Aber nicht nur das Entleeren der Blase bringt Lustgewinn, sondern auch das Zurückhalten des Urins. Dabei werden durch die enge anatomische und funktionelle Nachbarschaft die Genitalien mitstimuliert.

Eine der ersten von Freud mitgeteilten Krankengeschichten handelt von einer miktionsgestörten Patientin (In «Die Abwehr – Neuropsychosen» Bd. 1, GW S. 69/70). Freud interpretiert ihr Leitsymptom, den Harndrang, als eine auf den Harnapparat abgeleitete sexuelle Erregung. Daß die Funktion des Urinierens im Dienst der infantilen Sexualität stehen kann, hebt Freud (1905) in den «Drei Abhandlungen zur Sexualtheorie» hervor, z. B. interpretiert er das Bettnässen als Pollutions-Äquivalent.

In derselben Arbeit, allerdings nur in einer Fußnote, gibt er erste Hinweise für eine urethrale Charakterologie: «Der Ehrgeiz wird durch eine starke urethralerotische Anlage bestimmt» (Bd V, S. 141). In «Das Unbehagen in der Kultur» stellt er den Zusammenhang von Ehrgeiz, Feuer und Harnerotik her (Bd. XIV, S. 449). Freud (1900) hatte schon in seiner «Traumdeutung» Beispiele für den Glauben des Menschen angeführt, daß die Urinflut gewaltige Wirkungen ausüben kann. Kleine Kinder urinieren mit Vorliebe in große Pfützen und stellen dann das Ganze als ihre Leistung hin. Ein ägyptischer Mythos besagt, daß der Nil aus dem Urin der Isis entstanden ist (Hoevels, 1991).

Sadger hat 1910 – analog zur Analerotik – den Begriff der «Urethralerotik» eingeführt: «Bei meinen Studien fiel mir bald auf, daß sehr viele Menschen neben dieser Analerotik eine zweite ebenso starke, ja in manchen Fällen noch erheblich mächtigere Erotik besitzen, die sich vornehmlich auf den distalen Harnapparat bezieht, sowie die dort ausgeschiedenen Produkte und zum Teil bereits in der allerfrühsten Kindheit sich kundgibt. Diese ‹Urethralerotik›, wie ich sie vorläufig unpräjudizierlich betiteln möchte, ist in einem sehr weiten Sinne zu nehmen. So wie sich bekanntlich die Analerotik keineswegs auf den After beschränkt, sondern auch bis an die Nates reicht, nach innen jedoch auch die Fäzes und Darmgase mit umfaßt, so begreife ich unter Urethralerotik nicht etwa jene der Urethra und des Harnes allein, sondern neben dieser zunächst auch noch die Erogenität des gesamten peripheren Harnapparates von der Blase bis zum Orificium externum urethrae. Von der Pubertät ab oder kurz vorher wird diese Urethralerotik nicht selten vorbildlich für das ganze spätere Sexualleben» (Sadger, 1910, S. 409 ff.). Ausgehend von seinen klinischen Erfahrungen aus Patienten-Analysen, die unter urologischen Symptomen oder urethral-getönten perversen Handlungen litten, versucht er, eine Reihe von Störungen des Urogenitaltrakts aus einer Fehlentwicklung der harnerotischen Triebregung bzw. Urethralerotik abzuleiten:

«Und die vielfach noch rätselhaften Formen der vorzeitigen wie der verzögerten Ejakulation, der gehäuften Pollutionen oder Spermatorrhoen, des Congressus interruptus zur Lustverlängerung, der Neuralgien des peripheren Genitales, der psychischen Impotenz und der nervösen Harnstörungen bei Erwachsenen bekommen jetzt ein ganz neues Gesicht. Sie sind nämlich einfach Fortsetzung der kindlichen Harnerotik, mit der nämlichen Bedeutung und Erhaltung selbst der äußeren Form, bloß daß nunmehr die eigentlichen Geschlechtsstoffe die sexuelle Rolle übernehmen, ja bisweilen sogar die physiologische Ausscheidung des Harnes erotisch behindern. Wo früher Incontinentia urinae bestand, kommt es jetzt zu gehäuften Pollutionen, zur Spermatorrhoe und Ejaculatio praecox. Die Retentio urinae setzt sich in verzögerte Ejakulation um. Wurde früher der Harn nur absatzweise hergegeben, in dosi refracta, wird jetzt gern Masturbatio interrupta geübt oder Congressus reservatus. Ja, das Verbot, die Mutter anzupissen oder deren Verwerfung der infantilen Erektionen kann sich später in psychische Impotenz wandeln, sobald die eingetretene Verlötung mit der Mutter nicht mehr zu lösen ist. Endlich finden die Schmerzen ohne Befund beim Urinieren des Kindes jetzt ihr Analogon in den verschiedenen Genitalneuralgien des Hodens und der Samenstränge, noch häufiger freilich der Urethra» (Sadger, 1910, S. 419).

Weiterhin teilt Sadger interessante entwicklungspsychologische Beobachtungen mit, u. a. das Phänomen, daß Säuglinge oder kleine Kinder mit Vorliebe vertraute oder geliebte Personen anurinieren (s. hierzu später den Begriff der «Urophilie» bei Christoffel, S. 24), oder die klassische Koitus-Theorie der Kinder, daß der Vater seinen Urin in die Scheide der Mutter abgibt. Darüber hinaus weist er auf psychodynamische Faktoren der Urinierfunktion hin, z. B. daß der Miktionsakt nicht nur eine Quelle der Lust, sondern gleichzeitig der Tröstung sein kann,«... genau wie später die Masturbation. Darum kann man erleben, daß, wenn einem Kinde ein Wunsch versagt wird, es nicht bloß weint, sondern sich auch trosteshalber bepisst» (Sadger, 1910, S. 418).

Hierzu passen Beobachtungen an vier- bis fünfjährigen Jungen, die gelegentlich demonstrativ auf die Toilette zum Urinieren laufen, wenn ihnen von den Erwachsenen mit aller Deutlichkeit eine Grenze ihrer unbotmäßigen Wünsche oder Absichten aufgezeigt werden muß. Sie äußern zwar weiter ihre Wut, laufen aber zum Klo um sich zu «trösten». Psychodynamisch ist wichtig, daß es sich hier um eine tiefsitzende, archaische oder narzißtische Wut handelt, der Unterlegene zu sein. Gleichzeitig wird hier die – von Sadger noch nicht gesehene – aggressive Seite des Urinierens eine Rolle gespielt haben, denn zuweilen drohen diese Jungen – bevor sie auf die Toilette eilen –, einen ‹anzupinkeln›. Das Urinieren dient also auch zur Aggressionsabfuhr. Die Psychodynamik der «Tröstung» ist mir aus zwei Gründen wichtig:

1. Sie stellt ein gutes Beispiel für die bisher in der Narzißmusliteratur zu wenig beachteten wechselseitigen Kompensationsmöglichkeiten der Triebdynamik und der Dynamik des narzißtischen Systems dar. Die Befriedigung der urethralen Triebregung kompensiert die durch die narzißtische Kränkung passager gestörte Selbstwertregulation der Jungen. Sicherlich hat hier das Urinieren auch noch den Charakter des Sich-Vergewisserns, ob noch «alles dran ist» (vgl. Kastrationsangst) und dient damit der Wiederherstellung der körperlichen Integrität.

2. Viele der von mir untersuchten Frauen mit Reizblase und fast regelhaft diejenigen mit Blasenentzündungen entwickeln ihre Symptomatik in im Beziehungsbereich liegenden Kränkungssituationen.

1915 greift Jones in einer kurzen Mitteilung den schon von Freud erwähnten Zusammenhang von Urethralerotik und Ehrgeiz auf. Er weist dabei auf sozialisationsabhängige geschlechtsspezifische Unterschiede hin, da Männer bzw. Knaben häufiger in Gesellschaft urinieren, so daß sich hier leichter die Möglichkeit des Vergleichs und der Konkurrenz ergibt. 1920 veröffentlicht Abraham einen kurzen Aufsatz «Zur narzißtischen Bewertung der Exkretionsvorgänge in Traum und Neurose»; u. a. erwähnt er, daß Urin und Flatus als Werkzeug des Sadismus auftreten können. Hitschmann betont in demselben Jahr die häufig vorkommenden urethralerotischen Symptome bei Zwangsneurotikern und ist ebenfalls der Ansicht, daß der «Uriniertrieb» sadistische Züge hat.

Besonders Stekel (1922) gibt in seiner Monographie «Psychosexueller Infantilismus» (mit dem sinnigen Untertitel «Die seelischen Kinderkrankheiten der Erwachsenen») in dem Kapitel über «Urinsexualität» eindrucksvolle Fallbeispiele meist perverser urethraler Natur und betont enthusiastisch, Sadger's Angaben durchweg anzuerkennen.

Nach meiner Erfahrung sehen wir Patienten mit urethralen Perversionen nicht mehr in der analytischen Praxis, sondern nur die darunter leidenden Partner. Davon, daß sie nicht in unserer triebfreundlichen Gesellschaft verschwunden sind, zeugen Kontaktanzeigen in den Stadtmagazinen. Die urethralen Perversionen firmieren jetzt unter den Initialen N.S., welche die Abkürzung für «Natur-Sekt» signalisieren.

Stekel hebt auch hervor, daß urologische Symptome wie Harnverhaltung Ausgangspunkt hypochondrischer Befürchtungen werden können, ein Phänomen, das besonders bei Männern mit Miktionsstörungen auffällt (Diederichs 1986) und noch entsprechend metapsychologisch diskutiert werden soll. Auch die Verbindung von Urinsexualität und Masochismus wird von Stekel, allerdings nur in einer Fußnote (S. 186), erwähnt.

Das erste wichtige Übersichtsreferat zur urologischen Psychosomatik stammt – wie schon erwähnt – von Oswald Schwarz (1925). Das entsprechende Kapitel in dem ersten psychosomatischen Lehrbuch von Dunbar (1954) ist nur ein «Aufguß» davon. Historisch bedeutsam ist ferner, daß Schwarz als Urologe sich schon damals als intimer Kenner der Psychoanalyse zeigt und die bis dahin publizierten libidotheoretisch beeinflußten klinischen Erfahrungen zur Urethralerotik berücksichtigt:

«Für die psychoanalytische Theorie ist – wie gleich ausführlich darzulegen sein wird – die Miktion ein Äquivalent des Sexualaktes: aus dem Zurückhalten des Urins wie auch aus dem Urinieren selbst zieht das Kind einen erotisch zu wertenden Lustgewinn, den es sich so lange als möglich aufspart und möglichst intensiv zu gestalten sucht. Die Miktionspathologie wird so zu einer Erscheinungsform der Sexualpathologie» (S. 278), oder an anderer Stelle: «Die innige Beziehung von Miktion und Sexualität in verschiedenen Bewußtseinsschichten der Menschen ist für einen – in jeder Hinsicht – vorurteilsfreien Beobachter gar nicht zu bezweifeln. Das Beweismaterial aus der Kinderstube ist erdrückend. Die operative Entfernung von Fremdkörpern aus Harnröhre und Blase – auch die Absurdität ihrer Wahl ist bezeichnend – ist nur ein dramatisches Intermezzo langer, stiller Leidensgeschichten. Jeder erfahrene Sexologe bekommt phantastische Details zu hören; das gegenseitige Anurinieren als unverhülltes Koitussurrogat oder wenigstens – äquivalent, sowie das Zuschauen und Zuschauenlassen, Petrefakte infantiler Sexualität, gehören zu den alltäglichen Berichten [...] Hier ist zunächst daran zu erinnern, daß die Exkretionen für relativ lange Zeit die einzigen Formen darstellen, in denen sich der Säugling und das Kleinkind gleichsam produktiv zu ihrer Umgebung stellen können. Dazu kommt, daß Mythos, Sage, Sitten – genau wie die Psychoanalyse des einzelnen – lehren, daß es anscheinend eine Urvorstellung der Menschheit ist, den Exkrementen Kot und Harn (später auch dem Sperma und dem Neugeborenen selbst) den Charakterzug eines «Geschenkes» zuzusprechen. Durch Verweigerung oder Hergeben dokumentiert das Kind seine freundliche oder abweisende Einstellung zu seiner Umgebung. Eine Weiterbildung dieser Vorstellung ist die sogenannte ‹narzißtische Überwertung› der Exkrete. Sie werden als etwas besonders Kostbares behandelt, als Symbole besonderer Gewaltleistung benutzt oder mit magischen Kräften in Beziehung gebracht (‹Allmacht der Gedanken›)» (S. 280 und 281). Nach diesen Ausführungen deutet Schwarz schon die von Schultz-Hencke (1927) später ausführlicher betonte «Geltungsseite» des Urinierens an:

«Dies führt nun zu dem weiteren Moment, daß sich an die männliche Art zu urinieren besonders gut Machtphantasien anknüpfen lassen; man denke nur an die bekannten Wettbewerbe unter Knaben, wer im größeren Bogen urinieren könne» (Schwarz, 1925, S. 281).

In demselben Jahr (1925) publiziert Fritz Mohr, ein offensichtlich auch Psychoanalysen durchführender Facharzt für Innere Medizin und Nervenkrankheiten in Koblenz, eine Art psychosomatisches Lehrbuch, wobei er jedoch den Schwerpunkt auf die Behandlungsmethoden legt. Der Titel dieser Monographie heißt: «Psychophysische Behandlungsmethoden». Er beschreibt dort die Krankengeschichte einer Frau mit chronischer Nephritis, die unter Psychotherapie von ihrer Nierenerkrankung geheilt wird (S. 100 ff). In einem anderen Fallbeispiel – dem einer Frau mit «Blasenkatarrh» (S. 107) – deutet er den uns später genauer interessierenden Zusammenhang zwischen Zystitis (Blasenentzündung) und Liebesenttäuschung an.

Für historisch wichtig halte ich außerdem eine von Barinbaum (1930) – ebenfalls Urologe und Psychoanalytiker – veröffentlichte Fallstudie. Er weist in dieser nach, daß ein psychisch bedingter gehäufter Harndrang durch einen organpathologischen Befund kaschiert werden kann: Bei einer 52jährigen unter häufigem Harndrang und Harnträufeln leidenden Frau bestand ein Scheidenvorfall. Letzterer wurde für die Miktionsstörung verantwortlich gemacht und die Indikation für eine Operation gestellt, die verständlicherweise nicht zum Erfolg führte. Erst die darauffolgende psychoanalytische Behandlung offenbarte einen psychosomatischen Hintergrund (ausführlicher in Kap. II.2.3, unfreiwilliger Urinabgang). Angesichts heute immer noch zum Teil erfolglos durchgeführter Harninkontinenz-Operationen infolge Übersehens einer psychosomatischen Ursache kann der Wert dieser Fallgeschichte nicht hoch genug eingeschätzt werden.

1933 (bzw. 1947) veröffentlichte v. Weizsäcker in einer Monographie («Körpergeschehen und Neurose») die ausführliche psychoanalytische Behandlung eines Mannes mit einer «neurotischen Miktionsstörung». In dieser von Freud noch persönlich geförderten Publikation (zuerst 1933 im 19. Bd. der Internationalen Zeitschrift f. Psychoanalyse veröffentlicht) geht es um die Analyse eines Patienten, der seit drei Jahren vor Behandlungsbeginn unter einer Harnentleerungsstörung litt. Am Todestag seines Vaters trat sogar eine Katheterisierung erfordernde Harnverhaltung auf. Der Patient beschreibt seine Symptomatik:

> «Während ich zu urinieren versuche und nicht kann, habe ich das Gefühl, als sei es eigentlich eine geschlechtliche Wollust, die aber verborgen werden müßte, da der, welcher das Urinieren hört, zu sexueller Wollust erregt werden könnte, was Scham und Verbergenwollen erzeugt, aber auch, als ob hier etwas so Gewaltiges passiere, daß die ganze Welt dadurch sich umwälzen müßte» (v. Weizsäcker, 1947, S. 20).

Von Weizsäcker entwickelt meines Wissens anhand dieser Fallgeschichte erste Überlegungen zu seiner Theorie des Gestaltkreises. Desweiteren versucht er die urologisch psychosomatische Störung des Patienten mit Hilfe der Theorie des Ödipuskomplexes zu interpretieren. Interessanterweise zeigen einige Äußerungen des Patienten selbst, daß man die Miktionsstörung auch unter narzißmus- bzw. selbstpsychologischen Aspekten verstehen könnte (ausführlicher Kap.III):

> «... als ob ich im Urinieren etwas verlöre, was für die Erhaltung des Selbstgefühls nötig wäre. Als ob ich mit dem Urin einen Teil meines Ichs, meines Selbstbewußtseins verlöre. Als ob das Nichturinieren etwas Höheres, etwas über die, welche urinieren, Erhebendes wäre, und weil mit der Enthaltung davon eine Vergeistigung verbunden wäre» (v. Weizsäcker, 1947, S. 27).

Zum einen wird hier der Zusammenhang zwischen Miktion und Ich- bzw. Selbstentwicklung deutlich. Wie ich später noch genauer zeigen werde, erfolgt die Sphinkterkontrolle auf dem Höhepunkt der ersten Ich-Entwicklung oder Autonomiebestrebungen. Zum anderen weisen diese Äußerungen des Patienten auf vorhandene Minderwertigkeitsgefühle bzw. Störungen in der Selbstwertregulation hin, die er abwehrt, indem er das Urinieren als triebhaft verpönt ablehnt und das Nichturinieren als höhere geistige Leistung hinstellt, sich also damit aufwertet. In der Darstellung des Behandlungsverlaufes lassen sich noch weitere wichtige klinische Details finden, die heute unter neueren psychoanalytischen Konzepten verstanden werden können (z. B. S. 32 und 33).

Ich habe hier die frühen psychoanalytischen Positionen zum Urethralen noch einmal zusammengestellt, weil sie zum einen durch die historisch bedingte Ausschaltung der Psychoanalyse in Deutschland von 1933–1945 etwas in Vergessenheit geraten und zum anderen durch die Weiterentwicklung der psychoanalytischen Theorie in den Hintergrund getreten sind; z. B. wird die libidinöse Seite der Urethralität in einer neueren, ichpsychologisch orientierten, Arbeit von Binet (1979) «Zur Genese von Störungen der Sphinkterkontrolle», in der sie über ihre psychotherapeutischen Erfahrungen mit enuretischen und enkopretischen Kindern berichtet, nur noch in einem einzigen Nebensatz erwähnt.

Daß die libidotheoretische Position heute durchaus noch klinische Relevanz besitzen kann, beweist folgender Fall einer 40jährigen Frau, die mit den verschiedensten psychosomatischen Beschwerden, u. a. einer Pollakisurie in die Psychosomatische Abteilung überwiesen wurde. Sie litt unter einer bis zur Pubertät persistierenden Primordialsymptomatik (Enuresis nocturna) und hatte deswegen den Spitznamen «Pissnelke» bekommen. Die Symptomatik verschwand schlagartig 16jährig nach dem ersten Koitus; sozusagen als «Surrogat» ihrer Urethralerotik besteht seitdem eine Pollakisurie.

1.2 Das urethrale Antriebserleben

Schon 1927 konzeptualisierte Schultz-Hencke sein *urethrales* Antriebserleben. Damals sprach er nur vom urethralen Gebiet. In dem urethralen Antriebserleben spiegelt sich zum einen die libidinöse Erfahrung des kleinen Kindes wider, sich im Miktionsakt *verströmen* zu lassen, und zum anderen, sich unbekümmert um zeitliche oder räumliche Zwänge seiner *Willkür* zu überlassen. Die aggressive Seite des Urethralen leitet sich nach Schultz-Hencke aus der erfahrenen Willküreinschränkung durch Sauberkeitserziehungsmaßnahmen ab:

«Der einfache, naive Drang, den Urin laufen zu lassen, dieser Drang, sich seiner eigenen Willkür unbekümmert um zeitliche und räumliche Situation im Vertrauen auf die liebende Zuwendung des und der anderen Menschen zu überlassen, stößt bald auf mancherlei Widerstände. Die menschlichen Partner wehren sich gegen die Willkür des Säuglings, setzen ihr Widerstand, zumindest Verbote und Androhung von Liebesverlust entgegen – dazu genügt oft bloßer Augenausdruck, bloßer Tonfall der Stimme –, und damit wird der Drang, beliebig zu urinieren, zur *Aggression*» (Schultz-Hencke, 1951, S. 35).

Diese aggressive Seite des Urinierens kristallisiert sich auch in der Sprache, z. B. in dem Ausspruch des «jemanden Anpinkeln»-Wollens oder «verpiss dich». Letzterer Ausspruch signalisiert, zumindest im Berliner Jargon, die Androhung eines aggressiven Durchbruches.

Der mit der Miktion verbundene Gefühlsbereich des sich vertrauensvoll «Verströmen-Lassens» bildet u. a. die spätere Basis für ein Gefühl des Sich-Hingebens oder -Hergebens: «Die Befriedigung urethraler Bedürfnisse gewinnt, von der Seite her gesehen, engste Verwandtschaft zu einem weiteren, dem Menschen wesentlichen Bedürfnisbereich, nämlich dem der Hingabe» (Schultz-Hencke, S. 36). Hier deutet sich die Wichtigkeit des objektbeziehungspsychologischen Ansatzes in der urologischen Psychosomatik an, oder die Tatsache, daß gerade der Urogenitaltrakt *ausdrücklich* auf Beziehungsstörungen reagiert. Ein weiterer wichtiger Gefühlsaspekt des urethralen Antriebserlebens kommt erst in der späteren psychosexuellen Entwicklung zum Tragen und erhält nach Schultz-Hencke eine weitreichende geschlechtsspezifische, anthropologische Bedeutung. Die Wahrnehmung des unterschiedlichen Miktionsverhaltens von Jungen und Mädchen – der Junge steuert im «hohen Bogen» seinen Harnstrahl und verbindet damit Gefühle von Stolz, Bevorzugung und einem «höher hinaus» – führt den zunächst neutral erlebten Miktionsakt in den Bereich des Geltungsstrebens.

Schultz-Hencke erkennt also die Lustfunktion des Urethralen durchaus an, die sich sowohl im Verströmenlassen als auch Zurückhalten des Urins zeigt. Auch der Erwachsene erlebt das Spannungsgefühl der gefüllten Blase bis zu einem bestimmten Punkt durchaus als lustvoll. Schultz-Hencke sieht auch den Lustgewinn durch die warme Nässe auf der Haut, dem «Epidermalen». Letztere Lustkomponente spielt bei der kindlichen Enuresis eine Rolle (s. Kapitel über urologische Kinderpsychosomatik). Neu ist bei ihm die durch die Willkür mögliche Befriedigung, die für beide Geschlechter gilt, und die Betonung der durch die Willküreinschränkung entstandenen Aggression. Darüber hinaus hebt er die unterschiedliche Urinierfunktion bei Jungen und Mädchen hervor. Auf die sich daraus ergebenden Konsequenzen für die geschlechtsspezifische psychosexuelle Entwicklung komme ich noch einmal zurück (s. III.3). Außerdem gibt Schultz-Hencke in der frühen Arbeit (1927) anregende Hinweise für eine urethrale Charakterologie. Kritisch ist anzumerken, daß wesentliche Wurzeln seines Konzeptes des urethralen Antriebserlebens schon bei Schwarz (1925) zu finden sind, ohne daß Bezug darauf genommen wurde, beispielsweise weist dieser auf den Adlerschen Begriff des «Geltungsstrebens» im Zusammenhang mit der männlichen Miktion hin. Ich gehe davon aus, daß Schultz-Hencke dieses Buch bzw. die Übersichtsarbeit zu den psychogenen Miktionsstörungen gekannt haben muß. Problematisch ist ferner die metapsychologisch unklare Verwendung des Antriebsbegriffes (Thomae, 1965) und die Tatsache, daß Schultz-Hencke die aggressive Seite des Urethralen nur als Sekundärphänomen sieht. Jeder Partialtrieb ist jedoch sowohl durch eine libidinöse als auch durch eine aggressive Komponente charakterisiert.

Letzteres berücksichtigt Christoffel (1944), Psychiater und Psychoanalytiker in Basel, der auf dem Boden der Libidotheorie bleibt. Er kritisiert den Terminus «Urethralerotik» als für eine saubere psychoanalytische Begriffsbildung nicht mehr geeignet, da er als Gesamtbegriff nicht nur anatomisch physiologisch zu eng, sondern psychologisch einseitig ist, seitdem Freud zwei Triebarten, die sexuellen und aggressiven Triebregungen *(Eros und Thanatos)* postuliert hat. Er schlägt daher den Begriff der «Harntriebhaftigkeit» vor, wobei er hierunter sowohl die erotisch-libidinöse als auch die aggressive Seite des Urinierens versteht. Er bezeichnet sie auch als «Urophilie» *(Eros)* und «Uropolemie» *(Thanatos)*. Melanie Klein (1932) spricht sogar von einer phallischen oder sadistischen Bedeutung des Urinierens, bei der dann das Urinieren als Äquivalent aktiven Eindringens mit Beschädigungs- und Zerstörungsphantasien verstanden wird.

In seiner 1944 in der Schweiz erschienenen Monographie über «Trieb und Kultur» mit dem Untertitel: «Zur Sozialpsychologie, Physiologie und Psychohygiene der Harntriebhaftigkeit mit besonderer Berücksichtigung der Enuresis» stellt Christoffel Äußerungsformen der Harntriebhaftigkeit im Tierreich, in der Sprache, bildenden Kunst und Dichtung dar. Dieses Buch ist eine wahre «psychosomatisch-urologische Fundgrube»; z. B. diagnostiziert er bei dem berühmten französischen Schriftsteller und Philosophen Rousseau eine psychosomatische Störung des Urogenitaltrakts. Aus den 1767 geschriebenen «Bekenntnissen» Rousseaus geht hervor, daß er unter häufigem Harndrang gelitten hat, der nach dem Besuch eines venezianischen Bordells verschwand, sich dann aber wieder einstellte im Zusammenhang mit hypochondrischen Befürchtungen, eine Geschlechtskrankheit zu haben. Dieses psychopathologische Phänomen begegnet uns auch heute noch – im Zeitalter der Antibiotika – bei Männern mit funktionellen Miktionsbeschwerden oder Symptomen einer Prostatopathie.

Besonders wichtig für den, noch näher zu beschreibenden, Untersuchungsansatz, die Objektbeziehungspsychologie, sind die Ausführungen Christoffels (1955/56) hinsichtlich physiognomischer Gesichtspunkte für die Psychosomatik des menschlichen Harnapparates (Urophysiognomik):

»Nicht bloß die Körperoberfläche, unser Äußeres, dient physiognomischen Funktionen und Kommunikationen, sondern auch unser Inneres, unsere Eingeweide, unser Verdauungs-, unser Geschlechtsapparat, unsere Drüsen und Drüsensysteme usw. Entsprechend der Eigenart des Menschen als einem Gemeinschaftswesen hat dessen Psychosomatik nicht nur einen individuellen, sondern auch einen menschlichen sozialen Aspekt. Bei den Auseinandersetzungen im sozialen Gefüge spielen von Mensch zu Mensch allerlei psycho-somatische spontane Veränderungen mit, ein wechselseitiges Agieren und Reagieren körpersprachlicher Art, welches als physiognomische Funktion und Kommunikation gekennzeichnet werden kann« (Christoffel, 1955/56, S. 274), oder 1944 in seiner Monographie über Trieb und Kultur:»Überall zeigt sich, daß Reizblase und Enuresis einerseits, psychogene Harnverhaltung [...] andererseits ein soziologisches Moment in sich schließen, **Beziehungsstörungen**[*] sind» (Christoffel, 1944, S. 190).

Meine Ausführungen über die frühe psychoanalytische Literatur zur Miktion möchte ich nicht ohne den Hinweis schließen, daß Christoffel mit seinen Publikationen 1935 und 1944 als Schweizer eine Ausnahme darstellt. Während die wichtigsten Arbeiten in den ersten beiden Jahrzehnten dieses Jahrhunderts publiziert wurden, folgten Anfang der 30er Jahre in den deutschen Fachzeitschriften nur noch vereinzelte Veröffentlichungen zur urologischen Psychosomatik, meist als Fallstudien (z. B. Adler, 1932; Barinbaum, 1930 und 1932; Groddeck,

---

[*] hervorgehoben vom Verfasser.

1928 und Gurewitsch, 1932). Mit Beginn des Nationalsozialismus trat eine Entwicklung ein, die bekanntermaßen fast die gesamte psychosomatische und psychoanalytische Forschung in Deutschland lähmte.

Menninger (1936 und 1941) greift das Thema der urologischen Psychosomatik in den USA wieder auf, wobei er ebenfalls die erotische und aggressive Komponente der Miktion in den Vordergrund stellt und den selbstbestrafenden, also masochistischen Aspekt psychosomatisch-urologischer Symptome betont.

Nach dem Zweiten Weltkrieg hat die urologisch-psychosomatische Forschung keine neuen Impulse bekommen, obgleich die ausführlichen Sammelreferate von Adam und Schunk 1955/56 in der «Zeitschrift für Psychosomatische Medizin» sowie die Übersichtsarbeit von Kleinsorge (1961) im Handbuch der Neurosenlehre die Aufmerksamkeit in Deutschland wieder auf diesen Themenbereich gelenkt haben. Eine Ausnahme bildet die Enuresis bei Kindern, über die inzwischen eine große Anzahl empirischer Untersuchungen vorliegt. Kemper hat zu diesem Thema bereits 1949 im ersten Beiheft der «Psyche» eine gute Darstellung des Bettnässerproblems gegeben und die bis dahin bekannten psychodynamischen und entwicklungspsychologischen Aspekte der Miktion, insbesondere auch die theoretische Position von Schultz-Hencke berücksichtigt.

In neuerer Zeit liegt noch eine Dissertation von Huppertz (1983) vor, in der eine Aufarbeitung der psychosomatisch-urologischen Literatur bei weiblichen Miktionsstörungen versucht wird. Diese an sich verdienstvolle Arbeit bietet jedoch dem Leser kaum konzeptuelle oder theoretische Orientierung.

2. Aktueller Stand der psychosomatisch-urologischen Forschung

Insgesamt läßt sich festhalten, daß historisch gesehen die Psychoanalyse die ersten wichtigen theoretischen und klinischen Beiträge zur urologischen Psychosomatik geliefert hat: So litt die Patientin in einer der ersten von Freud publizierten Krankengeschichte unter einer Miktionsstörung.

Sadger (1910) liefert dann mit der Einführung des Konzepts der Urethralerotik auf dem Hintergrund der Libidotheorie einen ersten wichtigen konzeptuellen Beitrag. Schwarz schreibt 1925 das historisch bedeutsame erste wichtige Sammelreferat über psychogene Miktionsstörungen. Christoffel erweitert die Urethralerotik um die aggressive Seite der Miktion und paßt sie damit an die inzwischen dualistisch konzipierte Triebtheorie Freuds an. Seine Monographie stellt auch heute noch die umfassendste Beschäftigung mit der Harntriebhaftigkeit bzw. der Urethralität dar. Es finden sich viele wertvolle Hinweise z. B. über Miktionsgewohnheiten aus dem Tierreich, aber auch für die sublimierte Form dieses Partialtriebes in unserer Kultur, beispielsweise die Vorliebe für Springbrunnen, deren bekanntester das *Manneken pis* in Brüssel ist.

Welche Erkenntnisse und Schlußfolgerungen lassen sich aus diesem geschichtlichen Rückblick der urologischen Psychosomatik ziehen? Ich möchte betonen, daß es sich hier nicht um eine systematische Synopsis der bisherigen Literatur zur urologischen Psychosomatik handelt – dies wird zum Teil bei der Beschreibung der einzelnen Krankheitsbilder nachgeholt –, sondern nur um den Versuch, theoretische Positionen, aber auch Probleme und Lücken in diesem Forschungsbereich der speziellen Psychosomatik aufzuzeigen.

Zusammenfassend läßt sich feststellen:

1. Die eingangs aufgestellte Hypothese, daß die urologische Psychosomatik ein Stiefkind der psychosomatischen Medizin ist, bestätigt sich. Ein großer Teil derjenigen urologischen und nephrologischen Symptome, bei denen psychische Einflüsse vermutet werden, sind bis jetzt von psychosomatischer Seite nicht oder kaum untersucht worden. Das ist um so bedauerlicher, als bestimmte Symptome und Erkrankungen wie Harninkontinenz, Reizblase und Prostatopathie (bzw. psychosomatisches Urogenital-Syndrom) oder auch Nierensteine invasive therapeutische Maßnahmen von organischer Seite wie Operationen, Bougieren der Harnröhre oder die massive Gabe von Antibiotika provozieren, die einen erheblichen Eingriff in die ohnehin schon gestörte körperliche Integrität des Urogenitalsystems dieser Patienten darstellen. Insbesondere ist bisher nicht auf psychosomatische Faktoren bei der Pathogenese von rezidivierenden Blasenentzündungen oder Harnwegsinfektionen aufmerksam gemacht worden, die den praktisch tätigen Urologen (und Gynäkologen) so in Anspruch nehmen.

Historisch gesehen fällt auf, daß sowohl unter Psychosomatikern als auch unter Urologen zu Beginn dieses Jahrhunderts mehr Wissen und Interesse an psychosomatischen Erkrankungen des Urogenitaltrakts vorlag als heute. Was für die psychosomatischen Lehrbücher nachgewiesen wurde, gilt auch für die urologische Literatur. Während sich in älteren Standardwerken der Urologie (z. B. Casper, 1910) Hinweise für psychische Einflüsse auf die Miktion finden – Frankl-Hochwart und Zuckerkandl widmeten 1906 den «nervösen Störungen der Blase» eine ganze Monographie –, geben die heutigen gängigen Lehrbücher der Urologie (u. a. Alken und Sökeland, 1979; Alken und Staehler, 1973; Hohenfellner, 1982; Lapides, 1976; Scott, 1972; Staehler, 1959; Sturdy, 1974; Tanagho und McAninch, 1988 und Wildbolz, 1959) bemerkenswert geringe Informationen über seelische Bedingungen bei Blasen- und Nierenerkrankungen. Immerhin beinhaltet das amerikanische Standardwerk der Urologie «Campell's Urology» (1978) mit seinen 2640 Seiten umfassenden drei Bänden ein knappes Kapitel über die psychosomatischen Aspekte in der Urologie (18 Seiten). Im deutschsprachigen Raum findet man in dem Lehrbuch von Petri, (1983) ein kleines Kapitel von Molinski über psychosomatische Aspekte in der Urologie. Erst 1997 findet sich bei Merkle ein Kapitel von Günthert über psychosomatische Urologie.

Soweit ich die historische Literatur übersehe, war paradoxerweise der Herausgeber des ersten umfassenderen Lehrbuches der speziellen Psychosomatik im deutschsprachigen Raum ein Urologe (Schwarz 1925). Folgende Gründe können für dieses – uns letztlich unerklärbare – Phänomen verantwortlich sein:

a) Der Exodus jüdischer Analytiker und psychosomatischer Forscher in den 30er Jahren hat auch die urologische Psychosomatik getroffen. Moses Barinbaum z. B., der zum letzten Mal 1932 publiziert hat, war offensichtlich Urologe und Psychoanalytiker.

b) Die in den ersten beiden Jahrzehnten dieses Jahrhunderts bekanntgewordenen bahnbrechenden Erkenntnisse Freuds über die infantile Sexualität oder die Bedeutung der erogenen Zonen haben dazu geführt, diese auch auf den urethralen Bereich anzuwenden. Inzwischen hat sich das klinische Interesse der Forscher – bedingt durch die Weiterentwicklung der psychoanalytischen Theorie – von der Trieb-Pathologie auf die Pathologie des Selbst und der Objektbeziehungen gerichtet.

c) Die nach dem Zweiten Weltkrieg aufblühende «Antibiotika-Ära» mit ihren rasch zu erzielenden Erfolgen hat sicherlich psychosomatische Aspekte, z. B. bei rezidivierenden Harnwegsinfekten, in den Hintergrund gedrängt. Darüber hinaus haben die sich – auch in der Urologie – rasant entwickelnde Diagnostik und die Einführung neuer technischer Untersuchungsverfahren das Auffinden organischer Ursachen erleichtert. Dies hat u. a. auch dazu geführt, z. B. immer wieder neue Erreger für die «unspezifische Prostatitis» verantwortlich zu machen.

d) Weiterhin könnte eine Rolle spielen, daß die Psychosomatik der Ausscheidungsorgane auch heute noch in unserer Gesellschaft tabuierter als etwa die des Herz-Kreislaufsystems ist. Hinzu kommt, daß gerade im urologischen Bereich an die Abwehr homosexueller Versuchung zu denken ist. Ein Berliner Urologe hat in einem persönlichen Gespräch diese Überlegungen, warum psychosomatische Aspekte in der Urologie bisher auf Abwehr gestoßen sind, auf eine treffende Kurzformel gebracht: «Die Urologie ist ein schwules Fach, und Gefühle sind verdächtig auf Schwulsein!» Dieser mögliche Abwehrmechanismus könnte auch die gelegentlich zu beobachtende deftige Umgangssprache von Urologen erklären, über die sich schon während meines Medizinstudiums weibliche Kommilitonen irritiert zeigten. So wurde mir kürzlich von einer Unterhaltung vor dem Operationssaal wartender Urologen berichtet, bei der die Sprache nur so strotzte von Formulierungen wie «oh, meine ‹Hernien›» (Herren), «so eine ‹hodenlose› Gemeinheit» oder «das ist ja ‹phimös›»!

2. Unter methodenkritischen Gesichtspunkten sind zwar viele der bisherigen Arbeiten zu problematisieren, da sie sich nur auf geringe Fallzahlen beziehen und in ihnen oft keine klinischen Vergleichs- oder Kontrollgruppen untersucht worden sind, eine Kritik, die nicht nur für die Forschung der urologischen Psychosomatik gilt. Im Sinne einer hermeneutischen Psychosomatik enthalten sie jedoch wertvolle Kasuistiken mit entsprechend wichtigen qualitativen Aussagen und Beobachtungen, die den Vergleich mit den Ergebnissen mancher quantitativen Untersuchungen nicht zu scheuen brauchen. So hat Overbeck et al. (1999) gerade die wieder wachsende Bedeutung der Einzelfall-Forschung gegenüber der empirischen Absicherung an großen Stichproben hervorgehoben.

Insbesondere verwundert, daß der psychophysiologische Ansatz der Psychosomatik kaum Eingang in die Urologie gefunden hat, obwohl mit der Uroflowmetrie und der Zysto-Sphinktero-Tonometrie gute diagnostische Methoden für Urinstrahl- und Blasendruckmessungen vorliegen. Einen ersten interessanten empirischen Versuch, die Beziehungen zwischen Blasendruck und emotionalen Einflüssen aufzuzeigen, hat Schwarz (1925) unternommen. Nur Straub et al. (1949) haben diesen Ansatz noch einmal aufgegriffen.

3. Die meisten Untersucher verdeutlichen nicht das zugrunde gelegte psychosomatische Pathogenesemodell. Die älteren Arbeiten stehen entsprechend dem damaligen Stand der psychoanalytischen Theorie unter dem Einfluß der Libidotheorie. Die urologischen Symptome werden als Regression auf die urethrale Entwicklungsstufe interpretiert oder als sexuelle Ersatzhandlung infolge nicht erreichter reifer Genitalität gedeutet. Die neueren Theorienbildungen der Psychoanalyse, z. B. die Psychologie des Selbst, sind bisher bei der Pathogenese-Diskussion nicht berücksichtigt worden – eine Kritik, die ebenfalls die gesamte analytische Forschung der speziellen Psychosomatik betrifft.

Insgesamt ist bei der Pathogenese-Diskussion die biologische Matrix vernachlässigt worden. Letztlich hat die Psychoanalyse den urethralen Partialtrieb zugunsten des phallischen vernachlässigt. Die enge anatomische Nachbarschaft der jeweiligen Triebzone erschwert allerdings die eindeutige Abgrenzung. Dabei spielt das unterschiedliche Miktionsverhalten für die psychosexuelle Entwicklung von Jungen und Mädchen eine nicht zu unterschätzende Rolle (s. Kap. III). Die Bedeutung der Miktion für die Geschlechtsidentität ist bisher von der Psychoanalyse unbeachtet geblieben. Hier sei nur angemerkt, daß nach meinen Beobachtungen der sogenannte weibliche «Penisneid» sich zum Teil auf die männliche Möglichkeit zu urinieren bezieht.

4. In den bisherigen Untersuchungen stehen die intrapsychischen Prozesse zu sehr im Vordergrund und die Bedeutung des Interpersonalen bzw. der Partnerbeziehung ist bei der Manifestation der urologischen Symptomatik nicht ausreichend analysiert oder nur am Rande berücksichtigt worden. Nur Mester (1975) weist in seinem Übersichtsreferat über die psychogene Harnverhaltung darauf hin, daß, sowohl belegt durch die Literatur als auch durch seine eigenen Erfahrungen, bei solchen Patienten ein masochistisch-strukturiertes Beziehungsmuster vorliegt. Die Einbeziehung der *Objektbeziehungspsychologie* in das psychosomatische Krankheitsgeschehen scheint gerade bei der Psychosomatik des Urogenitalsystems wichtig.

Abschließend sei betont, daß die Vernachlässigung der urologischen Psychosomatik im Widerspruch zu den Erfahrungen der für emotionale Einflüsse aufgeschlossenen niedergelassenen Urologen steht. So schreibt Günthert (1980) – Urologe in München – , daß sich bei 50 % seiner Patienten trotz Vorhandenseins ausgeprägter Beschwerden, kein pathologischer Organbefund erheben läßt. Das nun folgende Zitat aus dem engagierten Leserbrief eines New Yorker Urologen an seine Fachzeitschrift spricht für sich:

«In my experience, urinary symptoms such as frequency, urgency, suprapubic pressure, and discomfort, revealed or unrevealed by voiding, with or without nocturia in the adult female between eighteen to fifty years of age, comprises by far the single most common cause for seeking urologic consultation. This type of patient represents about 40 per cent of my office practice or about 250 new patients per year. Since I have a general urologic practice, it is safe to conclude that most general urologists have a similar experience. Therefore, we are fully aware of the failure and frustrations encountered in treating this type of patient [...] It is the careful and detailed social history taken in a milieu of personal involvement that reaps data which will brighten a path to an understanding of the patient and her symptoms. The anxiety and depression associated with severe marital discord, an alcoholic husband, a husband with frequent and intermittent impotence, a delinquent or drug-oriented child, or an experience of incest frequently finds expression through symptoms in the urinary tract. Why this is so I need not speculate. But there is no doubt that this entity exists and in great numbers. Treatment with antibiotic agents, sounds, or surgical intervention can never achieve lasting success [...] Since my residency training, urology has expanded to include pediatric urology, renal transplantation, and renal/vascular surgery. Perhaps it should be further expanded to include **psychourology**[*]» (Lerman, 1973).

Zu vermuten ist also, daß der niedergelassene Urologe in einer Großstadt ebenso häufig wie der Gynäkologe mit psychosomatischen Problemen in seiner Sprechstunde konfrontiert wird (Daudert et al. 1982).

3. Anatomie und Physiologie des Urogenitaltrakts

Die folgenden Ausführungen zur Anatomie und Physiologie des Urogenitaltrakts (Niere, Blase, Harnröhre und Genitalorgane) entnehme ich einem gängigen Lehrbuch der Urologie (Alken und Sökeland, 1979). Es kann sich hier nur um eine stark vereinfachte Darstellung handeln, die mir aber zur Orientierung sinnvoll erscheint.

Nieren und obere Harnwege liegen im oberen hinteren Bauchraum (retroperitoneal). Die rechte Niere liegt etwa zwei bis drei cm tiefer als die linke. Von hinten sind die Nieren durch die Rückenmuskulatur geschützt, seitlich und von vorne durch die 11. und 12. Rippe und die Bauchorgane. Diese topographische Lage schützt die Nieren zwar

---

[*] hervorgehoben vom Verfasser.

einerseits, andererseits beeinflußt sie bei krankhaften Veränderungen das Bauchfell (Peritoneum) und die Bauchorgane, so daß die Nieren-Symptomatik Krankheitsbilder des Bauchraumes oder der Bauchorgane vortäuschen kann.

Das **Harnsystem** besteht aus dem *Nierenparenchym* mit Sekretionsfunktion und den *ableitenden Harnwegen* (Kelche, Nierenbecken, Harnleiter und Harnblase). Die Verbindungsstelle zwischen diesen beiden anatomisch und funktionell verschiedenen Systemanteilen ist das gefäßreiche pyelorenale Gebiet (Nierenbecken), in dem zahlreiche pathologische Reaktionen urologischer Krankheitsbilder ablaufen. Die durch die Niere fließende Blutmenge beträgt in 24 Stunden etwa 1.800 l. Davon werden in den Glomeruli (Schleifen) 180 l filtriert, wovon 99 % bzw. 178 l dieses Primärharns rückresorbiert werden. Vom Nierenbecken aus wird der Harn durch wellenartige Muskelkontraktionen des Nierenbeckens und des Harnleiters (Ureter) bis zur Blase weitergeleitet. Die Nieren und Harnleiter (Ureteren) werden durch das sympathische Nervensystem (Segmente T 10–L 2) versorgt. Der Sympathikus ist vorwiegend ein Vasokonstriktor (er verengt die Gefäße in der Niere), der bei schwerem zirkulatorischen Streß die Blutzufuhr zum Herzen und damit auch zum Gehirn, den lebenswichtigen Organen, unterstützen kann.

Die **Harnblase** wird nur am Scheitelpunkt vom Bauchfell bedeckt. Genau genommen liegt sie subperitoneal. Ihre Muskulatur, der Musculus detrusor vesicae, weist die für ein Hohlorgan mit Reservoirfunktion und wechselnden Füllungsgraden spezifische Struktur auf. Sie besteht aus einem dreischichtigen Geflecht glatter Muskelfasern, das in seiner räumlichen Anordnung einem dreidimensionalen Netzwerk entspricht. Die Muskulatur des Blasenausganges setzt sich in der Muskulatur der Harnröhre fort. Pharmakologische und neurophysiologische Untersuchungen zeigen, daß das Gebiet des Trigonum vesicae, des Raumes zwischen beiden Harnleitermündungen und innerer Harnröhrenöffnung, und der obere Teil der Harnröhre funktionelle Gemeinsamkeiten besitzen, z. B. sorgen sie für die Verminderung des Blasenauslaßwiderstandes bei Miktionsbeginn.

Bei der weiblichen Harnröhre schließt sich unmittelbar an die glatte Muskulatur eine nach außen hin schräge bis zirkulär verlaufende quergestreifte Muskulatur, der Musculus sphincter urethrae externus, an. In der Mitte der Harnröhre ist er am stärksten ausgebildet. Dieser Muskel geht in das Diaphragma urethrale, einen Teil der Beckenbodenmuskulatur, über. Das Training der quergestreiften Beckenbodenmuskulatur kann daher auch zu einer Verbesserung des willkürlichen Blasenverschlusses führen, was die anatomische und funktionelle Grundlage für verhaltenstherapeutisches Vorgehen, z. B. bei der Harninkontinenz, beinhaltet (sogenanntes Blasentraining).

Der anatomische Bereich der männlichen Harnblase zwischen innerem und äußeren Blasenschließmuskel, die hintere Harnröhre mit dem Samenhügel und den Ausmündungen der prostatischen Drüsen und Samenblasen wird als urogenitales Grenzgebiet bezeichnet (s. Abb. 1), das eine ähnliche Bedeutung für die Erkrankungen der Blase, Harnröhre und Genitalorgane wie das pyelorenale Grenzgebiet für die Erkrankungen der Nieren und oberen Harnwege besitzt.

Die wichtigsten anatomischen Strukturen der Harnblase sind also der Detrusor-Muskel, das Trigonum vesicae und die urethrale Verschlußmuskulatur. Der Harnröhrenverschluß selbst wird durch ein System von zirkulären und längsverlaufenden glatten und quergestreiften Muskeln gebildet.

Die Blase ist ein Speicherorgan, in dem der Harn bis zu einer gewissen Kapazität fast drucklos aufgefangen wird. Die Blasenkapazität unterliegt großen individuellen Schwankungen. Als *maximale Blasenkapazität* wird das entsprechende Füllungsvolumen bezeichnet, bei dem ein starker Harndrang verspürt wird. Wie später bei den psychosomatischen Miktionsstörungen, insbesondere der Reizblase, gezeigt werden kann, hängt aber der Harndrang eben nicht nur vom maximalen Füllungsvolumen ab sondern auch von den Affekten. Die Füllung der Blase wird normalerweise erst bei 300–600 ml wahrgenommen.

Die **Harnröhre** beginnt beim Blasenausgang und besitzt bis zu ihrer äußeren Öffnung beim Mann eine Länge von etwa 25 cm und eine durchschnittliche Weite von 7–8 mm. Die weibliche Harnröhre ist wesentlich kürzer (3–4 cm).

Aus der anatomischen Gliederung des Harnsystems in *Nieren*, obere *Harnwege*, *Harnblase* und *Harnröhre* ergibt sich die Einteilung seiner Gesamtfunktion in *Harnsekretion, Harntransport* und *Harnentleerung*.

Prostata und **Samenblasen** bilden beim Mann das innere Genitale und werden analog zur Nomenklatur bei der Frau als männliche Adnexe bezeichnet. Sie sind unmittelbar mit Darm, Blase und Harnröhre benachbart, mit letzterer kanalikulär verbunden. Die Prostata ist immer stark mit Gefäßen durchwachsen und physiologischen Kon-

Abb. 1
Anatomie der Nieren, Harnleiter und männlichen Genitalorgane
(Modifiziert nach Alken und Sökeland 1979)

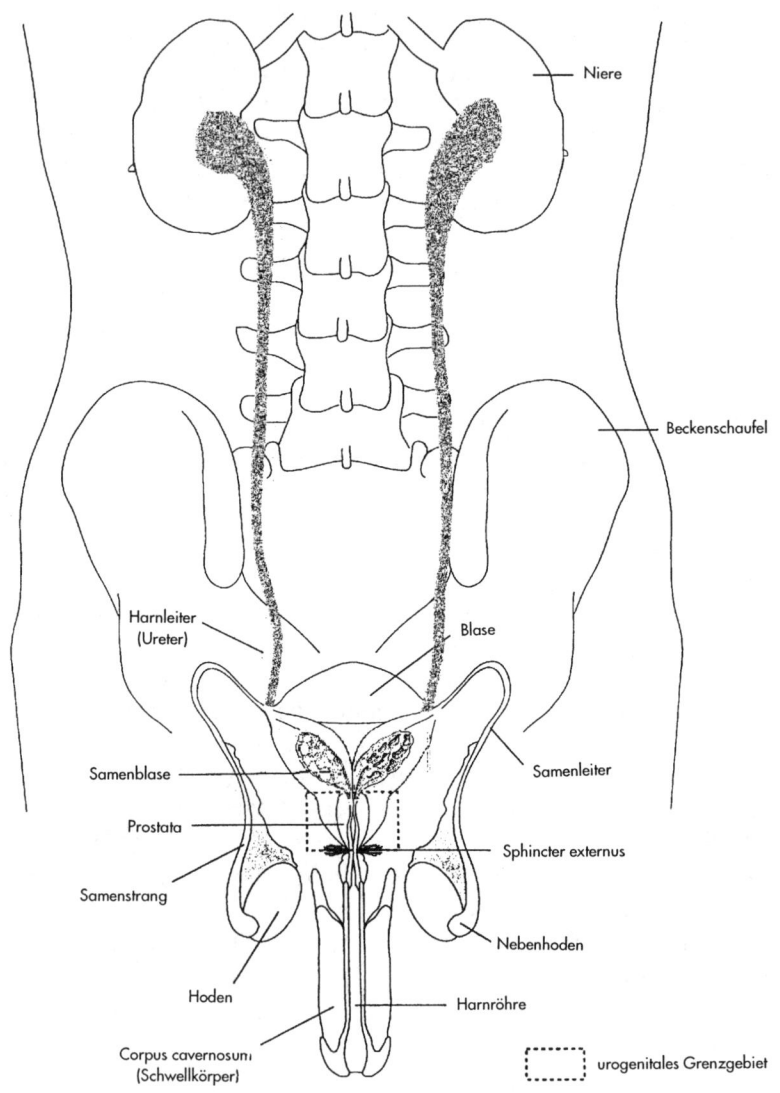

gestionen (Schwellungen) unterworfen und daher nach Ansicht der Urologen häufiger Sitz primärer und sekundärer Infektionen.

Die Blase und die Harnröhre werden von drei Systemen nervlich versorgt: 1. durch Sympathicusfasern über den Plexus hypogastricus und den thoracolumbalen Grenzstrang (Th 10–L 2), 2. durch Parasympathicusfasern über den Nervus pelvicus (S 2–S 4) und 3. durch den Nervus pudendus (S 2–S 4). Während die motorische nervliche Versorgung der Blase über den Nervus pelvicus erfolgt, wird der Musculus sphincter internus vor allem sympathisch innerviert. Der gesamte untere Harntrakt stellt nerval eine funktionelle Einheit dar. Die parasympathischen Nervenfasern geben motorische Impulse zur Blase und die sympathischen Nerven hemmen die Funktion der Harnblase, stimulieren jedoch die hintere Harnröhre. Die lokalen nervalen und auch endokrinen Prozesse an der Blasenscheimhaut und dem Blasenmuskel werden zu Beginn des Kapitels über die psychosomatischen Störungen der Blasenfunktion beschrieben.

Eine gute Darstellung der neuroanatomisch-physiologischen Grundlagen des Miktionszyklus findet sich bei Bitzer (1994). Zusammenfassend kann festgehalten werden, daß Harnspeicherung und Harnentleerung durch nervale Regelkreise zwischen kortikalen, subkortikalen, spinalen und peripheren Nerven gesteuert werden.

Die Miktionsphysiologie zeigt, daß nach Relaxation des externen Spinkters die Kontraktion des Blasenmuskels einsetzt. Ein Detrusordruck von 20–40 cm Wassersäule reicht dann zu einem konstanten Urinfluß und somit zur vollständigen Entleerung der Blase aus.

Blasenentleerungsstörungen können durch funktionelle Störungen im Zusammenspiel von Blase und Harnröhre, durch mechanische in der Blase liegende Abflußbehinderungen oder durch mangelnde Austragungskräfte der Blasenmuskulatur bedingt sein.

Die Blasenspiegelung (**Zystoskopie**), die Blasendruckmessung (**Zystometrie**), die Messung des Harnröhrendruckprofils und die Harnflußmessung (**Uroflowmetrie**) einschließlich der Restharnbestimmung sind – neben der röntgenologischen Darstellung des Harntraktes -die üblichen urologischen Untersuchungsverfahren.

II. ZUR KLINIK DER NEPHROLOGISCHEN UND UROLOGISCHEN PSYCHOSOMATIK

1. Niere*

1.1 Nierendurchblutung (Anurie, Oligurie und Polyurie bzw Diurese)

Die Niere ist ein *nerval, humoral und immunologisch* beeinflußbares Organ. Über alle drei Mechanismen können psychosomatische Störungen entstehen (Pommer, 1986). Der Tonus der Nierengefäße steht unter Kontrolle des adreno-sympathischen Systems (s. auch Kap. I.3). Daß **Affekte** wie Zorn, Wut oder Angst die Nierendurchblutung – und damit die *Harnsekretion/Diurese* – beeinflussen können, ist seit langem bekannt und tierexperimentell schon 1926 von Dobreff an Hunden nachgewiesen worden. In demselben Jahr zeigte auch Molitor an Kaninchen – unter Versuchsbedingungen, die heute den Tierschutzverein auf den Plan rufen würden – daß zerebrale bzw. psychische Vorgänge Einfluß auf die Harnsekretion nehmen (Huppertz, 1983).

Die Auswirkung von Affekten auf die Nierendurchblutung beim Menschen läßt sich gut unter Hypnose beobachten. So haben Heilig und Hoff (1925) nachgewiesen, daß Lustgefühle die Diurese eher hemmen und Unlustgefühle diese fördern. Dieses Ergebnis konnte jedoch in einem Wiederholungsversuch von Großmann (1928) nicht

---

* Für die kritische Durchsicht dieses Kapitels aus nephrologischer Sicht danke ich Herrn Privat-Dozent W. Pommer.

bestätigt werden (Huppertz, 1983). Bolland (1957) wies dagegen die Konditionierung einer Diurese nach: Er gab hierzu einer Versuchsperson zu einer bestimmten Uhrzeit in einem gleichbleibenden Untersuchungsraum eine Flüssigkeitsmenge von 750 ml zu trinken. Nach 16maliger Wiederholung dieses Vorganges konnte eine bedingtreflektorische Diurese allein dadurch ausgelöst werden, daß die Versuchsperson in den Untersuchungsraum geführt wurde. In einem weiteren Experiment mit Durst- und Trinksuggestion zeigte er auf, daß die glomeruläre Filtrationsrate ebenso wie die Nierendurchblutung mit der Trinksuggestion ansteigt.

Hinkle, Edwards und Wolf (1951) beobachteten bei 12 Versuchspersonen eine lebhafte Diurese, die durch Zunahme des Harnvolumens um das Zwei- bis Fünffache, Abfall des spezifischen Gewichts und vermehrte Chloridausscheidung charakterisiert war, wenn man diese Probanden in eine angsterzeugende Diskussion über persönliche Konflikte verwickelte. In diesem Zusammenhang ist auch der Bericht von Anderson (1946) erwähnenswert, der bei einem Soldaten mit einer Ureterfistel jeweils einen vermehrten Urinfluß auf verschiedene seelische Reize hin messen konnte. Schottstaedt et al. (1956) untersuchten über eine Zeitspanne von 14 bis 46 Tagen fünf Versuchspersonen während ihres Alltagslebens. Er fand heraus, daß bedrohliche Situationen, denen man jedoch mit Wachsamkeit und Reaktionsbereitschaft begegnen konnte, eine Diureseverminderung erzeugten, desgleichen Gefühle von Wert- und Hilflosigkeit, Niedergeschlagenheit und Erschöpfung. Entspannte Situationen führten eher zu einem Anstieg der Diurese, ebenso stärkere Affekte wie Erregung, Verärgerung, Wut oder Furcht (Huppertz, 1983). Schon Rabow hat im Jahre 1877 darauf hingewiesen, daß sich bei den verschiedensten psychiatrischen Krankheitsbildern wie Melancholie, Manie und Erregungszuständen eine Veränderung der Harnqualität und des Harnvolumens findet, z. B. ein vermindertes Harnvolumen bei den Melancholikern. Auch Bechterew (1905) war eine Diuresehemmung bei Depressionen und eine hysterische Anurie bekannt.

Neuere Untersuchungen über den Zusammenhang von Affekten und Nierendurchblutung oder Diurese liegen meines Wissens nicht vor. Dabei könnten sie die Pathogeneseforschung bezüglich der psychosomatischen Aspekte der Hypertonie bereichern. Der verminderten Nierendurchblutung dürfte nicht die alleinige pathogenetische Wirkung für die Blutdrucksteigerung zukommen, sondern sie induziert erst wieder verschiedene hormonale bzw. neurohumorale Prozesse, bei denen auch Vasopressin eine Rolle spielt. Insgesamt sind jedoch, wie auch sonst in der Affektforschung, keine spezifischen Korrelationen zwischen bestimmten Affekten und urologischen oder nephrologischen Symptomen, hier das Ausmaß der Diurese, gefunden worden. Die Untersuchung von Schottstaedt demonstrierte, wie differenziert der komplexe Zusammenhang von Affekten und Diurese gesehen werden muß. Daß die Nierendurchblutung seelisch beeinflußbar ist, drückt sich, worauf schon hingewiesen wurde, auch in der Umgangssprache aus: «Es geht mir an die Nieren».

Ein Grund für das Fehlen neuerer Untersuchungen könnte in dem schon von Adam in seinem Übersichtsreferat 1955/56 angesprochenen Problem liegen, daß der genaue Angriffspunkt der seelischen Einflüsse auf die Niere schwer nachzuweisen ist, zum einen wegen der eben schon genannten engen Beziehung der Nierentätigkeit zum Blutdruck und zum anderen wegen der Komplexität des Wasserhaushaltes, der sofort als Gesamtsystem mitreagiert. Dennoch halte ich die eben zitierten – sicherlich eher historisch interessanten – Untersuchungen über den Einfluß der Psyche auf die Diurese für den heutigen praktisch tätigen Urologen noch für relevant. Günthert (1980) beobachtet in seiner urologischen Praxis durch Affekte ausgelöste *«polyurische Schübe»*. Dabei werden innerhalb von ein bis vier Stunden große Mengen eines wasserklaren hochverdünnten Urins ausgeschieden. Frauen sind in seiner Klientel häufiger betroffen als Männer. «Ich weiß gar nicht, wo der viele Urin herkommt, ich habe doch gar nicht so viel getrunken, ich nehme ein bis zwei Kilogramm in wenigen Stunden ab» sind häufige Beschreibungen von Betroffenen. Klessmann (1987) hat zu dieser Symptomatik, der Polyurie, eine eindrucksvolle Kasuistik einer jungen Frau publiziert, in der sie die urologische Symptomatik in ihrer Pathogenese konversionsneurotisch interpretiert.

Benedek (1951), die auf den Zusammenhang von *Diuresesteigerung* und *Angst* aufmerksam gemacht hat, schreibt, daß bei entsprechend disponierten Patienten die Polyurie selbst Angst mobilisieren kann, nämlich in bezug auf das Beherrschen der Blasenfunktion, d. h. die Angst, zu spät auf die Toilette zu kommen. Dadurch kommt es zu häufigem vorsorglichen Wasserlassen, sozusagen zu einer «paradoxen Pollakisurie». Dieses Phänomen erklärt, warum vom Arzt so häufig irrtümlich eine Blasenerkrankung diagnostiziert und dann am falschen Organ therapeutisch angesetzt wird. Patienten können sowohl durch eine verminderte als auch durch eine erhöhte Urinausscheidung sehr beunruhigt werden, beispielsweise kommen an heißen Tagen Patienten in die Notaufnahme, weil sie Angst haben, zuwenig Urin ausgeschieden zu haben. Günthert regt daher für den *therapeutischen Umgang* an, nach der aufgenommenen Flüssigkeitsmenge zu fragen, außerdem gewöhnliche Verdunstmengen einzukalkulieren und auch bei häufigem Wasserlassen nach der jeweils ausgeschiedenen Urinmenge zu fragen. Meist können aber solche Patienten durch Klarlegen der psychophysiologischen Zusammenhänge beruhigt werden. Es empfiehlt sich, mit dem Patienten zu vereinbaren, 24 Stunden abzuwarten, da sich meistens in dieser Zeit die normalen Ausscheidungsverhältnisse wieder herstellen. Günthert rät von einer voreiligen Medikation aus Gründen der Fixierung auf eine Organerkrankung ab.

1.2 Exkurs über die Polydipsie (Trinksucht)

Von der Diurese oder Polyurie ist differentialdiagnostisch ein anderes Krankheitsbild abzugrenzen, nämlich das der psychogenen Polydipsie oder Dipsomanie. Von der Psychodynamik her gesehen handelt es sich hier um ein Suchtsymptom, das im Grunde genommen nicht in die Systematik der urologischen Nosologie gehört. Von organischer Seite muß ein Diabetes insipidus ausgeschlossen werden. Nach Klußmann und Wallmüller-Strycker (1981) stützt sich die Diagnostik (s. u. a. Carter-Robbins-Test) auf die Flüssigkeitsbilanzierung, die Messung der Osmolarität und der Natriumkonzentration im Serum und Urin, auf den Durstversuch mit der Frage nach der Konzentrationsfähigkeit der Nieren und auf die ADH-Gabe (Prüfung eines ADH-Mangels).

Die *Polydipsie* als psychopathologisches Symptom kann schon im *Kindesalter* auftreten (Linshaw et al., 1974). Sie signalisiert eine gestörte Familiendynamik. Manche Eltern neigen in Konfliktsituationen dazu, die Kinder mit dem Griff zur Nuckelflasche zu beruhigen, anstatt sich einfühlend und tröstend zu verhalten. Die Triebbefriedigung wird hier kompensatorisch benutzt, um einen Mangel oder nicht lösbaren Konflikt im familiären System zu kompensieren. Lerntheoretisch gesehen wird durch dieses Verhalten der Eltern häufiges Trinken beim Kind konditioniert.

Die ältere Literatur zu diesem sicherlich seltenen Krankheitsbild findet sich bei Huppertz (1983).

Meine eigenen Erfahrungen beziehen sich auf einen einfach strukturierten Mann, Ende 40, Arbeiter und Vater von sechs Kindern, der seit einiger Zeit 10–15 Literflaschen Mineralwasser täglich trinken mußte. Er war selbst erstaunt über die Menge, als er einmal seinen Flüssigkeitskonsum kontrollierte. Die Anamnese ergab, daß die Symptomatik nach einer erheblichen Gewichtsreduktion bei den «Weight watchers» erfolgte, hier also eine Symptomverschiebung eingetreten ist. Auch die Tatsache, daß seine beiden ältesten Söhne unter Alkoholproblemen litten, weist auf den Suchtcharakter dieses Symptoms bzw. Suchtprobleme in der Familie hin.

Bei den in der Literatur mitgeteilten Fallgeschichten finden sich ebenfalls Hinweise für die Suchtseite (Barlow und Dewardener, 1959; Leiken und Caplan, 1967 und Stevko et al., 1968). In einer von Chapdelaine und Lanthier (1963) beschriebenen Fallgeschichte wird die Polydipsie eines 47 Jahre alten Mannes dagegen als Symptom einer Angstneurose interpretiert. Sundström (1975/76) wiederum versteht das Auftreten dieser Symptomatik bei einem 15 Jahre alten Jungen, der nach Streitereien in der Familie die Eltern beim Geschlechtsverkehr überraschte, als Konversionssymptom. Die Interpretation dieses Symptoms hängt also von der theoretischen Orientierung des Untersuchers ab. Meiner Meinung nach kann das *viele Trinken* auch *zwanghaften Charakter* annehmen (was kein Widerspruch zu der Suchtseite des Symptoms ist) und dann im Sinne eines *Zwangssymptoms* verstanden werden. Bedeutsam ist mir noch die Mitteilung von Smith und Auerback (1960), daß manche Menschen viel trinken, weil der Urin für sie eine schmutzige Angelegenheit sei. Diese Menschen leiden unter der zwanghaften Vorstellung, den Urin aus Niere und Blase spülen zu müssen. Diese zwanghafte Abwehr des Urethralen läßt sich auch bei Müttern beobachten, die den Harn für unsauber halten und ihre Kinder zu vielem Trinken motivieren, um die Nieren zu reinigen.

Das Symptom *Polydipsie* kann auch bei *psychiatrischen Patienten* auftreten, bevorzugt bei endogenen Psychosen, wie eine eindrucksvolle von Ebert und Schmidt (1991) mitgeteilte Kasuistik zeigt. Eine schon seit zehn Jahren an einer endogenen Depression leidende 65jährige Frau entwickelte infolge paranoider Ängte vor Bakterien, Verunreinigungen und Gerüchen bestimmte Wasch- und Reinigungsrituale (stundenlanges Spülen des Mundes mit Gurgeln und auch Wasserschlucken). Es kam zu einer Wasserintoxikation mit lebensgefährlicher Hyponatriämie. Die Autoren geben eine Zusammenstellung der internationalen Literatur. 18 % der Todesfälle jüngerer Schizophrener sollen auf die Folgen dieser Wasserintoxikation, meist Lungen- und Hirnödem, zurückzuführen sein.

Abschließend ist festzuhalten, daß der Suchtcharakter der Polydipsie klinisch am häufigsten anzutreffen ist. Die enorme Flüssigkeitsaufnahme erfolgt meist unbemerkt. Das erinnert an die Aussage der Adipösen, «ganz normal» zu essen. Auch Stevko et al. (1968) weisen auf die Affinität ihrer beiden Fallgeschichten von einem zehn und zwölf Jahre alten Jungen mit Polydipsie zu Patienten mit Hyper- und Hypophagie hin. Die Mütter dieser beiden Kinder waren übrigens adipös.

Unklarheiten oder Widersprüchlichkeiten bestehen in der Geschlechtsspezifität dieses Symptoms. Während Sundström (1975/76) die psychogene Polydipsie überwiegend bei Frauen findet, lassen sich bei den in der Literatur vorgestellten Patienten (s. auch unser eigenes Fallbeispiel) gehäuft Männer beobachten. Solche Patienten sollten immer an einen psychotherapeutischen Fachmann überwiesen werden.

1.3 Pathologische Harnbestandteile (Eiweiß, Zucker und Phosphate)

Neben der oben beschriebenen Abhängigkeit der Diurese von Affekten können auch **pathologische Harnbestandteile** *(Albuminurie, Glykosurie* und *Phosphaturie)* nach intensiven emotionalen Reizen auftreten. Schon Cannon (1920) hat bei seinen grundlegenden psychophysiologischen Streßexperimenten eine passagere Zuckerausscheidung sowohl bei erregten Menschen als auch Tieren gefunden. Insgesamt ist das Auftreten pathologischer Harnbestandteile in Abhängigkeit von seelischen Einflüssen schon vor Jahrzehnten in Einzelfällen beobachtet worden (u. a. Buchner, 1935 oder Hass, 1935). Insbesondere Kleinsorge (1961) hat dann systematisch Patienten mit Phosphaturie, die sogenannten «Milchpisser», untersucht und jeweils eine gestörte Persönlichkeit diagnostizieren können. Neuere Untersuchungen, insbesondere mit den verfeinerten harnanalytischen Meßmethoden, liegen meines Wissens nicht vor. Günthert bestätigt jedoch aus seiner urologischen Praxis, daß gelegentlich bei seelisch gestörten Patienten vorwiegend ein alkalischer Urin als Folge der erhöhten Phosphatausscheidung gefunden werden kann.

Schunk (1955/56) weist in seinem Übersichtsreferat darauf hin, daß sowohl Erregungs-Albuminurie als auch Erregungs-Glykosurie auf einer vermehrten Ausschüttung adrenerger Substanzen beruhen. Daß sich länger anhaltener Streß auch auf die Nierenmorphologie auswirken kann, ist zumindest tierexperimentell (Schunk, 1955/56 und Blomstrand und Loefgren, 1956) nachgewiesen worden: Katzen, die monatelang starkem Streß in Form von sie bedrohenden Hunden ausgesetzt waren, zeigten morphologische Veränderungen ihrer Nieren. Während der renale Kortex (Nierenrinde) infolge der Vasopressin-Aktivierung ischämisch wurde, zeigte die Medulla (Nierenmark) Anzeichen einer Hyperämie (vermehrte Durchblutung).

1.4. Harnsteine (Urolithiasis)

Größere klinische Relevanz dürfte die Berücksichtigung psychosomatischer Faktoren bei der Pathogenese von Harnsteinbildungen besitzen. Die Mehrzahl der Steine (ca. 80 %) besteht aus Kalziumoxalat, der Rest aus Kalziumphosphat, Harnsäure oder Struvit-Kristallen (Magnesium, Amonium und Phosphat).

Die Prävalenz beträgt nach Vahlensieck (1982) etwa 4 %. Das bedeutet auf die Gesamtbevölkerung bezogen, daß (bis 1979) insgesamt etwa 2,4 Millionen Einwohner der BRD bereits ein- oder mehrmals mit Harnsteinleiden konfrontiert gewesen sind. Jeder 25. Deutsche hat also einmal Harnsteine gehabt. Die Prävalenz steigt mit zunehmendem Lebensalter. Über den aktuellen Stand der Epidemiologie der Urolithiasis, auch im internationalen Vergleich, berichtet Trinchieri (1996). Bei den Harnsteinen handelt es sich um ein uraltes urologisches Leiden. Kleinsorge und Henkel (1948) erwähnen historische Steinfunde bei 7000 Jahre alten Mumien. Dennoch sind die Ursachen für die Steinbildung nicht restlos geklärt, nur bei 5 % der Rezidivsteinträger sind spezifische Stoffwechselerkrankungen wie z. B. die Überfunktion der Nebenschilddrüse [primärer Hyperparathyreodismus (Ritz, 1989)] verantwortlich zu machen. Weitgehende Einigkeit besteht für die grundsätzlichen Risikofaktoren der Harnsteinbildung wie geringes Harnvolumen, vermehrte Ausscheidung von Oxalat, Kalzium und Harnsäure und Minderausscheidung von Zitrat und Magnesium. Ungeklärt ist nachwievor, warum es zu einem bestimmten Zeitpunkt bei einem Individuum zur Erstmanifestation des Steinleidens kommt (Ulshöfer et al., 1982).

Als Auslöser für das Manifestwerden dieser urologischen Erkrankung, dann Steinkrise (Nierenkolik) genannt, werden neben körperlicher Disposition und zu eiweißreicher Ernährung auch körperlicher und seelischer Streß angenommen.

Groddeck, einer der Urväter der Psychosomatischen Medizin, beschrieb 1928 eine Patientin, deren Krankheitsgeschichte er über zwölf Jahre lang beobachten konnte. Die Frau hatte in den letzten Jahren weit über 100 größere und kleinere Nierensteine verloren. Unter der psychotherapeutischen Behandlung verschwand diese Symptomatik, und sie blieb in den nächsten zwölf Jahren rezidivfrei. Groddeck interpretierte die Genese der Steinsymptomatik psychodynamisch als unbewußte Schwangerschaftsphantasie! Diese gewagte Hypothese ließe sich mit einem neueren Befund von Honoré (1980) in Verbindung bringen, der ein relativ höheres Nierensteinrisiko bei Frauen mit Fehlgeburten gefunden hat. Sein Erklärungsansatz bezieht sich allerdings auf den Zusammenhang von kalziumbedingter Übererregbarkeit der Uterusmuskulatur und dieser spezifischen Risikobereitschaft zu Fehlgeburten.

Historisch interessant ist ferner, daß klinisch erfahrene Urologen früher zu einer Art Charaktertypologie von Harnstein-Patienten gelangt sind. So weist Schneider (1979) auf einen von Pflücker, Kurarzt aus Bad Wildungen, 1950 beim Deutschen Urologenkongreß gehaltenen Vortrag hin, in dem dieser die Steinträger typisierte. Oxalat-Steinträger charakterisierte er z. B. als besonders energiereiche und höchstgespannte Menschen, Harnsäure-Stein-Patienten dagegen als dicke, glatzköpfige, gemütliche und dem großen Lebensgenuß aufgeschlossene Menschen. Auch Krizek (1958) fiel bei eigenen typologischen Studien an Stein-Kranken auf, daß Harnsäure-Stein-Träger häufiger fettsüchtig waren als Oxalat-Stein-Träger. Er teilt in diesem Zusammenhang mit, daß adipöse Menschen seltener als magere Selbstmord begehen.

Krizek hat hier vermutlich zwei unterschiedliche Persönlichkeitsstrukturen erfaßt, zum einen den mit oraler Triebbefriedigung (viel essen) kompensierenden Depressiven und zum anderen den eher Zwanghaft-Depressiven. Letzterer ist affektisolierter und kann dadurch gespannter wirken. Außerdem wendet er seine Enttäuschungsaggression eher gegen sich selbst und ist dadurch suizidgefährdeter. Verständlicherweise werden Mediziner häufig nur noch mit der pathologischen «Endstrecke» (hier «Eßgewohnheiten») einer primär gestörten Persönlichkeit konfrontiert. Analoges gilt für die körperlichen Folgen des Nikotin-, Medikamenten- oder Alkoholabusus. Primär liegt u. a. eine orale Fixierung bzw. Suchtstruktur vor.

Die ersten methodisch etwas anspruchsvolleren Untersuchungen zu psychosomatischen Aspekten der Steingenese stammen von der Jenaer-Arbeitsgruppe um Schneider, dem Direktor der dortigen Urologischen Poliklinik und Klinik der Friedrich-Schiller-Universität. Er konnte mit Hilfe von psychometrischen Untersuchungsmethoden (INR-Fragebogen nach Böttcher) die klinischen Beobachtungen zur psychologischen Charakterisierung der Stein-Träger von Pflücker (1950) und Mates und Krizek (1958) bestätigen. Seine Stichprobe umfaßte 514 Harnstein-Patienten aus der gesamten ehemaligen DDR. In einer Zusatzuntersuchung an einem kleinen Klientel mit den Persönlichkeitsinventaren MMPI (Multiphasic Minnesota Personality Inventory) und FPI (Freiburger Persönlichkeitsinventar) konnte er nachweisen, daß die Diagnose neurotische Störung nicht sekundär durch das Steinleiden entstanden ist, sondern daß es sich um eine primäre psychische Fehlentwicklung vor dem Steinleiden gehandelt hat.

Brundig et al. (1979) haben nun unter Einbeziehung einer Kontrollgruppe bei 20 Kalzium-Oxalat-Stein-Patienten und 10 Normalprobanden sorgfältig die körperliche und psychonervale Belastung untersucht. Sie konnten dabei Korrelationen zwischen Streßeinwirkung und Veränderungen bestimmter Harnsubstanzen feststellen. Der aussagekräftigste Parameter war die Oxalsäurekonzentration bzw. ihre Ausscheidung. In einer weiteren empirischen Untersuchungen (1981) konnten sie einen Anstieg der lithogenen Faktoren (Kalzium, Oxalat, Harnsäure) und eine Abnahme der litholytischen Substanzen (Zitrat, Magnesium) durch Streß nachweisen.

Der Stressor bestand in einem definierten Prüfungsstreß bei Examenskandidaten. Die Streßgruppe setzte sich aus zehn Kalzium-Oxalat-Stein-Patienten und zehn Normalpersonen zusammen, bei denen in sechsstündlichen Intervallen über drei Tage Portionsurine auf folgende Harnparameter untersucht wurden: Kalzium und Harnsäure sowie in einer zweiten Untersuchung die litholytischen Substanzen Magnesium, Zitrat und Natrium.

Die Arbeitsgruppe um Schneider hat mit diesen vorliegenden Untersuchungsergebnissen die Kenntnisse um die streßinduzierten Harnveränderungen wesentlich erweitert:

«Das erhöhte Steinbildungsrisiko kommt, unter Berücksichtigung aller Faktoren, besonders am Tage der Streßeinwirkung und am folgenden Tag zum Tragen. Ein aus lithogenen und litholytischen Harnparametern gebildeter Quotient läßt sich zu einer Streßformel zusammenfassen, die Kalzium-Oxalat-Stein-Patienten ein deutlich höheres Steinbildungsrisiko unter Streßeinwirkung zuordnet» (Brundig et al., 1981, S. 272).

Auch die Normalpersonen zeigten unter dem Examensstreß eine erhöhte Oxalatkonzentration, jedoch eindeutig geringer als bei den

Steinträgern. Methodenkritisch wäre nur einzuwenden, daß die Untersuchungs- und Kontrollgruppe durch eine gewisse Heterogenität auffallen.

Ulshöfer et al. (1982) aus Marburg versuchten bei 32 Erststein-Patienten unter dem Aspekt der «Life-events» den Stressor mit dem Inventar zur Erfassung lebenswichtiger Ereignisse zu messen. Stein-Patienten hatten mit 3,6 gegenüber Gesunden mit 2,6 deutlich mehr lebensverändernde belastende Ereignisse zwei Jahre vor der ersten Kolik. Auch die Schwere der Ereignisse war bei den Stein-Patienten größer. Paar, Mitautor dieser Studie, wies jedoch darauf hin (persönliche Mitteilung), daß dieses Ergebnis in einer zweiten, an einem größeren Klientel durchgeführten Untersuchung nicht wiederholt werden konnte.

Das methodische Problem der Life-event-Forschung besteht darin, daß äußerlich belastende Ereignisse wie Tod eines nahen Verwandten oder Unfälle interindividuell sehr unterschiedlich als seelisch beeinträchtigend erlebt werden, ein Problem, mit dem insgesamt die Streß-Forschung zu kämpfen hat.

Epidemiologische Untersuchungen weisen darauf hin, daß Berufsgruppen mit vermehrtem Streßrisiko häufiger zu Steinbildung neigen (Schneider, 1973). Nach Schmucki und Asper (1977) leidet fliegendes Personal häufiger unter Nierensteinen als Bodenpersonal. Akademiker sollen ebenfalls häufiger an Nierensteinen erkranken als Handwerker

In einer interessanten Untersuchung macht Toggenburg et al. (1981) darauf aufmerksam, daß bei Schweizer Gastarbeitern in den ersten beiden Jahren nach ihrer Einreise im Vergleich zu Einheimischen signifikant häufiger Kalzium-Oxalat-Steine auftreten.

Insgesamt muß also bei der Pathogeneseforschung und -diskussion der Harnsteine Streß als ein Faktor mitberücksichtigt werden. Auch tierexperimentelle Untersuchungen der Schweizer Arbeitsgruppe um Schmucki (1979) deuten darauf hin. Sie fand bei gestreßten Ratten Konzentrationserhöhungen der zur Nierensteinbildung führenden Stoffe. Der Stressor bestand in elektrischen Reizen und Tönen. Die Konzentration des lithogenen Stoffes Phosphat war unabhängig von der Diät und anderen konstant gehaltenen äußeren Einflüssen. Das Seleysche Streßkonzept findet also auch tierexperimentell Bestätigung: Die unspezifische Streßreaktion des Organismus führt u. a. zur vermehrten Ausschüttung der Nebennierenmarkhormone (z. B. Cortisol) und bewirkt über die Beeinflussung der Nierenfunktion eine Veränderung der Harnzusammensetzung im Sinne eines Steinbildungrisikos. Cortisol fördert z. B. die Phosphatausscheidung. Dennoch bleibt es beim Menschen schwierig, den genauen Zeitpunkt der Steinbildung bzw. die auslösende Konfliktsituation zu bestimmen. Mit Hilfe neuer therapeutischer Strategien in der Urologie wie der extrakorporalen Stoßwellenlithotripsie (ESWL) müßte jetzt genauer der Verlauf von Steinbildungen beobachtet werden können.

Therapeutische Konsequenzen

Die Konsequenzen aus den bisherigen wissenschaftlichen Erkenntnissen über die Entstehung des Harnsteinleidens wären, daß der Urologe oder Allgemeinarzt in seiner bio-psycho-sozial-orientierten Sprechstunde auch nach Streßfaktoren fragt und entsprechend aufklärend und beratend einwirkt. Auf die durch den seelischen Zustand beeinflußbaren Ernährungsgewohnheiten wurde schon hingewiesen. Um so befremdender ist es, daß Ritz (1989) in seinen publizierten «Prinzipien der Nierenstein-Rezidivprophylaxe» zunächst die medikamentöse Prophylaxe in den Vordergrund stellt, dabei aber gleichzeitig vor den Nebenwirkungen warnt und die Compliance als gering einschätzt:

«Glücklicherweise schützt sich der Patient gegen die Langzeitnebenwirkungen jedoch häufig durch fehlende Einnahmetreue (Compliance), da mit zunehmendem zeitlichen Abstand zum schmerzhaften Steinereignis die Bereitschaft zur Einnahme von Medikamenten abnimmt» (Ritz, 1989, S. 142).

Erst zum Schluß unter «allgemeine Empfehlungen» legt er nahe, die Flüssigkeitszufuhr zu steigern und die Einnahme tierischer Proteine zu verringern. Letztere steigern die Kalziurie und weisen noch weitere unerwünschte prolithogene Effekte auf die Urinchemie auf.

Wichtige **weitere therapeutische Schritte** könnten sich aus der Zusammenarbeit mit Medizinpsychologen oder Verhaltensmedizinern ergeben. Daß verhaltensmedizinische Begleitprogramme den Urologen in der Stein-Sprechstunde unterstützen können, weist Walschburger et al. (1984) nach: So ist es in einem sechsmonatigen Trainingsprogramm mit Steinpatienten gelungen, die tägliche Harnausscheidung um 0,7 l auf 2,1 l im Durchschnitt zu steigern. Eine in Alter, ökonomischem Status, Harnausscheidung, Steinart und Behandlungsvorgeschichte vergleichbare Kontrollgruppe mit der üblichen urologischen Behandlung des Steinleidens zeigte keine Veränderungen des Trinkverhaltens und damit der Harnausscheidung. Die Bereitschaft zur Selbstkontrolle des Stein-Patienten und damit der Abbau eines Risikofaktors ist also möglich. Eine auch angestrebte Zunahme der körperlichen Aktivität dieser Trainingsgruppe konnte dagegen nicht erreicht werden.

1.5 Nierenschmerzen

Während der Zeitpunkt der Steinbildung eben nicht genau kontrollierbar ist, kann das Auftreten von Nierenkoliken und Nierenschmerzen in Abhängigkeit von seelischen Belastungssituationen klinisch gut beobachtet werden. Insbesondere können **akute Koliken** bei Steinträgern nach psychischen Krisen auftreten. In diesem Zusammenhang interessiert eine frühe Beobachtung von Stutzin (1926), daß Nierenbecken und Harnleiter durch seelische Erregungen eine veränderte Peristaltik entwickeln können.

Nierenschmerzen als körperliches Korrelat von Konflikten, beispielsweise im Beziehungsbereich, sind meiner Erfahrung nach nicht selten. Die Symptomatik wird häufiger bei Frauen beobachtet. Kommen sie deswegen in die Klinik, kann etwa nur bei jeder fünften Frau ein organpathologischer Befund (mittels i.v.-Pyelogramm) erhoben werden (Fox und Saunders, 1978)! Dieses Ergebnis korreliert mit den klinischen Beobachtungen von Urologen, daß junge Frauen mit Schmerzen in die Notaufnahme kommen und bald wieder entlassen werden, meist mit der Verdachts- besser Fehldiagnose: Steinabgang!

Differentialdiagnostisch müssen natürlich bei diesem Symptom gynäkologische Erkrankungen, Krankheiten des Magen-Darm-Trakts und der Gallenwege sowie krankhafte Veränderungen der Wirbelsäule ausgeschlossen werden. Nierenschmerzen organischer Genese treten meist nur einseitig auf. Eine Ausnahme bilden Patienten mit einer bekannten Solitär-Niere, die unbewußt ihre Einzelniere schützen wollen. Dadurch kann es zu einem Verspannungsschmerz der nierenumgebenden Muskulatur kommen. Beidseitige Schmerzen im Bereich der Nieren sollen eher gegen eine renale Ursache sprechen. Natürlich können auch «Nierenschmerzen» nach einer Nierenoperation auftreten, und zwar an der Narbe als Phantomschmerz.

Der Mythos «Senkniere» (Nephroptose)

In diesem Zusammenhang sei auf das Problem der «Senkniere» hingewiesen, die früher sowohl von Seiten der Ärzte als auch erst recht der Patienten für psychosomatische Störungen im Urogenitaltrakt, z. B. für die eben diskutierten Nierenschmerzen oder für Miktionsstörungen herhalten mußte. Ob es sich bei der Senkniere um eine echte urologische Erkrankung handelt, wird inzwischen von Urologen bezweifelt, insbesondere wird die früher zu großzügige Indikation zur Operation (Nephropexie) problematisiert («Die schlimmste Komplikation der Nephroptose ist die Nephropexie»!). Nach Degenhardt und Sökeland (1983) äußert sich die Symptomatik bei einer objektivierbaren Senkniere als dumpfes Gefühl und Schwere in der Lendengegend, weiterhin als Neuralgien im Kreuz. Darüber hinaus treten die Symptome nur bei aufrechter Körperhaltung und bei Ermüdung auf. Nach dem Hinlegen verschwinden sie. 75 % der Senk- bzw. Wandernieren werden zwischen dem 20. und 40. Lebensjahr beobachtet. In 80–90 % der Fälle sind Frauen betroffen. Die Autoren heben ebenfalls hervor, daß die Notwendigkeit einer operativen Behandlung selten ist.

Thelen (1975) berichtet noch über ein mit *Nierenschmerzen* verbundenes Syndrom, das sogenannte *idiopathische Ödem*. Es geht außerdem mit Verminderung der Harnausscheidung und Gesichtsödemen einher. Es soll vorwiegend Frauen im mittleren Lebensalter betreffen. Die Ödeme beginnen mit einem Druckgefühl in der Nierengegend. Da die Symptomatik häufiger bei Frauen mit Zyklusstörungen auftritt, vermutet man eine prärenale hormonale Fehlregulation. Den Psychosomatiker macht aufmerksam, daß häufig Frauen mit Neigung zu Übergewicht und depressiver Stimmungslage betroffen sein sollen. Man kann sich daher fragen, ob hier die Nierenschmerzen bzw. das gesamte Syndrom eines der vielfältigen somatisierten Depressionsäquivalente darstellen. Neben streng kochsalzfreier Kost warnt der Autor zurecht vor einer zu schnellen Gabe eines Diuretikums, das zwar einen sofortigen therapeutischen Effekt zeigt, aber suchtgefährdend ist. Während meiner Tätigkeit in der Psychosomatischen Abteilung des Klinikums Steglitz sind mir wiederholt Frauen begegnet, die ihre Gewichtsprobleme mit Diuretika lösen wollten. Eine schnelle Entwässerung führt zu einer passageren Gewichtsreduktion. Bei einer Patientin hat der Diuretika-Abusus zu einer chronischen Niereninsuffizienz geführt.

Schwarz (1928) hat meines Wissens den ersten Fall einer 32jährigen Frau mit psychogenen Nierenschmerzen beschrieben. Aufgrund der metaphorischen Aussagen der Patientin interpretierte er die Symptomatik als Geburtsäquivalent. So äußerte die Patientin, daß ihre Niere geschwollen sei, es bilde sich etwas, ärgere Schmerzen könnte auch eine Geburt nicht machen. Die Symptomatik war zum ersten Mal nach der Verlobung aufgetreten. Pathophysiologisch macht Schwarz eine Hyperämie der Niere verantwortlich, die zu einer Volumenvergröße-rung des Organs mit entsprechend schmerzhafter Überdehnung der fibrösen Nierenkapsel geführt hat.

Eine sich bei mir in psychoanalytischer Einzelbehandlung befindende Frau entwickelte Nierenschmerzen beidseits jeweils nach Trennungssituationen im Partnerbereich. Die Beschwerden verstärkten sich im Behandlungsver-lauf als ihr frühkindliches Trennungstrauma nach und nach erinnert wurde. Sie wurde fünfjährig von ihrem Onkel in Obhut genommen, da ihre Mutter seelisch erkrankt war. Der Vater hatte sich schon in ihrem zweiten Lebens-jahr von der Familie getrennt. In Behandlung hatte sie sich auf Anraten ih-rer Gynäkologin wegen rezidivierender Blasenentzündungen begeben. Vor Behandlungsbeginn waren allerdings im i. v.-Pyelogramm leichte morpho-logische Veränderungen der Niere im Sinne einer Pyelitis zu sehen. Die Nierenschmerzen traten jedoch im Behandlungsverlauf auch dann auf, eben in Abhängigkeit von den reaktualisierten traumatischen Trennungssi-tuationen, wenn keine Erreger nachgewiesen werden konnten.

Dennoch stellt sich hier die interessante Frage, ob eine ursprünglich psychosomatisch bedingte rezidivierende Blasenentzündung eine auf-steigende Infektion begünstigen kann. In der urologischen Fachlitera-tur kommt hierfür nur ein mechanisch bedingter Reflux von der Blase in die aufsteigenden Harnwege infrage. Stutzin (1926) deutete anhand der Kasuistik einer jungen Frau an, die zuerst eine Zystitis und dann Pyelitis bekam – und zwar an dem Tag, an dem sie aus dem Kranken-haus entlassen werden sollte –, ob nicht die auch nervlich bedingte retrograde Bewegung der Ureteren einen Reflux begünstigen kann, der dann seinerseits die Keimaszension erklären könnte (s. hierzu die Ausführungen von Anders (1984) in dem Kapitel über urologische Kinderpsychosomatik).

Zusammenfassend ist festzuhalten, daß Nierenschmerzen auch psychosomatischer Genese sein können. Frauen scheinen häufiger als Männer betroffen. Sicherlich sind Nierenschmerzen selten nur Leit-symptom. Das Auffinden anderer psychosomatischer oder psychopa-thologischer Symptome, insbesondere das Aufzeigen einer auslösen-den Konfliktsituation oder eines sozial belastenden Ereignisses, kann die Differentialdiagnose erleichtern und eine ausführliche urologische und gynäkologische Diagnostik vermeiden helfen.

1.6 Glomerulonephritis

Bei dieser Nierenkrankheit, die zu den Autoimmunerkrankungen zählt, haben Nierenschmerzen ihre organische Grundlage. Die psychosomatische Grundlagenforschung befaßt sich in den letzten Jahren intensiver mit dem Zusammenhang von Psyche und Immunsystem (z. B. Klosterhalfen und Klosterhalfen, 1995). So könnten auch bei der Pathogenese der Glomerulonephritis u. a. psychosomatische Faktoren im Sinne eines multifaktoriellen Geschehens vermutet werden. Untersuchungen von psychosomatischer Seite stehen bisher aus. Das ist zum Teil verständlich, da Autoimmunerkrankungen wegen ihres schleichenden Charakters für die Psychosomatik ein undankbarer Forschungsgegenstand sind. Eine eindeutige Korrelation zwischen dem Beginn der Erkrankung und einer entsprechenden auslösenden Konfliktsituation ist oft nicht möglich. Die gleichen Überlegungen gelten für die Entstehung des **Nierenkrebses.** In der Karzinomforschung mehren sich ebenfalls die Zeichen, daß psychische Faktoren wie z. B. eine abgewehrte schwere Depression bei der Krankheitsentstehung mitbeteiligt sein können.

2. Harnblase

2.1 Die Innervation der Harnblase

Anatomie und Physiologie der Blase und ihre Funktion wurden im Kapitel I. 3. aufgezeigt. Für die *Blaseninnervation* ist nachzutragen, daß adrenerge Nervenendigungen im Bereich der gesamten Blase, besonders zahlreich aber am Blasenhals und im hinteren Harnröhrenbereich zu finden sind (Palmtag, 1981). Niedrige Konzentrationen von Adrenalin und Nor-Adrenalin öffnen, hohe Dosen dieser Sympathikomimetika schließen dagegen den Blasenhals (Festge, 1980). Weiterhin werden bei Frauen Östrogeneinwirkungen beobachtet. Sie sollen die Ausflußbahn verengen. Gesichert ist ihr Einfluß auf die Schleimhäute von Harnröhre und Blase. Neuerdings sind auch Hormonrezeptoren im Blasenhals und in der Harnröhre nachgewiesen worden. Der Östrogenmangel in der Menopause bedingt trophische

Veränderungen im Urogenitalbereich. Es kommt zu einer Minderdurchblutung des Gewebes, auch des unteren Harntraktes, wodurch die Verschlußkraft der Harnblase und Harnröhre vermindert wird. Urologen, z. B. Petri (1988), aber auch Gynäkologen, sehen hierin gern die Hauptursache von Miktionsstörungen im Klimakterium.

Die **Hauptfunktion der Blase** ist zum einen die Urinsammlung *(Kontinenz)* und zum anderen die Urinentleerung *(Miktion)*. Physikalisch gesehen ist nach Festge (1980) die Miktion eine Hydrodynamik in einer Röhre mit unterschiedlichem Durchmesser infolge anatomischer Engen und dehnbarer Wände. Die Blasenentleerungsstörungen oder Miktionsstörungen lassen sich ätiopathogenetisch in drei Untergruppen aufteilen:

1. die mechanisch obstruktiven Blasenentleerungsstörungen,
2. die neurogenen Blasenentleerungsstörungen,
3. **die psychogenen Blasenentleerungsstörungen.**

Letztere werden im folgenden im Mittelpunkt stehen. Die intensive nervliche Versorgung der Blasenmuskulatur mit den entsprechenden Verbindungen über das Rückenmark zum Cortex erklärt die seelische Einflußnahme auf die Miktion. Das unkoordinierte Zusammenwirken (Dyssynergie) der verschiedenen Anteile der Blasenmuskulatur und der beiden Sphinktersysteme – und vermutlich auch der Beckenbodenmuskulatur – ist der pathophysiologische Mechanismus der im folgenden diskutierten Miktionsstörungen. Bei der chronischen Blasenentzündung (rezidivierende Urethrozystitis) kommen noch die Schleimhäute des Urogenitalsystems als pathogener Faktor hinzu. Besonders bei der Frau, aber auch beim Mann, reagiert häufig der gesamte Urogenitaltrakt auf Konflikte, so daß Miktionsstörungen mit anderen Symptomen des Urogenital- oder Darmtrakts wie Unterbauchbeschwerden, Sexualstörungen, Schmerzen über der Symphyse oder Diarrhoen verbunden sein können.

Tab. 1 zeigt die Symptome und Erkrankungen der Blase aus psychosomatischer Sicht.

Tab. 1   Symptome und Erkrankungen der Blase aus psychosomatischer Sicht.

Harnverhaltung (Harnretention)
Ungewollter Urinabgang (Harninkontinenz)
Einnässen (Enuresis)
Weibliche Ejakulation
Reizblase (Urgeinkontinenz)
Chronische Blasenentzündung (rezidivierende Urethrozystitis)
Blasenulcus (??)

In der Literatur wird am häufigsten bei *Harnverhaltung, Harninkontinenz* und vor allem bei *Harndrang* auf seelische Einflüsse hingewiesen. Fast alle Untersucher betonen den Zusammenhang mit einer gestörten Sexualität, wobei die meisten simplifizierend die Sexualstörung als Ursache der Miktionsstörung interpretieren. Die Trias von Harndrang, häufigem Wasserlassen (Pollakisurie) und Schmerzen (Algourie) oder Brennen (Strangurie) beim Wasserlassen wird als *Reizblase* bezeichnet. Die *chronische Blasenentzündung* könnte man als «klassische psychosomatische Erkrankung» in der Urologie bezeichnen, da bei ihr die drei interdependenten Ebenen der Organik, Psychodynamik und Soziologie aufgezeigt werden können (s. Kap. II.2.7.1).

2.2 Harnverhaltung

Krankheitsbild: Bei der Harnverhaltung handelt es sich um ein vom Willen nicht steuerbares Zurückbleiben von Urin in der Blase. Der Patient ist also unfähig, bewußt und willkürlich spontan Wasser zu lassen. Wildbolz (1959) unterscheidet eine komplette von einer inkompletten Harnverhaltung. Während bei einer kompletten Harnretention kein Urin mehr ausgeschieden wird, macht sich bei einer inkompletten der Harndrang durchaus bemerkbar, und der Urin kann teilweise abgelassen werden, doch bleibt eine Restharnmenge von unterschiedlicher Größe zurück. Subjektiv haben die Patienten das Gefühl, daß die Blase trotz der Miktion weiterhin voll ist.

Historisches

Einen guten Literaturüberblick zur Psychosomatik der Harnverhaltung gibt Mester (1975). Margolis (1965) diskutiert die im amerikanischen Schrifttum bis 1965 erschienenen Arbeiten. Williams und Johnson (1956) glaubten als erste eine ausführliche Kasuistik einer psychosomatisch bedingten Harnverhaltung publiziert zu haben. Die frühe deutsch-sprachige Literatur zu diesem Thema war ihnen offensichtlich nicht bekannt. Erste Hinweise finden sich nämlich schon bei Frankl-Hochwart und Zuckerkandl (1906) und dann bei Schwarz (1925) in seinem historisch bedeutsamen Kapitel über die psychogenen Miktionsstörungen. Fallberichte haben darüber hinaus schon Westermann-Holstijn (1924), Gurewitsch (1932) und dann v. Weizsäcker (1933) geliefert (s. S. 21 in diesem Buch). Die erste Arbeit mit einem größeren Patientinnenkollektiv (N = 76) wurde von Emmet (1950) vorgelegt.

Als nach dem 2. Weltkrieg historisch bedeutsam muß die Untersuchung von Larson et al. (1963) angesehen werden, der an einer größeren Anzahl von Frauen (N = 37) mit einer nicht organisch bedingten Harnverhaltung den psychosomatischen Charakter dieses urologischen Symptoms in den Vordergrund stellte. Die Harnverhaltung wurde bis zu diesem Zeitpunkt vorwiegend als organisch verursacht angesehen, nämlich als Folge einer Obstruktion des Blasenhalses. Die entsprechende Therapie bestand in der chirurgischen Resektion (Ausschneiden) des Blasenhalses. Larson teilte mit, daß nur bei vier seiner 37 Patientinnen gleich an eine seelische Ursache des Symptoms gedacht wurde. Larson konnte auch bei den meisten seiner Patientinnen eine *auslösende Konfliktsituation* diagnostizieren, wobei es sich häufig um gynäkologische Operationen oder Krankheiten, Ehekonflikte und Enttäuschungen in der Liebe gehandelt hat. Obwohl noch andere psychopathologische Symptome als die im Urogenitaltrakt offensichtlich waren, wurden sie nur von 35 % der Frauen spontan angegeben, wie z. B. Nervosität oder Stimmenhören. Dagegen dominierten Lumbago, Kopfschmerzen und verschiedene gastro-intestinale Symptome. Eine weitere Auffälligkeit bestand in der Häufigkeit von verschiedenen chirurgischen Eingriffen in der Vorgeschichte dieser Frauen. Viele hatten eine Blasenhalsresektion hinter sich. Bei den meisten Eingriffen handelte es sich aber um gynäkologische oder gastro-intestinale Operationen. Acht Patientinnen waren ein oder zwei Mal operiert, 20 zwischen drei bis fünf Mal und sieben hatten mehr als sechs oder sieben chirurgische Eingriffe hinter sich. Die Krankengeschichten dieser Frauen mit Harnverhaltung ähneln übrigens – wie im nächsten Kapitel gezeigt wird – denen von Frauen mit Harninkontinenz. Acht der von Larson untersuchten Frauen waren psychotisch. Auch Mester (1975) weist in seinem Literaturüberblick darauf hin, daß eine komplette Harnverhaltung gelegentlich bei psychiatrischen Patienten zu beobachten ist, die sich z. B. in einem depressiven oder psychotischen Ausnahmezustand befinden.

Die *Persönlichkeitsstruktur* der Frauen mit Harnverhaltung wird in der älteren Literatur vorwiegend als hysterisch eingestuft und – entsprechend dem damaligen Stand der psychoanalytischen Theorienbildung mit dem Schwerpunkt auf der Triebpathologie – als Konversionssymptom verstanden. Mester (1975) hebt hervor, daß öfter eine Inzestproblematik vorgelegen haben soll. In der Kasuistik von Westermann-Holstijn (1924) wird die volle Blase als unbewußter Schwangerschaftswunsch interpretiert. Resümierend räumt Mester jedoch ein, daß das Persönlichkeitsbild dieser Patientengruppe uneinheitlich ist. Es würden junge Mädchen überwiegen oder neurotische Frauen mittleren Alters, die emotional sehr unreif wirken. Wir würden heute von strukturellen Ich-Störungen sprechen (Fürstenau, 1978). In seinen weiteren Ausführungen über die Persönlichkeit von Frauen mit Harnverhaltung bestätigt Mester diese Vermutung:

Sie zeichnen sich häufig durch eine ausgeprägte psychosexuelle Unreife aus, mit dem Unvermögen sich wirklich hinzugeben und zu verschenken; sie sind offen für gesteigerte Fremd- und Autosuggestion, das sie dann leichter fixieren läßt an eine flüchtige Funktionsstörung. Das Symptom, in diesem Fall die Harnretention, rastet dann in ein neurotisches Arrangement ein, «wird vom Patienten aufgegriffen als geahndete Ausdruck- und Entlastungsmöglichkeit für seine angestauten innerpsychischen Konflikte ...» (Mester, 1975, S. 335).

Hier zeigt sich das schon eingangs erwähnte typische Problem der früheren psychosomatischen Forschung. Das Symptom wird mit einem bestimmten Persönlichkeitsbild gekoppelt. Dabei bleibt unberücksichtigt, daß derart beschriebene Patientinnen mit einer infantil-hysterischen Persönlichkeitsstruktur – zum Teil vermutlich Borderline-Patienten – auch ganz andere psychosomatische Symptome aufweisen können. Weiterhin wird der generelle Selektionseffekt vernachlässigt: Während die weniger differenzierten Patienten oder auch Patientinnen aus der Unterschicht in die Ambulanzen und Krankenhäuser geschickt werden, nutzen die auch sprachlich flexibleren Mittelschichtpatienten eher die Möglichkeit, sich mit ihrem Symptom ambulant helfen zu lassen.

Ätiopathogenese und Psychodynamik

Aus psychoanalytisch-psychosomatischer Sicht ist die interessanteste Arbeit in neuerer Zeit die von Bird (1980). Zum einen rückt er die Rolle der Aggression bei der Entstehung der Harnverhaltung in den Vordergrund und zum anderen die Störung der inneren Körperwahrnehmung. Er wird damit der aggressiven Seite des Urethralen gerecht und der Tatsache, daß sich psychosomatische Symptome erst auf dem Boden einer Körper-Selbst-Störung entwickeln können. Außerdem hat er zwei Patienten mit dem Symptom auch psychotherapeutisch behandelt. In der älteren Literatur, z. B. Williams und Johnson (1956), Chapman (1959), Wahl und Golden (1963) und Allen (1972), wurde die «Uropolemie» nur am Rande erwähnt. Insbesondere Allen, der über sechs Kasuistiken berichtet, weist auf das Vorhandensein von latenten aggressiven Tendenzen hin oder auf das offensichtliche Fehlen von ärgerlichen Gefühlen und einem Bedürfnis nach Selbstbestrafung. Von Allen stammt auch die treffende Formulierung, daß es sich bei der *Harnverhaltung* um ein *aktiv-aggressives Verweigerungsphänomen,* sozusagen eine Trotzreaktion auf eigene Hilflosigkeit oder Sich-ausgeliefert-Fühlen handelt. Die dazugehörigen Affekte sind Scham und Wut, Scham als die Signalangst vor dem Offenbarwerden der eigenen Kleinheit. Die von Bird psychotherapierten Patienten konnten aus Angst vor der rigiden und dominanten Elternfigur keine ärgerlichen Affekte, insbesondere Wut, zulassen.

Kasuistik

Im folgenden möchte ich die etwas außergewöhnliche Krankengeschichte einer verheirateten Frau vorstellen, die in ihrem 36. Lebensjahr hysterektomiert wurde und postoperativ eine Harnverhaltung entwickelte. Diese wurde als neurogen (Verdacht auf Verletzung des Nervus pudendus) fehldiagnostiziert, wie sich retrospektiv herausstellte. Als Therapie wurde ihr damals die Selbstkatheterisierung empfohlen. Als diese ihr wegen zunehmender Ekelgefühle nicht mehr möglich war, setzte sie ihren Urologen derart unter Druck, daß dieser sie operativ inkontinent machte und ihr einen künstlichen Harnblasensphinkter nach Scott implantierte. Mit Hilfe dieses künstlichen Verschließmuskels konnte sie ihre Miktion selbst regulieren. Unter ihrer Bauchhaut war eine kleine Gummimanschette implantiert, die sie bei manuellem Druck aufblasen konnte, wodurch sich der Verschlußmechanismus öffnen ließ. Die Patientin hatte damit die Kontrolle über eine autonome vegetative Funktion ihres Organismus gewonnen! Die dauerhafte Implantation dieses Sphinkters gestaltete sich jedoch schwierig: Wegen wiederholter Infekte und Nichtfunktionierens mußte er mehrmals entfernt oder revidiert werden. Die Patientin wurde schließlich in die Psychosomatische Abteilung des Universitätsklinikums überwiesen, da sie zunehmend an Gewicht verlor und hyperventilationstetanische Anfälle entwickelte. Als sie zur stationären psychotherapeutischen Behandlung kam, inzwischen 39jährig, hatte sie insgesamt 29 urologische Operationen oder Eingriffe hinter sich!

Bei der Aufnahme war die 39jährige Patientin in einem leidlich körperlichen Zustand. Sowohl die internistische als auch die neurologisch orientierende Untersuchung ergaben keine pathologischen Befunde. Bis auf ihre subdepressive Stimmungslage war sie darüber hinaus psychopathologisch unauffällig. Die Schwere ihrer Persönlichkeitsstörung, mit der entsprechenden Traumatisierung in der Kindheit, wurde erst im Verlauf der stationären Behandlung deutlich. Auf der Oberfläche war die kluge und differenzierte Frau zugewandt und kooperativ, aber enorm in ihren Gefühlen kontrolliert (starke Affektisolation). Letzteres drückte sich auch in ihrer körperlich etwas steifen Haltung aus. Nach und nach wurde hinter dieser «Fassade» ihre enorme seelische Verwundbarkeit sichtbar, die ihre charakterliche «Schutzmauer» verständlich machte. Auch die sie krank machenden Einflüsse in ihrer Kindheit wurden deutlicher: Geboren wurde sie gegen Ende der Kriegswirren des 2. Weltkrieges. Ihre Mutter war eine strenge, dominierende und die Kinder reglementierende Frau, die von ihrer Tochter verlangte, daß sie immer funktionieren mußte. Bedürftigkeit oder Hilflosigkeit durfte sie als Kind nie zeigen. Die Devise der Mutter war, daß es keine Fehlschläge geben dürfe.

Die stationäre psychotherapeutische Behandlung wurde erschwert zum einen durch die Zunahme ihrer Anorexie, insbesondere des Erbrechens, und zum anderen durch die organischen Komplikationen des künstlichen Blasensphinkters (rezidivierende Harnwegsinfekte). Die notwendigen medizinisch therapeutischen Maßnahmen wie z. B. die parenterale Zuführung von Kalium und Antibiotika beanspruchten die Patientin derart, daß ihr die seelische Energie für den psychotherapeutischen Prozeß zeitweise fehlte. Aus diesem Grunde wurde sie für vier Wochen auf die interne Abteilung verlegt. Die tetanischen Anfälle waren übrigens zum ersten Mal aufgetreten als der frisch implantierte Scott-Sphinkter nicht gleich funktionierte, die Eßstörung dagegen (regelmäßiges Erbrechen bei gleichzeitigem Heißhunger und schubweisen Freßphasen), nachdem der Sphinkter seine Funktion erfüllte.Es war also eine Symptomverschiebung bzw. eine weitere psychosomatische Regression von der urethralen auf die orale Stufe erfolgt.

Nach der Rücknahme auf die Abteilung und einer veränderten Behandlungsstrategie (mehr Einzeltherapie anstelle von Gruppentherapie und den anderen an der Abteilung üblichen psychotherapeutischen Methoden wie Gestaltungstherapie und konzentrative Bewegungstherapie) machte die Patientin langsam Fortschritte. Nach und nach konnten ihr die schwierigen Seiten ihrer Persönlichkeit, insbesondere ihre unterdrückten mißtrauischen und feindseligen Gefühle, bewußt gemacht werden, u. a. auch ihre Tendenz, die Ärzte mit ihren Krankheiten zu dominieren – so wie ihre Mutter sie dominiert hat! Weiterhin konnte sie erleben und verstehen, daß sie mit dieser nach außen dominant wirkenden Haltung letztlich nur ihre eigene Hilflosigkeit und Ohnmacht abwehrte. Sie schämte sich, ihre Kleinheitsgefühle und Hingabewünsche zu zeigen (s. das Sich-vertrauensvoll-verströmenlassen des Urethralen). Diese Gefühle wurden von der Mutter nie zugelassen. Darüber hinaus ist sie ohne Vater aufgewachsen, der in der Kriegsgefangenschaft gestorben war. So hatte sie weder bei der Mutter noch beim Vater die für ihre weibliche Identität wichtigen positiven Identifikationen finden können. Hinzu kommt, daß sie denVater wohl letztlich als «böses Objekt» introjiziert haben muß. Sie weiß von ihm nur, daß er 14 Tage nach seiner Gefangennahme an toxischer Diphtherie verstorben sein soll. Die Familie habe noch Sachen von ihm bekommen, die infiziert gewesen sein müssen, da sich sowohl der große Bruder als auch die kleinere Schwester angesteckt haben! Eine Ersatzvaterfigur für die notwendige frühe Triangulierung (Abelin, 1975) hat gefehlt. In diesem Zusammenhang ist interessant, daß der Ehemann der Patientin in der fast vier Monate dauernden stationären Psychotherapie nie zur Sprache kam und sie in dieser Zeit auch nie besucht hat. Von der Patientin wurde er immer als der ideale, auf sie Rücksicht nehmende Ehemann dargestellt. Die Patientin ist also unbewußt an eine idealisierte dyadische Beziehungsstruktur fixiert. Auch spezifischere neurosenpsychologisch relevante Faktoren wie eine frühe und rigide Sauberkeitserziehung konnten rekonstruiert werden. Die Patientin soll mit einem Jahr sauber gewesen sein. Neben der Mutter gab es noch eine weitere triebfeindliche Beziehungsperson im Haushalt (bis zum 14. Lebensjahr der Patientin), nämlich die Großmutter mütterlicherseits, die adliger Abstammung war. Schon mit drei Jahren habe die Patientin mit Messer und Gabel und einer Serviette essen müssen. Durch die Harninkontinenz litt sie immer unter dem Gefühl, unten «dreckig zu sein». So wechselte sie manchmal am Tag zweimal die Unterwäsche. In diesem Zusammenhang wurde ein tendentieller Waschzwang deutlich: Sie badete jeden Abend ausführlich, stand aber am nächsten Morgen um 5.00 Uhr auf, um noch bevor sie zur Arbeit ging eine halbe Stunde zu duschen.

Bei der insgesamt triebfeindlichen Familienatmosphäre verwundert es nicht, daß auch der Bereich der Sexualität tabuisiert gewesen ist. Von hier aus wird verständlich, warum die Patientin gegen das Selbstkatheterisieren einen massiven Ekel entwickelte; sie erlebte es analog zu einem Selbstbefriedigungsakt: Sie habe immer regelrechte Vorbereitungen treffen, ein Laken ausbreiten und einen Spiegel nehmen müssen, um sich katheterisieren zu können. In diesem Zusammenhang erinnerte sie ein mögliches frühkindliches Vergewaltigungstrauma (drei- oder vierjährig). Sie wisse nur, daß sie hinterher im Krankenhaus gelegen habe und sich da unten immer waschen mußte. Hier könnte also zusätzlich eine früheTraumatisierung des Urogenitaltraktes aufgetreten sein. Der Katheter besäße dann unbewußt symbolisch die Funktion eines penetrierenden Phallussubstituts.

Ihre unterdrückten aggressiven Affekte wurden zuerst in den negativen Gegenübertragungen des therapeutischen Personals auf die Patientin deutlich. Insbesondere die Schwestern erlebten sie als anspruchlich und latent aggressiv. Hinzu kam, daß ihre bulimische Symptomatik immer deutlicher wurde, sie auf der einen Seite das Essen in sich hineinschlang auf der anderen Seite regelmäßig erbrach. Letzten Endes hat jedoch die Patientin schon seit Jahren ihre aggressive Energie gegen sich selbst gewendet. Die Wende zum Autoaggressiven – in Form des urologischen Symptoms der Harnverhaltung – ist offensichtlich durch die erste gynäkologische Operation (Uterusentfernung) ausgelöst worden. Übrigens führt sie gegen diesen Gynäkologen einen Prozeß, wie sie mir erst gegen Ende der Behandlung gestand. Ihr Selbsthaß zeigte sich auch in der Gestaltungstherapie, in der sie einen kahlen Baum mit einem abgefallenen wurmstichigen Apfel malte. In ihren zunächst nur spärlichen Traumerzählungen tauchten Spinnen und Schlangen auf. Aus einer Schlangengrube, in die sie gefallen war, konnte sie sich nicht mehr befreien.

Insgesamt konnte die Patientin mit Hilfe der stationären psychoanalytisch orientierten Psychotherapie soweit stabilisiert werden, daß sie ambulant eine Therapie fortsetzen konnte. Da sie in einer anderen Stadt wohnte, konnte ich die Behandlung leider selbst ambulant nicht fortsetzen. Sie wirkte zum Schluß offener und weniger affektisoliert. Auch ihre latente mißtrauische und feindliche Haltung hatte abgenommen.Das schwere strukturelle Ich-Defizit konnte natürlich in dieser kurzen Zeit nicht aufgearbeitet werden, soweit das überhaupt jemals möglich ist. Ich blieb als Einzeltherapeut bis zum

Schluß idealisiert, während sie auf den Stationsarzt ihre negativen Seiten projizierte: Er wurde von der Patientin entwertet. Das Erreichen von Ambivalenz im zwischenmenschlichen Bereich war ihr also noch nicht möglich. Körperlich war sie einigermaßen stabilisiert, sie muß jedoch immer wieder Antibiotika einnehmen, um eine Infektion ihres künstlichen Blasensphinkters zu verhindern. Sie lebt letztlich mit dem Damokles-Schwert, daß bei infiziertem Sphinkter die gesamte Blase entfernt werden muß.

Wie kann die *Pathogenese* des ursprünglich *urologischen Symptoms* der Harnretention bei dieser Patientin erklärt werden? Hiermit stellt sich die Gretchen-Frage der Psychosomatischen Medizin nach der Symptomwahl. Diese Frage kann bis jetzt befriedigend nicht beantwortet werden. Selbst in längeren psychoanalytischen Behandlungen kann die psychosomatische Symptomentstehung nicht immer eindeutig rekonstruiert werden. Ich finde diese Frage auch letztlich nicht mehr so wichtig, wenn man erlebt hat, wie kreativ Patienten immer wieder neue Symptome produzieren können (Overbeck, 1977). Die pathogenetischen Grundlagen bei dieser Patientin sind in der frühen und rigiden Sauberkeitserziehung zu suchen, die eine Symptomentstehung in diesem Bereich begünstigen. Im Zentrum dieser Entwicklungsphase steht neben der Urethralerotik u. a. der Ambivalenzkonflikt von «Zurückhalten-Wollen» und «Hergeben-Müssen». Die zu frühe und rigide Sauberkeitserziehung kann den biologischen Rhythmus im gesamten Beckenbereich von Festhalten und Loslassen, Sich-anfüllen-lassen und Entleeren bzw. Zurückhalten und dann Herausstoßen stören (analoge psychodynamische oder psychosomatische Aspekte gelten auch für die Pathogenese der Prostatopathie). Mit dem Zurückhalten des Urins schützt sich die Patientin, anderen zu schaden, insbesondere da der Urin offensichtlich für sie etwas «Dreckiges» oder «Vergiftetes» ist. Vermutlich sind damit auch frühe unbewußte Phantasien verbunden, daß der Urin eine beschmutzende oder sogar mörderische Wirkung haben kann. In diesem Zusammenhang interessiert eine von Chapman (1959) zitierte Patientin mit Harnretention, die den zwanghaften Wunsch entwickelte, auf das Grab ihrer Mutter zu urinieren! Eine der Patientinnen von Wahl und Golden (1963), eine 23jährige Frau, konnte nur Wasser in Anwesenheit ihrer Mutter lassen oder wenn sie mit ihr telefonierte.

Auch bei der eben diskutierten Patientin hat die Mutter vermutlich einen prägenden Einfluß bei der Symptomwahl. Die Mutter ist kurz vor der Hysterektomie der Tochter an Multipler Sklerose erkrankt, in deren Folge sie eine Harninkontinenz entwickelt hatte. Offensichtlich hat die Mutter aus diesem Grunde immer weniger getrunken und ist in einen urämischen Zustand geraten mit einem entsprechenden Psychosyndrom.Sie ist also von dem Urin «vergiftet» worden. Die Mutter mußte daraufhin in einem Heim untergebracht werden. Nach der Hysterektomie und der dann künstlich gesetzten Harninkontinenz mit dem Versuch den Scott-Sphinkter zu implantieren,war die Patientin fast ununterbrochen ein Jahr lang im Krankenhaus. Als sie ihre Mutter danach zum ersten Mal wiedersah, war deren erste Bemerkung gegenüber der Tochter: «Wie siehst du denn aus, du siehst so klapprig aus, du hast wohl Krebs!» Abgesehen von der vielleicht durch die Multiple Sklerose bedingteWesensveränderung der Mutter vermute ich doch hier den primären Empathiemangel dieser Frau. Seelisch krankmachend ist also nicht nur die triebfeindliche Familienatmosphäre, sondern auch der permanente uneinfühlsame Umgang der Mutter mit dem Kind.

Neben der urethralen Triebeinschränkung (Urethralerotik) bzw. der zu frühen Sphinkterkontrolle mit der entsprechenden Unterdrückung auch der sekundär entstandenen aggressiven Affekte sind meiner Meinung nach eine primäre Störung des Körper-Selbst, insbesondere des urogenitalen Körper-Selbst, prädisponierend für die Symptomwahl. Triebfeindliche Mütter oder Eltern werden vermutlich schon bei der Säuglingspflege den Körper ihres Kindes nicht libidinös genug besetzen, beispielsweise beim Windeln oder Eincremen des Genitalbereiches. So berichtete unsere Patientin über ihre Mutter:« Zärtlichkeit war für sie vergeudete Zeit». Die ungenügende Libidinisierung des Körpers oder einzelner Bereiche führt zu diffusen Körperselbstrepräsentanzen oder unklaren Vorstellungen über den internen Körperraum, Körperhöhlen oder einzelne Organe. Gerade bei Harnblase und weiblichem Genitale handelt es sich ja um Hohlräume, die unbewußte Phantasien begünstigen. Wahl und Golden (1963) fiel bei ihren Patienten mit Harnretention auf, daß sie auf der unbewußten Ebene die genitale und urethrale Funktion gleichsetzen, also ein Fortbestehen noch infantiler Phantasien über den Urogenitalbereich (s. die Koitus-Theorie der Kinder).

Libidotheoretisch könnte man auch argumentieren, daß das Wasserlassen einen spezifischen sexuellen Akt im Sinne eines Partialtriebes darstellt. Die Harnverhaltung als Regression auf die urethrale Stufe kann dann unbewußt mit der Unterdrückung tabuisierter urethralgenitaler Bedürfnisse gleichgesetzt werden. Anatomisch-biologisch ist auch objektiv eine enge Verbindung zwischen sexuellen, generativen Vorgängen und Ausscheidungsprozessen vorhanden. Gerade beim Urogenitaltrakt liegt eine Interdependenz als Lust-, Reproduktions- und Produktionsorgan vor, «zwischen Urin und Kot werden wir geboren», schreibt Mester (1975). Eine zusammenhängende Pathogenese-diskussion psychosomatischer Miktionsstörungen erfolgt am Schluß dieses Buches (III).

Zusammenfassend kann festgehalten werden, daß die Harnverhaltung ebenso wie die gleich zu beschreibende Harninkontinenz vorwiegend bei Frauen auftritt, wobei die in der Literatur mitgeteilten Patienten ein jüngeres bis mittleres Alter aufweisen. Hinsichtlich der Persönlichkeit sollen infantil hysterische Persönlichkeitsstrukturen überwiegen, insgesamt, wie auch bei unserem Fallbeispiel, offensichtlich doch schwerer strukturell gestörte Frauen. Nicht selten werden auch psychiatrische Grunderkrankungen gefunden.

Eine andere Patientin mit einer chronischen Harnverhaltung ist mir während meiner Zeit als Assistent in der Psychiatrie begegnet.Ein weiteres Leitsymptom war ein massiver Tortikollis (Schiefhals). Auch sie gehörte zu den schwer gestörten und psychosexuell unreifen Persönlichkeiten. Sie hatte zu Hause ihre Tochter angelernt, sie zu katheterisieren! Hier deutet sich der interaktionelle Aspekt von psychosomatischen Symptomen an, d. h. Symptomträger bewirken auch Veränderungen in ihrer näheren familiären oder partnerschaftlichen Umgebung, Symptome haben also Appellcharakter. Die eben ausführlich dargestellte Patientin hatte übrigens einen Sohn, der bis zu seinem neunten Lebensjahr Bettnässer war. Außerdem konnte sie mit der eigenen Erkrankung (Hysterektomie mit konsekutiver Harnverhaltung) vermeiden, sich um die an Multipler Sklerose erkrankte Mutter zu kümmern.

Die *Symptomwahl* ist durch frühkindliche Fixierungen im Urogenital-bereich bedingt, wobei gestörte Körper-Selbst-Anteile unserer Einschätzung nach eine wichtige Voraussetzung sind. Dührssen (1975) spricht von Erlebniskoppelungen zu vesikourethralen Vorgängen, die bei der Forderung der Erwachsenen an die Beherrschung der Sphinkterfunktion sich als bedingte Reflexe einschleichen können. Mester (1975) gibt ebenfalls eine *lerntheoretisch* beeinflußte Entstehung des Symptoms der Harnretention: Schließlich wird die kortikale Hemmung so stark, daß Detrusoraktivitäten, die ab einem gewissen Blasendruck autonom auftreten, und die dazu gehörige Spannung der Beckenbodenmuskulatur unterdrückt werden können. Der äußere Blasensphinkter schließt sich, kontrahiert und kann nicht mehr entspannt werden.

Psychodynamisch verstehe ich das Symptom in erster Linie als ein Korrelat unterdrückter aggressiver Affekte. Auf unsere Patientin bezogen: In dem Symptom wurde die narzißtische Wut über die erfolgte Verletzung (Hysterektomie) ihrer schon primär gestörten körperlichen Integrität kontrolliert. Als ihr dieses Symptom «genommen» wurde, mußte sie weiter regredieren, um sich von ihrer destruktiven Aggression zu schützen, die dann aber autoaggressiven Charakter annimmt und damit letztlich zur Selbstzerstörung führt.

Differentialdiagnostisch sind Patienten abzugrenzen, die nur an einer *Zwangsvorstellung* leiden, nicht Wasserlassen zu können. Ein solcher Fall wird z. B. von Stekel 1910 (Huppertz, 1983) beschrieben.

Auch die Harnverhaltung von Männern auf öffentlichen Pissoirs hat einen anderen psychodynamischen Hintergrund: Neben dem Verlust der zum lustvollen Urinieren nötigen Intimsphäre dürfte hier die Angst vor der Konkurrenz (wer hat den Größten, oder wer kann den höchsten Bogen?) eine Rolle spielen, ebenso auch die Abwehr von homosexueller Versuchung.

Die postoperative Harnverhaltung

Offensichtlich werden die meisten Harnverhaltungen durch Operationen im Urogenitaltrakt ausgelöst. Allerdings wird in den publizierten Arbeiten nicht immer die symptomauslösende Situation mitgeteilt. Deshalb hat sich in der letzten Zeit das Interesse mehr auf die postoperative Harnverhaltung zentriert (z. B. Riss et al., 1982).

Im allgemeinen wird erst dann von einer *postoperativen Harnverhaltung* gesprochen, wenn innerhalb von 24 Stunden postoperativ spontan kein Urin gelassen werden kann. Ihre physiologische Grundlage ist die nach der Operation meist hypotone Blase in Verbindung mit einem Sphinkterspasmus. Daß seelische Faktoren eine Rolle spielen, zeigt sich daran, daß einige Patienten bei der Vorbereitung zur Katheterisierung plötzlich Wasserlassen können (Wildbolz, 1959). Die Angst vor dem Katheter wird sozusagen kontraphobisch überwunden. Außerdem spielt eine verständliche Angst vor den unangenehmen Umständen des Katheterisierens eine Rolle, insbesondere dann, wenn der operative Eingriff im urogenitalen System stattgefunden hat. So überrascht es nicht, daß die Anzahl der postoperativen Harnverhaltungen in Relation zur Nähe der Operationswunde im urologischen Bereich zunimmt (Wildbolz, 1959). Darüber hinaus spielen die Umstände eine große Rolle, nämlich plötzlich im Liegen urinieren zu müssen und dann noch meist in Anwesenheit anderer Menschen. Einigkeit besteht darüber, daß die postoperative Harnverhaltung vor allem nach chirurgischen Eingriffen im Urogenitaltrakt, insbesondere nach Hysterektomien (Buddeberg, 1985), aber auch nach Schwangerschaftsabbrüchen auftritt (Tollefson und Garvey, 1983).

Eine schon ältere aber dennoch interessante Untersuchung über die postoperative Harnverhaltung haben Treiger et al.(1950) durchgeführt. Bei der Analyse von 1.000 hintereinander operierten Patienten mußten sie feststellen, daß 18,3 % anschließend katheterisiert werden mußten. Dieses Ergebnis entsprach einer schon 1933 von Jordan mitgeteilten Häufigkeit, obgleich inzwischen verbesserte Anästhetika und auch Medikamente gegen die Harnverhaltung in der Klinik eingesetzt wurden. Um die Häufigkeit des Katheterisierens zu senken, führten die Autoren bei den nächsten 1.000 hintereinander operierten Patienten eine sogenannte physiopsychologische Behandlung in ihrer Klinik ein. Diese bestand zum einen darin, durch das Aufstellen von Wandschirmen und Geschlossenhalten von Türen mehr Intimität beim Urinieren zu schaffen, und zum anderen wurde darauf geachtet, daß das Uriniergefäß für jeden Patienten in Reichweite war. Außerdem sollte das Pflegepersonal die Patienten nicht danach fragen, ob sie schon Wasser gelassen hätten. Letztere Maßnahme sollte davor schützen, daß der Miktionsmechanismus zu früh ins Bewußtsein gebracht wird. Es wurde ein 14-Stunden-Limit gesetzt, da nach dieser Zeit die Blase soweit wieder angefüllt sein mußte (250–300 ml), daß ein Harndrang auftrat. Alle Patienten konnten in drei Gruppen eingeteilt werden: In eine erste Gruppe, die innerhalb von 14 Stunden spontan urinierte, eine zweite, die das versuchte und dabei versagte und eine dritte Gruppe, die keinen Miktionsversuch unternahm. Die erste Gruppe brauchte keine Behandlung. Der zweiten Gruppe wurde vom Personal versichert, daß sich noch nicht genügend Urin in der Blase gesammelt haben kann. Für die dritte Gruppe wurde vom Personal bei Frauen eine sitzende und bei Männern eine stehende Position einzurichten versucht. Außerdem wurden psychologische «Tricks» angewandt wie laufendes Wasser, die Anregung Wasser zu trinken oder eine Wärmflasche zur Entspannung auf den Bauch zu legen. Die Patienten wurden immer erst dann katheterisiert, wenn sie über Schmerzen klagten und die volle Blase palpabel war. Das Pflegepersonal ist genau instruiert gewesen.

Das Ergebnis dieser physiopsychologischen Behandlung bestand darin, daß die Inzidenz des Katheterisierens von 18,3 auf 1,7 % gesenkt werden konnte. 46 % der 1000 operierten Patienten haben spontan innerhalb von 14 Stunden uriniert. 39 % mußten behandelt werden. Keiner dieser Patienten entwickelte einen Harnwegsinfekt oder eine sonstige Dysfunktion. Alle 17 Patienten, die überhaupt nicht urinieren konnten, also eine postoperative Harnverhaltung entwickelten, waren nach Ansicht der Autoren neurotisch!

Therapie

Während früher die *Katheterisierung* oder *Blasenhalsresektion* im Vordergrund stand, wird jetzt die *medikamentöse Therapie* vorgezogen, insbesondere bei der postoperativen Harnverhaltung. Stanton et al. (1979) verglichen drei verschiedene Psychopharmaka (orales Diazepam, orales Phenoxipenzamin und intra-vesikal gegebene Prostaglandine). Sie fanden heraus, daß Diazepam (Valium) sich am günstigsten auf die spontane Urinierfähigkeit auswirkt. Ihre Untersuchungsgruppe bestand aus 40 Frauen, die wegen einer Harnverhaltung einer Kolposuspensionsoperation unterzogen wurden. Die Autoren betonen die Wichtigkeit einer Behandlung der postoperativen Harnretention zum einen wegen der Zunahme von Harnwegsinfekten aufgrund wiederholter Katheterisierung und zum anderen wegen der Verlängerung des Krankenhausaufenthaltes. Ähnlich argumentieren Riss et al. (1982), die ihrerseits bei der medikamentösen Behandlung der postoperativen Harnverhaltung nach Scheidenplastiken mit intravesikaler Prostaglandin-Installation E 2 ein gutes Ergebnis erzielt haben. Die untersuchte Gruppe setzte sich aus 20 Frauen nach erfolgter vaginaler Hysterektomie zusammen. Riss und Mitarbeiter weisen auch darauf hin, daß das Symptom nicht nur für die Patienten zum Problem, sondern auch gerade für das Personal ein Alptraum werden kann. Die Prostaglandine bewirken eine langsame Kontraktion des Blasenmuskels und eine Relaxierung (Entspannung) der Harnröhren-Muskulatur (s. hierzu auch Schönberger, 1999).

Von *psychotherapeutischer* Seite werden *verhaltenstherapeutische* Maßnahmen angeboten (die Methode der verlängerten Darbietung oder die Methode der Desensibilisierung). Allen (1972) favorisierte die *Hypnose*. Eindeutige therapeutische Erfolge sind nicht zu verzeichnen bzw. gibt es keine katamnestischen Untersuchungen. Insgesamt scheint dieses Symptom von psychotherapeutischer Seite schwer angehbar. Ich vermute, daß sich das weniger auf das Symptom bezieht als auf die dahinter liegende schwere Persönlichkeitsstörung dieser Patienten, die ihrerseits wieder einem Selektionseffekt unterliegen; d. h. nur die schwerer Gestörten werden in die Kliniken geschickt oder bleiben dort.

Über einen erfolgreichen psychotherapeutischen Zugang zu dieser Patientengruppe berichtet Buddeberg (1985). Bei acht Frauen, die in der Züricher Frauenklinik hysterektomiert wurden oder sich einer Harninkontinenz-Operation unterziehen mußten, hat er eine besondere Form des *zirkulären Explorierens* angewandt, wie sie von der Mailänder Arbeitsgruppe um Selvini Palazoli entwickelt wurde. Ziel dieser zirkulär geführten Exploration ist es, Informationen über die von einer Person erlebten Beziehungsunterschiede vor und nach dem Ausbruch einer Störung zu bekommen. Im Gegensatz zum psychoanalytisch orientierten Vorgehen werden keine Widerstände angesprochen oder Interpretationen gegeben. Kausale Fragen werden daher vermieden. Beim zirkulären Fragen interessiert vor allem die Wechselseitigkeit zwischen Symptom und Verhalten. Der untersuchende Arzt versucht, «die augenblicklichen und früheren Interaktionen durch Wie-Fragen zu klären. Die durch das zirkuläre Fragen gewonnenen Informationen ermöglichen ihm dann die Hypothesenbildung.» Es wird also nicht gefragt: «Warum können Sie kein Wasser mehr lassen nach der Operation», sondern wie haben Sie reagiert, als sie nach der Operation nicht mehr Wasserlassen konnten? Buddeberg fand bei allen Frauen abgewehrte Enttäuschungen und Trauerreaktionen. Alle acht Frauen mußten im ersten oder zweiten Gespräch ein- oder mehrmals intensiv weinen. Im Gegensatz zu dem sonst in der Literatur mitgeteilten Alter dieser Frauen mit Harnretention waren seine Patientinnen relativ alt, nämlich zwischen 53 und 75 Jahren. Eine weitere wichtige Beobachtung von ihm ist, daß es beim Pflegepersonal *«Dränger»* und *«Löser»* gibt, wodurch das Symptom durch die Stationsdynamik unterhalten bleiben kann.

2.3 Ungewollter Urinabgang (Harninkontinenz)

Krankheitsbild: Der ungewollte Urinabgang ist ebenso wie die Harnverhaltung ein vorwiegend frauenspezifisches urologisches Symptom. Der unfreiwillige Urinverlust ist zwar nur ein Symptom mit unterschiedlicher Ätiologie, er kann jedoch die Schwere eines eigenen Krankheitsbildes annehmen und zu erheblichen subjektiven Beeinträchtigungen führen. Die betroffenen Frauen müssen ständig Vorlagen tragen, mehrmals täglich die Unterwäsche wechseln und Angst haben, nach Urin zu riechen. Die 1987 gegründete Gesellschaft für Inkontinenzhilfe (GIH) e. V. forderte daher – zum Teil mit Erfolg – die Harninkontinenz als Erkrankung im Sinne der RVO anzuerkennen und bis zum Erreichen des Behandlungszieles oder bei Versagen der Behandlungsverfahren eine Versorgungstherapie der Kranken mit adäquaten Heil- und Hilfsmethoden sicherzustellen (s. die GIH/WHO Consensus Conference 1997, Urologe B 1998 [Suppl] 38, 1).

Zur Systematik

Nach dem Vorschlag der International Continence Society (ICS) werden vier Formen der Harninkontinenz unterschieden:

1. Streßinkontinenz und unfreiwilliger Urinabgang durch Insuffizienz des Blasenverschlußmechanismus. Das urologische Symptom tritt bei intraabdomineller Druckerhöhung auf, wie es z. B. beim Husten, Niesen oder der Bauchpresse geschieht. Durch die Druckerhöhung im Bauchraum übersteigt der Blasendruck den Verschlußdruck der Harnröhre. Die Reservoirfunktion der Blase ist nicht gestört. Die Blasensensibilität ist unauffällig, spontane Detrusorkontraktionen treten nicht auf. Die *Ursache* für die Streßinkontinenz oder die Insuffizienz des Blasenverschlußapparates ist die Verlagerung des Blasenhalses aus dem intraabdominalen Druckbereich infolge einer Beckenbodenschwäche, insbesondere bei Frauen, die mehrere Kinder geboren haben.

2. Drang(Urge)inkontinenz: Unwillkürlicher Urinabgang, der mit imperativem Harndrang, Pollakisurie und Nykturie verbunden ist. Der Blasenverschlußmechanismus ist intakt, der unfreiwillige Urinabgang ist Folge der Detrusorkontraktion.

Es wird noch einmal eine *motorische* von einer *sensorischen* Dranginkontinenz unterschieden. Bei ersterer spielen nicht beeinflußbare Kontraktionen des Blasenmuskels eine Rolle (zentral nicht gehemmte Detrusoraktionen).Sie führen zu einer Drucksteigerung innerhalb der Blase. Bei der sensorischen Dranginkontinenz geht der Urinverlust ohne zystometrisch nachweisbare Druckanstiege vor sich. Die Reizung der Blasenscheimhaut führt zu Blasenkontraktionen, die nicht unterdrückt werden können («imperativer Harndrang»).

Bei der Dranginkontinenz kann die Miktion bewußt in Gang gesetzt werden, wodurch sie differentialdiagnostisch von der neurogenen *Reflexinkontinenz* abgegrenzt werden kann. Gynäkologen und Urologen subsumieren unter dem Begriff der Dranginkontinenz auch Krankheitsbezeichnungen wie instabile Blase, Reizblase oder Detrusordyssynergie. Für die urologische Psychosomatik wird also diese Inkontinenzform, insbesondere die sensorische Dranginkontinenz, von besonderer Bedeutung sein.

Für die Ursachen der Dranginkontinenz wird angenommen, daß sie auf einer Störung der zentralen Hemmung des Miktionsreflexes (motorische Dranginkontinenz) oder auf einer vermehrten sensorischen Impulseingabe auf das zentrale Miktionszentrum (sensorische Dranginkontinenz) beruhen. Die sensorische Dranginkontinenz entsteht durch ein Herabsetzen der Reizschwellen der Blasenwanddehnungsrezeptoren. Die zugrundeliegenden Erkrankungen können daher nach Faber im Gehirn (Arteriosklerose, degenerative Erkrankungen, Tumoren, psychosomatische Erkrankungen) oder in der Blase (Entzündung, Schrumpfblase, Menopause, Strahlenblase mit radiogen bedingten Veränderungen der Blasenwand, neoplastische Blasenwandinfiltrationen, Blasensteine) lokalisiert sein.

Beide Dranginkontinenzformen sollen auch durch eine Störung der Wärmeregulation auslösbar sein.

3. Reflexinkontinenz: Harnverlust, ohne das subjektive Gefühl des Harndranges. Die Ursache liegt in einer abnormen spinalen Reflexbogenaktivität, die über das vertebrale Blasenzentrum zu unkontrollierten Detrusorkontraktionen ohne Harndrang führt, z. B. bei kompletter supranukleolärer Querschnittslähmung.

4. Überlaufinkontinenz: Starke Blasenfüllung durch intravesikale Obstruktion oder neuromuskuläre Detrusorareflexie (passive Blasenüberdehnung) führt zu periodischen unkontrollierten Urinabgängen; der Blasendruck ist größer als der Harnröhrendruck. Die Ursachen dieser Inkontinenzform sind ebenfalls vorwiegend neurologischer Art.

Die urologische Differentialdiagnose der verschiedenen Inkontinenzformen erfolgt durch urodynamische Verfahren wie die Zystometrie, die simultane Urethrozystometrie, unter Umständen auch durch das Elektromyogramm (EMG) des Beckenbodens und ggf. noch die Uroflowmetrie. Hierbei ist zu berücksichtigen, daß die Durchführung einer gründlichen Urodynamik zeitaufwendig ist (etwa eine Stunde).

Darüber hinaus scheint diese Methode zumindest bei den Assistenten im Krankenhaus nicht sonderlich «beliebt», weil die Patienten infolge ihrer abgewehrten Schamgefühle nicht immer auf Kommando urinieren können und dadurch «genervt» wirken, was in der Gegenübertragung vom Urologen als Vorwurf mißverstanden werden kann.

Streß- und die Dranginkontinenz sowie ihre Kombinationen kommen am häufigsten in der urologischen oder gynäkologischen Praxis und Klinik vor.

Die Nomenklatur, insbesondere der ersten Inkontinenzform, der «Streßinkontinenz», halte ich aus psychosomatischer Sicht für unglücklich. Diese Inkontinenzform soll ja eindeutig auf organischen Ursachen beruhen. Der Terminus «Streß» legt jedoch nahe, zunächst an eine seelische Belastung zu denken. Auch die Zuordnung der Reizblase, also der klassischen psychosomatischen Miktionsstörung, unter die Dranginkontinenz halte ich bei allem Verständnis für das Systematisierungsbedürfnis für etwas irreführend, da – zumindest nach meiner klinischen Beobachtung und der Literatur (s. Kap. II.2.6) – Frauen mit einer Reizblase so gut wie nie über Urinabgang berichten, dagegen über imperativen Harndrang!

Zur Epidemiologie

Exakte epidemiologische Daten zur psychosomatischen Harninkontinenz liegen wie bei den meisten psychosomatisch urologischen Symptomen und Erkrankungen nicht vor. Lediglich Lange und Höfling (1994) geben Auskunft über die Häufigkeit von Frauen mit psychogener Harninkontinenz in ihrer gynäkologischen Praxis-Klientel. Bei 765 urodynamisch gut untersuchten Frauen in der Zeit von März 1987 bis Dezember 1992 fanden sie eine Prävalenz von 5 %.

Insgesamt ist die Harninkontinenz, besonders bei älteren Menschen, ein häufiges urologisches Symptom. Man geht von etwa 3,7 Millionen in Deutschland lebenden Menschen mit einer behandlungsbedürftigen Harninkontinenz aus, wovon zwei Millionen älter als 60 Jahre sind (Tietze, 1998).

Die Häufigkeit dieses urologischen Symptoms bei Frauen ist schwer zu bestimmen, zum einen, weil nicht selten eine Diskrepanz zwischen den subjektiven Beschwerden und der objektiv nachweisbaren Inkontinenz besteht und zum anderen, weil bei einem Teil der Frauen vermutlich aus Gründen der Scham ein Widerstand vorhanden ist, sofort den Arzt aufzusuchen. In einer Londoner Untersuchung (Norton et al., 1988) suchten ein Drittel der befragten Frauen den Arzt erst bis zu fünf Jahren nach Symptombeginn auf. Die von den Frauen dafür angegebenen Gründe bestanden zum einen in der Hoffnung, das Problem würde sich von alleine lösen (66 %), zum anderen in Schamgefühlen (47 %), ihre Symptomatik dem Hausarzt vorzutragen. 18 % hatten Angst vor einer möglichen Operation. 11 % dagegen hielten ihr Symptom für einen normalen Zustand!

Die Harninkontinenz soll in den sozial niedrigen Schichten häufiger als in den mittleren und oberen Schichten auftreten. Für die ärztliche Inanspruchnahme scheint mir der Leidensdruck ein wichtiger Parameter zu sein. Dieser nimmt mit zunehmendem Alter ab. Er ist größer bei Frauen, die sowohl gesellschaftlich als auch noch sexuell aktiv sind.

Organische Ursachen und differentialdiagnostische Aspekte

Die angeblich eindeutigen organischen Ursachen der Streßinkontinenz sollten meiner Ansicht nach relativiert werden, da bei 20–30 % der Frauen mit Harninkontinenz Mischformen von Streß- und Dranginkontinenz vorliegen (Petri, 1983). Weitere Argumente werden von Gynäkologen indirekt selbst geliefert:

So berichtet Faber (1985) über eine Befragung von 400 Schwangeren (222 Erst- und 178 Mehrgebärenden). Dabei gaben 53 % der Erst- und 85 % der Mehrgebärenden an, während der Schwangerschaft eine Streßinkontinenz gehabt zu haben. 42 % der Erstgebärenden haben allerdings bereits vor der Schwangerschaft unwillkürlichen Urinabgang. Faber folgert daher, daß das durch die Entbindung bedingte Trauma des Beckenbodens nicht überbewertet werden sollte.

Green (1975) spricht in diesem Zusammenhang sogar von einer Pseudostreßinkontinenz, bei der nicht nur die Erhöhung des intraabdominellen Druckes, sondern auch unwillkürliche Detrusorkontraktionen für den Urinabgang verantwortlich zu machen sind. Genaue anamnestische Angaben spielen hier eine differentialdiagnostische Rolle. Im Gegensatz zur reinen Streßinkontinenz, bei der der Urinabgang sofort nach dem Belastungsereignis auftritt, ist bei der Pseudostreßinkontinenz imperativer Harndrang zu beobachten. Dieser ist bei der Urgeinkontinenz das wichtigste differentialdiagnostische Kriterium. Weitere Kriterien sind die Pollakisurie und die Nykturie. Faber betont jedoch, daß selbst beim Vorliegen aller drei Symptome aus der Anamnese nicht mit ausreichender Sicherheit zwischen Streß- und Dranginkontinenz unterschieden werden kann. Aus urodynamischer Sicht ist für die Diagnose einer kombinierten Streß-Urgeinkontinenz die Urethrozysto-Tonometrie in Ruhe und Belastung erforderlich (Faber, 1985).

Welchen wichtigen klinischen Stellenwert die genaue Abklärung von Streß- und Dranginkontinenz besitzt, zeigen die Nachuntersuchungen an sogenannten Operationsversagern, wobei es sich dann weniger um eine Rezidiv-Streß-Inkontinenz handeln dürfte, als vielmehr um eine nicht erkannte Urgeinkontinenz. Gaudenz (1979) hat daher einen Inkontinenz-Fragebogen entwickelt, der zwischen Streß- und Urgeinkontinenz unterscheiden soll.

Abschließend zu den differentialdiagnostischen Überlegungen sei darauf hingewiesen, daß von den bisher beschriebenen *Inkontinenzformen* der *unfreiwillige Urinabgang* beim *Lachen* abzugrenzen ist. Der Volksmund kennt die Formulierung «sich vor lachen naß machen» oder «vor lachen bepissen». Hiervon sollen insbesondere junge Frauen bei intensiven lustvollen Lachanfällen betroffen sein, bei denen der Blasenverschlußmechanismus normalerweise intakt sein muß. Deswegen ist meiner Meinung nach die intraabdominelle Druckerhöhung nur der *eine* pathophysiologische Faktor. Auf einen *anderen* weist der Neurologe Schiffter (1988) hin:

«Junge Leute, besonders die weiblichen Geschlechts, geraten gelegentlich in die mißliche Lage, daß sie sich in extremer lustvoller Erregung ‹in die Hose machen›. Sie ‹machen sich naß›, weil nach einer Phase faszinierter und nicht mehr steigerungsfähiger sympathikotoner Spannung das System gegenregulatorisch in einer Art parasympathikotone ‹Auflösung› umkippt und so neben anderen parasympathischen Reaktionen auch die Detrusorkontraktionen heftig werden und der nunmehr erschlaffte innere Sphinkter den Dingen ihren Lauf läßt» (S. 1187).

Die letzte Formulierung erinnert an die Urethralerotik, ‹sich lustvoll verströmen zu lassen›.

Auf das *Einnässen* (Enuresis diurna und nocturna) als eine Spezialform der Harninkontinenz wird – vor allem in dem Kapitel über urologische Kinderpsychosomatik – gesondert eingegangen.

Zur Psychosomatik der Harninkontinenz – Eine Literaturübersicht

Auch am Beispiel der Harninkontinenz läßt sich aufzeigen, daß systematische Untersuchungen von Seiten der psychoanalytischen Psychosomatik in neuerer Zeit fehlen, obwohl in der älteren urologischen

Organliteratur deutliche Hinweise auf nervöse Einflüsse gegeben wurden. So haben schon Frankl-Hochwart und Zuckerkandl (1906) eine wahre von einer falschen Inkontinenz unterschieden. Mit der falschen Inkontinenz beschreiben sie offensichtlich die Dranginkontinenz und benennen das wichtigste differentialdiagnostische Kriterium: Den Urinabgang nach gesteigertem Harndrang! Auch Schwarz wies schon 1925 deutlich auf die beiden unterscheidbaren Inkontinenzformen hin und beschrieb den sogenannten «Harndurchbruch» bei normaler Sphinkterfunktion als unbewußtes Urinieren und damit als psychogene Inkontinenz. Ein weiterer historischer Hinweis wird von Adam (1955/56) gegeben: Bechterew soll schon 1899 zwei Fälle mit offensichtlich psychosomatisch bedingter Harninkontinenz beschrieben haben.

Eine erste aus psychoanalytischer Sicht wichtige Kasuistik lieferte Barinbaum (1932).

Er berichtete über eine 38jährige, kinderlose Patientin mit einem Descensus und Prolaps der vorderen Vaginalwand, die seit sieben Jahren unter einer Harninkontinenz litt. Aufgrund des organpathologischen Befundes würde man diese Frau der Gruppe der streßinkontinenten Patientinnen zurechnen. Die genauere Anamnese gab jedoch Auskunft, in welchen Situationen die Symptomatik auftrat: Zum einen, wenn sie mit ihrem Ehemann über die Straße ging und mit ihm nicht mehr Schritt halten konnte, und zum anderen, wenn sie mit ihm Arm in Arm spazieren gehen sollte, insbesondere aber bei dem Geschlechtsverkehr vorausgehenden Liebesspiel! Barinbaum fand auch eine auslösende Konfliktsituation, die urologische Symptomatik war nämlich nach einer Totgeburt aufgetreten. Die Patientin war darüber so enttäuscht, daß sie danach den Geschlechtsverkehr mit dem Ehemann ablehnte. «Er lohnte ihr als aussichtslos nicht mehr.» Darüber hinaus entwickelte sie eine Anorgasmie.

Barinbaum versteht die Psychodynamik des Symptoms noch ganz im Sinne der Libidotheorie, nämlich als eine Regression von der genitalen auf die urethrale Stufe. Weil der Patientin eine reife Sexualität nicht mehr möglich war, suchte sie unbewußt Ersatzbefriedigung in einer früheren libidinösen Befriedigungsform. Er fand auch bei ihr eine frühere urethralerotische Fixierungsstelle, eine in den ersten Schuljahren aufgetretene Enuresis. Als weiteren neurosenpsychologisch relevanten Faktor machte Barinbaum eine unbewußte libidinöse Fixierung der Patientin an ihren Vater aus. Als dieser sie in der Kindheit gelegentlich schlug, empfand sie die Züchtigung als sexuelle Handlung und erlebte dabei Urindrang. Die Interpretation Barinbaums geht dahin, daß nach der Totgeburt die Frau den Ehemann unbewußt an die Stelle des Vaters gesetzt hat und ‹das Gehen› mit dem Ehemann ihr ‹Koitieren› bedeutet. Sie geriet in eine infantil sexuelle Erregung und genoß nun die Urethralerotik, in dem sie den Urin durch die Harnröhre durchtreten ließ.

Weitere Kasuistiken geschweige denn systematische Untersuchungen in den folgenden Jahrzehnten blieben in Deutschland aus. Soweit ich die Literatur überblicke, finden sich erst in den 60er Jahren im anglo-amerikanischen Schrifttum wieder Hinweise, daß die Urgeinkontinenz eine psychosomatische Störung ist: Jeffcoate und Francis (1966) untersuchten 300 Frauen mit einer Harninkontinenz, wobei sie in 80 % der Fälle keine organische Ursache diagnostizieren konnten. Die Autoren folgern, daß es sich bei diesem Krankheitsbild vorwiegend um eine psychosomatische Störung handeln muß. Der Altersgipfel ihrer Klientel lag zwischen dem 40. und 60. Lebensjahr. Bei etwa der Hälfte der untersuchten Frauen konnten sie auch ein das urologische Symptom auslösendes Konfliktereignis finden. Außerdem bestätigten die Autoren ihre These mit dem Aufzeigen weiterer psychopathologischer Symptome. So litten einige der Frauen unter Nägelknabbern und Putzzwängen; andere offenbarten eine typische altruistische Haltung, also ein charakterneurotisches Symptom. Außerdem waren im sozialen Umfeld der Patientinnen Belastungen auszumachen, zum einen durch Krankheit des Ehemannes oder eines Kindes und zum anderen durch alkoholabhängige oder kriminelle Ehepartner. Diese Frauen klagten auch über weitere psychische und psychosomatische Störungen wie Nervosität und ein allgemeines körperliches Erschöpfungssyndrom. Darüber hinaus stellten die Autoren bei einem Großteil dieser Frauen schon neurotische oder psychosomatische Symptome in der Kindheit und Jugend, beispielsweise Einnässen, fest. Sie weisen daher auf die Parallele zwischen Urgeinkontinenz und Enuresis bei Kindern hin, da sich in beiden der Ausdruck von nervösen Spannungen manifestiert.

Jeffcoate und Francis (1966) zeigen hier schon einige typische Merkmale dieser Patientinnengruppe auf, insbesondere die erhebliche psychosoziale Belastung und weitere psychopathologische Auffälligkeiten, die sich in der Literatur und auch in den eigenen klinischen Erfahrungen bestätigen.

Die erste Arbeit, in der Kasuistiken unter etwas differenzierteren psychodynamischen und psychopathologischen Aspekten diskutiert werden, stammt von Stone und Judd (1978). Sie betonen, die erste psychiatrische Arbeit über diese psychosomatische Miktionsstörung zu publizieren. Sie untersuchten 18 Frauen mit chronischer Harninkontinenz, die zwischen 40 und 60 Jahre alt waren. Von 15 mehrgebärenden Frauen waren 11 in der Vergangenheit hysterektomiert worden! Während nur drei der 18 Patientinnen Einnässen in der Kindheit angaben, fand sich jedoch bei einem Viertel der Frauen eine seit dem 12. Lebensjahr bestehende Urgeinkontinenz. Die Autoren stellen drei wichtige Ergebnisse in den Vordergrund:

1. Bei allen 18 Frauen fanden sie schon länger anhaltende, schwere psychosoziale Belastungen.

2. Bei 17 Patientinnen stellten sie eine mit der schwierigen Lebenssituation verbundene chronische Depression fest, die deshalb auch nicht auf antidepressive Medikamente ansprach.

3. Bei 10 Patientinnen ließen sich noch psychosomatische Symptome in anderen Organsystemen finden, z. B. Kopfschmerzen, Rückenbeschwerden und gastrointestinale Symptome, übrigens ein ähnliches multiples psychosomatisches Beschwerdebild wie es Larson bei seinen Patientinnen mit Harnverhaltung gefunden hat (s. S. 54 ff.).

In ihren drei dargestellten Kasuistiken tauchen die typischen auch schon von Jeffcoate und Francis (1966) berichteten psychosozialen Probleme auf. Außerdem deuten Stone u. Judd (1978) die auch nach meiner Erfahrung typischen interaktionellen Schwierigkeiten mit dem Arzt an, nämlich die Tatsache, daß die Frauen sehr organfixiert sind und gegenüber psychosomatischen Zusammenhängen sich abwehrend verhalten. Darüber hinaus geben die Autoren den wichtigen Hinweis, daß Frauen mit chronischer Harninkontinenz als Mädchen in ihrem Körperselbstbild gestört wurden und daher als Erwachsene dazu neigen, Invalidität zu begrüßen. Sie haben keine prospektiven Ziele und betrachten sich selbst als in einer Falle gefangen, z. B. in der Ehe mit einem Alkoholiker. Resigniert akzeptieren sie ihr Schicksal, manchmal möchten sie schreien, fühlen sich aber eingemauert und bevorzugen es, alleine zu weinen. Wenn sie weinen, nehmen sie nicht genau wahr, worüber sie weinen, außerdem verschafft das Weinen ihnen keine Erleichterung. Meistens haben diese Frauen noch nie versucht, ihre körperlichen Gefühle in Worten zu formulieren. Bei diesen Autoren findet sich also schon eine gute Beschreibung einer unterdrückten *Enttäuschungsaggression*. Auf lebenslanges Zukurzgekommen sein und wiederholte seelische Verletzungen weist auch folgender eigener Fall:

Die 36jährige geschiedene Patientin wurde aus der Gynäkologischen Poliklinik überwiesen, die sie wegen ihrer Harninkontinenz aufgesucht hatte. Über ihre Vorgeschichte war zu erfahren, daß sie in einem Heim aufgewachsen war und nach dem Verlassen des Heimes gleich geheiratet hat, allerdings einen Ehemann, der sie immer schlug. Sie habe ihn bald gehaßt, habe sich ihn betrinken lassen und ins Auto gesetzt, «das war sicherlich ein Mordversuch von mir». Aus dieser nach drei Jahren geschiedenen Ehe ist ein Kind geboren, das nach zwei Jahren an Leukämie gestorben ist; kurz danach erneute Heirat und die Geburt einerTochter, die inzwischen 15 Jahre alt ist, sich also in der Pubertät befindet. Dieser zweite Mann entpuppte sich bald als Alkoholiker. Obwohl sie inzwischen seit sieben Jahren von ihm geschieden ist, lebt sie immer noch mit ihm zusammen. Nach der Scheidung ist übrigens zum ersten Mal die Harninkontinenz aufgetreten. An psychopathologischen Auffälligkeiten bestand ein Nikotinabusus (60–80 Zigaretten pro Tag) und starke Nervosität. Letztere fiel auch dem Gynäkologen auf und regte ihn zur Überweisung an. Außerdem klagte sie zum Zeitpunkt des Konsiliargespräches über seit etwa einem Jahr bestehende Nierenschmerzen und einen Libidoverlust. Sexueller Kontakt bestand schon seit Jahren nicht mehr.Auch in dieser Kasuistik imponiert die chronische Enttäuschungsaggression bzw. die reaktive Aggression auf seelische Verletzungen (die Patientin berichtete auch über drei Suizidversuche in ihrer Vorgeschichte). Die chronische Kränkung und die daraus resultierende Enttäuschungsaggression ist aber nicht mehr bewußt, sondern verleugnet und somatisiert in Form der Harninkontinenz. Sie selbst erlebte sich nicht als depressiv und hielt bis auf das urologische Symptom ihre Lebenssituation für normal.

Charakteristisch für Frauen mit Harninkontinenz ist ihr sexuelles Verhalten. Obwohl die meisten einen Sexualpartner haben, lehnen sie den Geschlechtsverkehr wegen des urologischen Symptoms ab.

Zur Psychodynamik

Anhand der in der Literatur berichteten Fallbeispiele und der eigenen klinischen Erfahrungen (zwölf Patientinnen) halte ich die Harninkontinenz in den meisten Fällen für die Somatisierung einer verleugneten Depression. Sie nur als Ausdruck einer Sexualstörung zu sehen (Demyttenaere et al., 1991), ist meiner Meinung nach zu vordergründig. Im Mittelpunkt der *Psychodynamik* stehen in erster *Linie Störun-*

gen der prägenitalen Bedürfnisse, d. h. diese Frauen sind schon in der frühen Kindheit (vor dem fünften und sechsten Lebensjahr) in ihren Bedürfnissen nach Sicherheit, Geborgenheit, Anerkennung und Berücksichtigung ihrer kindlichen Triebwünsche (oraler, analer und urethraler Natur) zukurzgekommen. Aufgrund ihrer ichschwachen Persönlichkeit können sie diese Bedürfnisse als Erwachsene nicht mehr adäquat artikulieren, sondern drücken ihre chronische Unzufriedenheit und Enttäuschung in den körperlichen Symptomen aus. Auch die weiteren bei ihnen gefundenen Symptome wie Kopfschmerzen und Rückenschmerzen deuten auf Anspannung oder Zurückhalten von Gefühlen hin. Diese psychodynamische These wird unterstützt durch eine frühere Untersuchung von Schwartz und Stanton (1950) über die auslösende Konfliktsituation bei Frauen mit Harninkontinenz. Es handelte sich dabei um Situationen, in denen die Frauen sich abgelehnt oder zurückgewiesen fühlten. Manche wurden auch konkret verlassen, erlitten also einen Objektverlust. Insbesondere handelt es sich um Situationen, in denen das Selbstwertgefühl verletzt wurde. Dieser Befund wird in einer neueren Untersuchung von Bitzer und Richter (1989) bestätigt:

> «Bei neun Patientinnen mit urodynamisch nachgewiesener Detrusor-Instabilität (Urgeinkontinenz) fanden wir als auslösende Situation Verlust- und Kränkungserlebnisse, die zu schweren Belastungen des labilen Selbstwertgefühls dieser Frauen führte. Die dabei entstehenden heftigen Emotionen von Wut und Enttäuschung werden wegen eines hohen, von Selbstaufopferung geprägten Ich-Ideals dieser Frauen abgewehrt und verdrängt» (S. 79).

Auf diesem psychodynamischen Hintergrund muß auch das gestörte sexuelle Verhalten dieser Frauen gesehen werden bzw. die Tatsache, daß das urologische Symptom einen interaktionellen Prozeß einleiten und dann unterhalten kann. Die Harninkontinenz bekommt sekundären Krankheitsgewinn, indem mit ihr der sexuelle Kontakt vermieden werden kann. Das Vermeiden der Sexualität muß dann im Rahmen einer schon insgesamt primär schwierigen Partnerinteraktion oder eines gestörten sexuellen Erlebens und Körpergefühls der Frau gesehen werden.

Schon Barinbaum (1932) hat in seiner interessanten Fallgeschichte hierfür ungewollt Material geliefert: So sagte seine vorgestellte Patientin zu ihrem Ehemann: «Laß mich, ich bin noch ganz naß». Barinbaum kommentiert, daß auf diese Weise sich die Frau ersparte, dem Gatten ihre Abneigung unverblümt zum Ausdruck zu bringen. Sie kann sich ja auf ihre Krankheit berufen!

Ein anderer interaktioneller Aspekt oder Ausdruck des sekundären Krankheitsgewinnes wird von Hodgkinson et al. (1963) berichtet. Seine Patientin benutzte hier ihre Inkontinenz, um den Ehemann vom Trinken abzuhalten. Diese Frau war fünf Mal wegen einer Streßinkontinenz operiert worden, aber jedes Mal ohne Erfolg, bis schließlich durch die Urethrozystometrie eine Urgeinkontinenz diagnostiziert wurde und daraufhin das Problem mit ihrem Ehemann, der chronischer Alkoholiker war, aufgezeigt werden konnte. Immer, wenn sie ins Krankenhaus mußte und dann pflegebedürftig war, hörte der Ehemann auf zu trinken.

Psychometrische Untersuchungen an Frauen mit Harninkontinenz.

Psychometrische Untersuchungen zur Harninkontinenz liegen zum einen von skandinavischer Seite vor (Hafner et al., 1977 und Öbring et al., 1979) und zum anderen aus der ehemaligen DDR (Maspfuhl et al., 1979 u. 1980) und der BRD (Wenderlein, 1980). Methodisch interessant ist die Arbeit von Maspfuhl, da sie immerhin 100 Patientinnen erfaßte und diese nach Streß- und Dranginkontinenz unterschieden wurden. Dabei ist sorgfältig berücksichtigt worden, daß Frauen mit Dranginkontinenz keinen organpathologischen Befund aufwiesen. Die Persönlichkeitsfragebögen bestanden in dem Freiburger Persönlichkeitsinventar, dem Minnesota Multiphasic Personality Inventory und einem Beschwerdeerfassungsbogen von Kahn (BEB). Die Ergebnisse zeigten eine signifikante Häufung erhöhter Psychastheniewerte bei den Dranginkontinenz-Patientinnen. Darüber hinaus fanden sich bei diesen Frauen signifikante Erhöhungen in den neuroserelevanten Testskalen wie psychosomatische Gestörtheit, Depressivität, soziale Gehemmtheit und phobische Störungen. Ein hoher Psychastheniewert impliziert Eigenschaften wie geringe seelische Beanspruchbarkeit, Nervosität, Selbstunsicherheit, schnellere Erschöpfbarkeit, Gespanntheit, herabgesetzte Frustrationstoleranz, leichte Ansprechbarkeit auf Körpersensationen und dysphorische Stimmungen sowie phobische und zwanghafte Verhaltensweisen. Im folgenden machen Maspfuhl et al. (1980) anregende Ausführungen über den pathogenetischen Zusammenhang von psychasthenischer Persönlichkeit und Harninkontinenz. Hierbei stellen sie die bei den Frauen gefundenen anankastischen und phobischen Komponenten in den Vordergrund. In psychoanalytischer Terminologie würde man von zwangsneurotisch-hysterischen Strukturkomponenten sprechen.

«Die Zuwendung des Patienten in ängstlich-zwanghafter Weise auf ein Organ, das vermutlich den locus minoris resistentiae darstellt (sei es habituell oder sei es durch bestimmte frühere Erkrankungen), könnte möglicherweise eine Entwicklung in Gang setzen, die dann in solchen Fehlgewohnheiten endet, wie sie dem Kliniker von den Inkontinenz-Patientinnen bekannt sind (häufiges, meist prophylaktisches Aufsuchen der Toilette, verstärkter Harndrang in unbekannter Umgebung, bei Aufregungen oder in bestimmten Situationen, genaues Festlegen von Wegen, an denen Toiletten liegen, genaue Tageseinteilung, Verminderung der Beschwerden in bekannter Umgebung, bei gewohnten Tätigkeiten usw.). Die Erwartungsängste, die mit dem Vorgang des Urinierens verknüpft werden, wären dann ursächlich mit einer vegetativen Stigmatisierung, die die Detrusordyssynergien erklären, in Verbindung zu bringen» (Maspfuhl et al., 1979, S. 1469).

Diese plastische klinische Beschreibung trifft nach meiner Erfahrung genau auf eine Untergruppe von Frauen mit Reizblase zu, bei der das urologische Symptom das Äquivalent zu einer Agoraphobie darstellt (s. Kap. II.2.6). Unter den Patientinnen mit Dranginkontinenz von Maspfuhl ist vermutlich ein hoher Prozentsatz, der eine Reizblase aufweist. Der imperative Harndrang ist sowohl bei der Dranginkontinenz als auch der Reizblase das wichtigste diagnostische Kriterium.

Insofern verwundert es nicht, daß die phobischen Symptome am stärksten zwischen Streß- und Dranginkontinenz statistisch differenzieren. Insgesamt bestätigen die psychometrischen Befunde von Maspfuhl – auch Hafner und Öbring sowie Wenderlein fanden erhöhte Werte von Neurotizismus und Depressivität – die in den bisherigen Arbeiten aufgezeigten psychopathologischen Phänomene. Harninkontinente Frauen sind letztlich in ihrer Persönlichkeit gestört und mit erheblichen psychosozialen Problemen belastet. Die veraltete Begrifflichkeit der «Psychasthenie» entspricht den klinischen Merkmalen einer strukturellen Ich-Störung. Unter methodischen Gesichtspunkten ist diese Arbeit jedoch positiv hervorzuheben, da sie zum einen erstmalig mit Vergleichsgruppen arbeitet bzw. Streß- und Dranginkontinenz hier psychopathologisch unterschieden werden und zum anderen, weil sie standardisierte, d. h. den neueren Kriterien der Testpsychologie angepaßte Verfahren benutzt hat.

Therapie

Die Therapie der harninkontinenten Frauen ist für jede Fachdisziplin, insbesondere auch für die psychoanalytische Psychosomatik, ein schwieriges Unterfangen. Wie sich aus den eigenen und den in der Literatur berichteten Kasuistiken ergab, sind diese Frauen für eine analytische, d. h. konfliktaufdeckende Psychotherapie meist nicht motiviert. Darüber hinaus weisen sie noch eine Reihe weiterer für eine psychotherapeutische Behandlung prognostisch ungünstiger Faktoren auf, z. B. das Alter (häufig über 45 Jahre), die Chronizität der Symptomatik und die charakterneurotischen Veränderungen (z. B. eine altruistische Haltung oder ausgeprägten Masochismus) sowie die häufig real existierenden äußeren Belastungen. Auf die bei einer tiefergehenden Psychotherapie angestrebte Persönlichkeitsveränderung muß hier meist verzichtet und die Konzentration auf eine *symptomatische Therapie* gerichtet werden, die sich in erster Linie auf das urologische Symptom bezieht. Frewen (1972 und 1978) betont, daß 20 % seiner Patientinnen auch auf diese symptomatische Therapie nicht ansprechen.

Zur *symptomatischen Therapie* der Harninkontinenz zählt *Blasentraining, kleine Psychotherapie,* zu der auch die Entspannungsmethoden wie Biofeedback, Hypnose und autogenes Training gehören und schließlich die *medikamentöse Therapie.*

Insbesondere Petri (1983) hebt die Bedeutung des Blasentrainings hervor, mit dem der Teufelskreis Angst vor der Inkontinenz – häufige Miktion – reduzierte Blasenkapazität – früher Harndrang – durchbrochen werden kann. Das Training soll zum Ziel haben, die Miktionsintervalle schrittweise auszudehnen. Die Patientin sollte hierzu eine genaue Tagebuchaufzeichnung ihrer Miktion anfertigen. Hierbei konnte eine Patientin z. B. entdecken, daß ihre urologische Symptomatik immer dann zunahm, wenn der Ehemann abends von der Arbeit nach Hause kam!

Petri schlägt vor, das einfache Blasentraining acht bis zehn Tage stationär und mit Hilfe medikamentöser Unterstützung durchzuführen (Anticholinergika und Antidepressiva). Ambulant sollte es für mindestens 12 Wochen weitergeführt werden. Er berichtet von einer Erfolgsrate bis zu 80 %. Diese Zahlen entsprechen auch den Erfahrungen von Frewen. Dieser favorisierte schon 1972 eine stationäre Behandlung der Dranginkontinenz, weil dann mit den Patienten eine bessere Kooperation möglich ist. Auch er veranlaßte die Frauen, ein

Miktionsprotokoll anzufertigen über Frequenz und Volumen. Als den wichtigsten Aspekt der Behandlung nennt er jedoch den Aufbau einer vertraulichen Arzt-Patientin-Beziehung und die Motivation der Patientinnen, die Erkrankung selbst zu überwinden. Bei der stationären Therapie ist auch das Pflegepersonal mit einzubeziehen und dafür zu motivieren. Die durchschnittliche Aufenthaltsdauer beträgt ebenfalls zehn Tage, nur in einigen wenigen resistenten Fällen länger. Die medikamentöse Behandlung mit Valium und Propantine sollte nach Frewen drei Monate nach der Krankenhausentlassung noch fortgesetzt werden. Aus Kostengründen werden heutzutage sicherlich nur die schwereren Formen von Harninkontinenz zur stationären Behandlung aufgenommen.

Eine randomisierte Studie mit 60 harninkontinenten Frauen zwischen 55 und 90 Jahren (Streß- und Urgeinkontinenz), die ein sechswöchiges Blasentraining absolvierten, wurde von Fantl et al. (1991) vorgelegt. Im Vergleich zu einer Kontrollgruppe von 63 Frauen ohne Blasentraining sanken die Inkontinenzepisoden um 57 %. Bei 12 % der klinischen Gruppe verschwand die Inkontinenz ganz, in der Kontrollgruppe nur bei 3 %. Darüber hinaus ist der Gang zur Toilette sowohl tagsüber als auch nachts seltener geworden. Besonders überrascht waren die Autoren über die Tatsache, daß das Blasentraining nicht nur den Frauen mit Urgeinkontinenz, sondern auch denen mit Streßinkontinenz, die also eine nachweisbare anatomische Ursache hat, geholfen hat. Fantl et al. fordern daher, bei jeder Inkontinenz vor der aufwendigen Operation zunächst ein Verhaltenstraining zu versuchen!

Einen positiv unterstützenden Einfluß schreibt Petri noch dem *Biofeedback* zu, weil die zystomanometrisch registrierten unwillkürlichen Detrusorkontraktionen in audiovisuelle Signale übersetzt und für die Patientinnen damit erfahrbarer bzw. bewußter gemacht werden. Angeblich sollen schon nach sechs Wochen wöchentlicher Therapiesitzungen mit Biofeedback 50 % Erfolge zu verzeichnen sein.

Da die herkömmliche *Beckenbodengymnastik* bei streßinkontinenten Frauen häufig nicht zum gewünschten Erfolg führt – sie wirkt nur bei konsequenter Durchführung –, hat Schüßler (1990) aus München in Zusammenarbeit mit dem dortigen Institut für Physikalische Medizin eine *spezielle Inkontinenz-Gymnastik* entwickelt. Diese wird ergänzt mit *Elektrostimulation* des Levator ani, der die Harnröhre steil stellt und der Anwendung von *Vaginalkonen*.

Die seit 1989 in Fachhandel erhältlichen Vaginalkonen sind tamponförmige Gebilde gleicher Größe aber mit unterschiedlichem Gewicht. Sie sollen von den Frauen täglich zweimal eingeführt und für mindestens zehn Minuten in der Scheide getragen werden. Schon nach einigen Wochen Beckenbodengymnastik mit zusätzlich immer schwereren Vaginalkonen soll nach Schüßler bei 60 bis 70 % der Frauen, die ihre Harninkontinenz nach Geburten bekommen haben, eine Besserung der urologischen Symptomatik eintreten. Seine ersten Ergebnisse beziehen sich auf 27 streßinkontinente Frauen. Interessant ist ferner, daß 15 der 27 Frauen eine Operation für notwendig erachteten, nach der speziellen Inkontinenz-Gymnastik aber nur noch vier (ausführlicher Deindl et al., 1995).

Schüßler gibt keine Informationen über die Schichtzugehörigkeit seiner Patientinnen. Ich vermute, daß sein Klientel eher aus der Mittelschicht stammt. Darüber hinaus ist die Anwendung dieser Methode vermutlich nur bei Frauen sinnvoll, die kein gestörtes Körpererleben haben.

Über Erfolge mit *medikamentöser Therapie* berichten Briel und Gasner (1980). Die Autoren haben 40 gynäkologische Patientinnen mit «motorischer und sensorischer Harninkontinenz» mit dem Spasmolytikum Flavoxat behandelt. Sie sprechen übrigens auch von «motorischer und sensorischer Reizblase»! Nach der Beschreibung der Symptome, unter denen ihre Patientinnen litten (Dysurie, Pollakisurie und Harndrang), wird es sich hier weniger um inkontinente Frauen als um solche mit Reizblase gehandelt haben.

Sowohl vor als auch nach der Therapie mit Flavoxat wurden die subjektiven Angaben der Frauen registriert und zystourethro-tonometrische Messungen durchgeführt. Flavoxat ist eine muskelrelaxierende Substanz, die spezifisch auf die glatte Muskulatur der harnableitenden Wege wirken soll. Auch Briel und Gassner betonen, daß die Therapie der «Reizblase» in der Praxis eine undankbare Aufgabe darstellt. Bezüglich ihrer Ergebnisse berichten sie, daß 65 % der Frauen sich in ihrer Drangsymptomatik gebessert fanden, die mittlere tägliche Miktionsfrequenz hatte sich jedoch nur geringgradig vermindert (von 8,5 auf 7,6). Das subjektive Inkontinenzempfinden war dagegen in 55 % der Fälle gebessert, und weitere 12,5 % der Frauen waren völlig kontinent. Allerdings gaben nach vier Wochen nur 32,5 % der Patientinnen an, mit dieser Therapie zufrieden zu sein.

Insgesamt sollte der Einsatz von Medikamenten, insbesondere von Tranquilizern, kritisch gehandhabt werden. Schon Stone und Judd (1978) wiesen darauf hin, daß Tranquilizer wie Diazepam oder Chlordiazopoxide in der Behandlung von milder Angst und Depression nützlich sein können, wenn sie nur sporadisch eingesetzt werden. Die Gabe über Wochen und Monate ist wegen der Suchtentwicklung verständlicherweise kontraindiziert. Imipramin als trizyklisches Antidepressivum mit seinem relaxierenden Effekt auf die Blasenmuskulatur führt zwar nicht zur Abhängigkeit, hat aber andere Begrenzungen, z. B. sind Überdosierungen schwer zu behandeln und haben Nebenwirkungen kardiologischer Art (ventrikuläre Arrythmie).

Der Vollständigkeit halber sei hier noch auf eine Arbeit von Nurnberg und Ambrosini (1979) hingewiesen, die auch unter differentialdiagnostischen Aspekten von Bedeutung ist. Sie beobachteten nach Beginn einer *neuroleptischen Therapie* bei akuten Psychosen das Auftreten von *Harninkontinenz.* Dafür konnten weder die anticholinergen Komponenten des Medikamentes noch die eingeschränkte Wahrnehmung oder das Bewußtsein der Patientinnen verantwortlich gemacht werden. Die Harninkontinenz als direkter Nebeneffekt von Phenotiazinen und Butirophenon-Therapie war bisher noch nicht bekannt. Die Inkontinenz trat in der Nacht auf. Sie war begrenzt und nicht vom Typ der Streß- oder Überlaufinkontinenz. Überlaufinkontinenzen sind dagegen bei Phenotiazinen bekannt. Die Autoren nehmen daher eine zentrale Basis für die Pathogenese der Inkontinenz an, denn die genannten Neuroleptika beeinflussen die Dynamik der zentralen Biogene oder der Amine-Neurotransmitter-Systeme.

Wegen der Auswirkungen des Östrogen-Mangels in der Menopause auf den unteren Harntrakt (s. S. 51) wird von verschiedenen Autoren (u. a. Petri, 1988) auch eine Hormontherapie oder Substitution der fehlenden Östrogene empfohlen. Petri schreibt jedoch selbst:

«Die zahlreichen Arbeiten zur Östrogen-Therapie bei Blasenentleerungsstörungen sind nur schwer zu beurteilen, sei es, daß die Art der Inkontinenz und die berichteten Heilungen nicht urodynamisch objektiviert sind, sei es, daß die Fallzahlen ausgesprochen klein sind. Viele Autoren geben subjektive Besserung an, ohne daß eine Heilung objektivierbar wäre» (Petri, 1988, S. 254).

Zusammenfassung

Die von der Internationalen Kontinenzgesellschaft eingeführte Systematik der verschiedenen Inkontinenzformen täuscht eine klare diagnostische und therapeutische Abgrenzung vor. In der Praxis finden sich häufig Mischformen von Streß- und Dranginkontinenz, wobei keine eindeutige Korrelation zwischen dem Ausmaß des organpathologischen Befundes beispielsweise eines ausgeprägten Descensus uteri (Gebährmuttervorfall) und dem Auftreten der urologischen Symptomatik besteht. Aus diesem Grunde ereignen sich auch immer wieder Fehlindikationen für größere operative Eingriffe. Der Anteil psychosomatischer Ursachen ist bei der Urgeinkontinenz am größten. Die Inkontinenzformen drei und vier (S. 68) können in der urologischen oder gynäkologischen Praxis vernachlässigt werden. Neuere systematische Untersuchungen von psychosomatischer Seite stehen noch aus. Das ist um so bedauerlicher, als heute gut differenzierende urometrische Methoden vorhanden sind, mit denen eindeutiger die Beziehung zwischen Organbefund oder Nichtorganbefund und psychischen Auffälligkeiten untersucht werden könnte. Bitzer und Richter (1989) haben hier einen Anfang gemacht. Außerdem versuchten sie psychopathologisch die motorische und sensorische Urgeinkontinenz zu unterscheiden.

Der Leidensdruck unter diesem Symptom kann sehr groß werden, wie überhaupt die Harninkontinenz sich zu einer schweren Erkrankung ausweiten kann, die sekundär die Frauen in ihren gesellschaftlichen Aktivitäten einschränkt.

Zu problematisieren ist die zu vordergründig gesehene Korrelation zwischen Sexualstörung und Harninkontinenz. Das urologische Symptom kann im Sinne eines sekundären Krankheitsgewinnes eingesetzt werden. Insgesamt werden in der Literatur und auch in dem eigenen Fallbeispiel strukturell ichgestörte Frauen beschrieben, die in erheblichen langjährigen psychosozialen Belastungssituationen leben. Die urologische Symptomatik kann psychodynamisch als eine chronifizierte somatisierte Depression verstanden werden. Schon Christoffel (1955/56) hatte darauf hingewiesen, daß der Harn an die Stelle der Tränen treten kann. Hinsichtlich der Altersverteilung fällt auf, daß vor allem Frauen in der Menopause (zwischen 40 und 50 Jahren) betroffen sind. Dabei wird immer noch zu sehr organzentriert diskutiert (Insuffizienz des urethralen Verschlußapparates infolge Geburten, schwerer körperlicher Arbeit oder eines Östrogen-Defizits). Die Bedeutung mit dem Klimakterium korrelierender seelischer Prozesse (die Kinder gehen aus dem Haus, Abschied von der eigenen Fruchtbarkeit, Erkrankungen oder Tod der eigenen Eltern usw.) werden nachwievor in der urologischen Fachliteratur vernachlässigt. Nicht selten verbirgt sich hinter diesem Symptom eine rentenneurotische Dynamik, und das chronifizierte Symptom kann eine Berentung einleiten. Bei der rentenneurotischen Dynamik handelt es sich um einen unbewußten Prozeß und nicht um eine wissentliche Täuschung. In der Kindheit zukurzgekommen, wird nun unbewußt versucht, von «Vater Staat» wenigstens einen Teil der Zuwendung und Akzeptanz zurückzubekommen, der früher real von den Eltern verwehrt wurde. Sowohl um operative Fehlindikationen als auch iatrogene Chronifizierungen der urologischen Symptomatik zu vermeiden, sollten der praktische Arzt, der Urologe und der Gynäkologe nach weiteren Depressionsäquivalenten oder anderen psychosomatischen Symptomen und Erkrankungen forschen, denn das urologische Symptom ist häufig mit Kopfschmerzen, Rückenbeschwerden, Adipositas oder anderen Suchtsymptomen verknüpft. Eine Untergruppe der Urgeinkontinenz, die ich aus systematischen Gründen lieber der Reizblase (Kap. II.2.6) zuzählen würde, ließe sich auch vom Praktiker durch das Auffinden phobischer Symptome differentialdiagnostisch herausschälen. Hier liegt dem urologischen Symptom dann eine Angstkrankheit zugrunde.

Die Häufung von strukturell ichgestörten Patientinnen mit der somatisierten Depression ist nicht spezifisch für harninkontinente Frauen. Ähnliche Befunde und ätiopathogenetische Ableitungen lassen sich auch bei Frauen mit Harnretention und anderen chronischen körperlichen Symptomen, z. B. Unterbauchbeschwerden aufzeigen. Die Symptomwahl läßt sich nicht immer eindeutig wissenschaftlich begründen. Häufig lassen sich psychosomatische Fixierungsstellen in der Kindheit nachweisen, die sozusagen die Symptomwahl bahnen, im Falle der Harninkontinenz und anderer psychosomatischer Miktionsstörungen Harnwegsinfekte oder Bettnässen in der Kindheit.

Die psychotherapeutischen Maßnahmen bei psychosomatisch bedingter Harninkontinenz erstrecken sich in erster Linie auf eine symptomatische Therapie, die allerdings ein vielfältiges Spektrum umfassen kann. Am besten bewährt hat sich nach Bitzer und Richter (1989) eine Kombination aus ärztlichem Gespräch, Blasen-Re-Training und Entspannungsübungen. «Dabei ist das gemeinsame Erarbeiten eines Miktionsprotokolls und das Sprechen über verhaltensbezogene Gefühle anhand dieses Protokolls von grundlegender Bedeutung» (S.80). Die von Fantl et al. (1991) und Schüßler (1990) mitgeteilten Ergebnisse zum Blasentraining oder zur speziellen Inkontinenzgymnastik legen nahe, mit der Indikation für eine chirurgische Therapie der Harninkontinenz zurückhaltender zu werden.

2.4 Einnässen (Enuresis diurna und nocturna)

Krankheitsbild: Die Enuresis ist eine Sonderform der Harninkontinenz, d. h. es kommt auch hier zu unwillkürlichem Urinabgang, der aber einer kompletten Blasenentleerung entspricht. Die Harnblase ist dabei kontinent. Das Einnässen tritt tagsüber und häufiger nachts auf. Da dieses urologische Symptom in erster Linie bei Kindern auftritt und in der Pubertät sich meistens verliert, soll es ausführlicher im Kap. II.4 über «Urologische Kinderpsychosomatik» behandelt werden. Aber auch erwachsene Menschen sind von diesem Symptom nicht verschont. Dabei kann es sich um Patienten mit einer persistierenden Symptomatik handeln, d. h., daß das Einnässen schon seit der Kindheit oder Jugend besteht. Es kann aber auch – was seltener ist – erstmalig zu einem bestimmten Zeitpunkt oder in einer Konfliktsituation auftreten. Im Laufe meiner achtjährigen Kliniktätigkeit in einer psychosomatischen Abteilung sind mir vier Erwachsene begegnet, die sich wegen dieses urologischen Symptoms stationär psychotherapeutisch behandeln ließen. Zwei von ihnen, sowohl ein Mann als auch eine Frau, waren noch jugendliche Patienten, Anfang 20. Bei allen vier Patienten bestand die Symptomatik von Kind auf. Eine der Frauen, 35 Jahre alt, verheiratet, Mutter eines Kindes, antwortete, nach der Dauer ihrer Symptomatik befragt: «Von Geburt an». Anfangs handelte es sich nur um eine Enuresis nocturna, die mindestens einmal in der Woche auftrat. Nach der Heirat und gleichzeitigen Geburt ihres Sohnes trat das Einnässen etwa drei- bis viermal im Monat auch tagsüber auf. Ihr behandelnder Gynäkologe meinte, einen Gebärmuttervorfall zu diagnostizieren, und führte in seiner Belegklinik eine Antefixatio uteri mit Beckenbodenplastik durch. Daß ihr Einnässen ein «ständiger Begleiter» war, hatte sie ihm verschwiegen. Auf der psychotherapeutischen Station war sie sofort symptomfrei. Sie war selbst überrascht und sagte spontan: «Hier kann ich alles machen, was ich will, z. B. kann ich mich ins Bett legen, wenn ich müde bin». Obwohl sie bald Wochenendurlaub bekam, ging sie anfangs nur sonntags nach Hause, um am Sonnabend nicht einkaufen zu müssen. Leider entwickelte ihr vierjähriger Sohn, der schon trocken war, während ihres stationären Aufenthaltes eine Enuresis nocturna.

Zwei weitere Frauen sind mir inzwischen zu diagnostischen Gesprächen in der analytischen Praxis vorgestellt worden.

Bei der einen handelte es sich um eine 43jährige homosexuelle Frau, die seit zehn Jahren nach einer Beziehungskrise unter nächtlichem Einnässen litt (etwa 1–2 x wöchentlich). Seit vier Monaten, seitdem sie wieder fest arbeitete bzw. eine Umschulung angelaufen war, überfiel sie das Symptom häufiger. Sie hatte sich deswegen in gesprächspsychotherapeutische Behandlung begeben. Immer, wenn sie sich in ihrem Ferienhaus in einem

> südeuropäischen Land aufhielt, war das Symptom verschwunden. Dort hat sie tun und lassen können, was und wie sie gerade wollte! Ursprünglich nahm sie an, ihre Blase beim Taxifahren geschädigt zu haben. Sie war jahrelang Taxifahrerin und hat den Urin aus Ekel vor fremden Toiletten den ganzen Tag zurückgehalten.

In der Anamnese fiel auf, daß sie in ihrem Leben bisher 33 mal umgezogen war: «Ich brauche meine Freiheit, aus diesem Grunde habe ich auch kein Kind gewollt». Zu ihrer Mutter muß eine sehr enge Bindung bestanden haben. Diese war im dritten Lebensjahr der Patientin aus dem Fenster gesprungen, weil sich der Vater scheiden lassen wollte. Sie lag ein dreiviertel Jahr im Krankenhaus. Mutter habe immer gesagt: «Ich bin für dich gesprungen!» Bis zu ihrem 30. Lebensjahr hätte sie sich für Mutter auf dem Scheiterhaufen verbrennen lassen. Erst durch die psychotherapeutische Behandlung sei sie der Mutter gegenüber mehr auf Distanz gegangen. Diese ist übrigens an den Folgen eines Tablettenabusus gestorben.

Die Patientin sagt noch über sich selbst, daß sie keine Nähe verkraften kann. Sie habe das Gefühl, alle wollen etwas von ihr, sie müsse sich immer verstellen. Inzwischen sei ihr klargeworden, daß sie sich mit ihrem Einnässen vor dem intimen Kontakt mit anderen Frauen schützt.

> Bei der anderen Patientin, einer 32 Jahre alten ledigen Beamtin, lag ein schon seit der Kindheit bestehendes nächtliches Einnässen vor (primäre Enuresis nocturna). In ihrem 16. Lebensjahr (erster Koitusversuch) war noch zusätzlich eine Urgeinkontinenz aufgetreten. Jede Stunde verspürte sie Harndrang, im Stehen ging Urin ab, so daß sie immer eine Vorlage tragen mußte. Darüber hinaus klagte sie über migräneartige Kopfschmerzen und fühlte sich etwas zu dick («meine Eltern haben mich angefüttert»). Die Urgeinkontinenz hatte sich vor 1 1/2 Jahren nach einem beruflichen Konflikt verstärkt. Ihr Vorgesetzter hatte sie gegen ihren Willen versetzt. Während sie an dem bisherigen Arbeitsplatz einen flexiblen, auch bewegungsmäßig gesehen, Aufgabenbereich besaß, war sie nun an den Schreibtisch «gefesselt» und mußte relativ eintönige Büroarbeit verrichten («kam mir wie eine Beerdigung vor»). Urologisch war sie übrigens nach allen Regeln der Kunst durchuntersucht. Die korrekte Diagnose des überweisenden Urologen lautete ‹Enuresis nocturna, Reizblase und Urgeinkontinenz›.

Die Patientin ist «behütetes Einzelkind», wie sie selbst formulierte. Sie habe sich immer hervorragend mit ihren Eltern verstanden. Mit Mutter singe sie noch gemeinsam im Chor. Dennoch hatte sie ihr die urologische Symptomatik verheimlicht. Als sie sich nach dem ersten diagnostischen Gespräch der Mutter gegenüber offenbarte, war sie überrascht und irritiert zugleich, zu erfahren, daß die Mutter auch bis zu ihrem 20. Lebensjahr Bettnässerin gewesen war.

Im zweiten diagnostischen Gespräch wurde deutlich, warum sich die Patientin erst jetzt zu einem Psychotherapeuten überweisen ließ. Von ärztlicher Seite war ihr dazu schon früher geraten worden. Ihr letzter Freund – ihre Beziehungen dauerten nie länger als zwei bis drei Jahre – war im Begriff sich zu trennen, u. a. auch wegen des Einnässens. Erst dadurch entstand ein Leidensdruck, weil die Patientin, inzwischen Anfang 30, eine dauerhafte Bindung wünschte.

Insgesamt begegnet den niedergelassenen Psychotherapeuten die Enuresis bei Erwachsenen eher selten, wobei offen bleibt, wie häufig sie im Erwachsenenalter noch besteht oder neu auftreten kann (Prävalenz und Inzidenz). Sicherlich haben sich die meisten mit ihrem Symptom arrangiert. Aus Gründen der Scham wird es oft verheimlicht.

Ätiopathogenetisch gesehen ist das Symptom – ebenso wie bei den Kindern – mehrfach determiniert (ausführlicher Kap. II.4). Es dient meistens der Spannungsabfuhr als Folge sehr unterschiedlicher Konflikte. Den beiden zuletzt vorgestellten Patientinnen ist gemeinsam, daß sich die urologische Symptomatik nach Einschränkungen ihrer «Bewegungsfreiheit» (auch Willkür) und Autonomie verstärkte oder neu auftrat. Gerade das Taxifahren wird von vielen als Arbeit geschätzt, da Pausen, Arbeitszeiten usw. selbst gesteuert und auch rasch unverbindliche Kontakte geknüpft werden können.

Über die langfristigen **psychotherapeutischen** Erfolge dieses Symptoms können keine eindeutigen Aussagen getroffen werden. Die 32jährige Beamtin war nur zu einem *Entspannungsverfahren* (Autogenes Training) bereit. Bei der ehemaligen Taxifahrerin war die Psychotherapie noch nicht abgeschlossen. Die stationär behandelten Patienten, unter denen sich nur ein Mann befand, waren in der regressiven Situation einer psychotherapeutischen Klinik meist symptomfrei. Die eben kurz beschriebene 35-jährige stationäre Patientin konnte einen Zusammenhang zwischen der Zunahme ihrer urologischen Symptomatik und der Unterdrückung ärgerlicher Gefühle erkennen. Eine Katamnese bei diesen Patienten ist bisher nicht durchgeführt worden.

2.5 Die weibliche Ejakulation

Die weibliche Ejakulation, umgangssprachlich häufiger «Harnorgasmus» genannt, stellt keinen Spezialfall der Harninkontinenz dar und ist auch nicht mit der gewöhnlichen Scheidenfeuchte (Lubrikation) zu verwechseln. Der Harnröhrenverschluß ist intakt. Eine typische klinische Beschreibung lautet folgendermaßen:

«Wenn ich sehr erregt bin, bemerke ich, daß ich beim Orgasmus oder kurz davor eine Flüssigkeit ausstoße. Manchmal ist es so viel, daß es feuchte Flecken in der Bettwäsche hinterläßt. Anfangs hat es mich verunsichert, weil ich nicht wußte, was es war. Ich war besorgt, Urin zu verlieren, aber diese Flüssigkeit ist ganz anders, von der Farbe, vom Geruch, eher wie Parfüm, sie verfliegt» (zur Nieden, 1994, S. 6).

Weder in den Standardwerken der Sexualmedizin noch in den Lehrbüchern der Gynäkologie oder Urologe wird dieses Phänomen beschrieben und erklärt. Schon Barinbaum (1932) erwähnte in einer Fußnote, daß ihm Böhm von einer gynäkologisch unauffälligen Patientin berichtet hatte, die statt des Orgasmus eine Miktion (!) hatte. Auch bei Kemper in seinem Buch «Die Störung der Liebesfähigkeit beim Weibe» findet sich ein kasuistischer Hinweis:

«... zugleich erfolgt beim Weibe die als äußerst lustvoll erlebte Ausstoßung einer bei manchen Frauen nur minimalen, bei anderen recht erheblichen Menge wässrigseröser Flüssigkeit aus der Wandung des oberen Scheidendrittels in das Scheidenlumen [...]. Diese Ausstoßung (Ejakulation) geht oft mit einer flüchtigen geringen Bewußtseinstrübung einher» (zitiert nach zur Nieden, 1994, S. 46).

Die erste ausführliche gynäkologische Kasuistik geht auf Graefenberg zurück, der eine anatomische und physiologische Neubestimmung der Rolle der sogenannten «weiblichen Prostata» oder Harnröhrenschwellkörper forderte. Die amerikanische Frauenbewegung hat dieses Phänomen in den 70er Jahren dankbar aufgenomen. Sabine zur Nieden (1994) hat kürzlich in einer Monographie im Rahmen der Beiträge zur Sexualforschung alle wesentlichen Aspekte zur Embryologie, Anatomie und Physiologie der weiblichen Harnröhre zusammengestellt. Sie resümiert:

«Die historische und aktuelle Literatur, die Fallberichte, Filmdokumentationen, biochemischen Untersuchungen, vor allem aber die Selbstzeugnisse von inzwischen mehreren tausend Frauen zeigen, daß ein Teil der Frauen einen lustvollen Flüssigkeitserguß aus der Harnröhre während des Orgasmus erlebt, der sich ganz deutlich von der Lubrikationsflüssigkeit während der sexuellen Erregung unterscheidet. [...] Die genaue Zusammensetzung, die Herkunft dieser Flüssigkeit, die Auslösung, der genaue anatomische und physiologische Ursprungsort, die durchschnittliche Menge, das prozentuale Vorkommen und vieles andere mehr sind bisher wissenschaftlich noch nicht hinreichend untersucht. Anhand der bereits vorliegenden Dokumente und Daten halte ich es für wissenschaftlich legitim, die weibliche Ejakulation als sexuelle Reaktion in die Beschreibung des weiblichen sexuellen Reaktionszyklus mit aufzunehmen» (zur Nieden, 1994, S. 54).

Nach meinen Beobachtungen (eigene Klientel) sowie langjährige Balint-Gruppenarbeit mit Gynäkologen und Urologen handelt es sich um ein eher seltenes Symptom oder Phänomen. Es wird von den Frauen unterschiedlich verarbeitet. Die Mehrheit leidet zunächst unter Schamgefühlen, eben wegen der Nähe der ausgestoßenen Flüssigkeit zum Urin. Hier kann der Arzt therapeutisch durch Aufklärung und Information das Über-Ich oder Ich-Idealsystem dieser Frauen entlasten und behilflich sein, die «weibliche Ejakulation» in die Sexualität zu integrieren. Eine Minderheit wertet sich exhibitionistisch mit diesem Phänomen auf. So deutet die Freundin eines bei mir in Analyse befindlichen Patienten geheimnisvoll an, daß sie eine Eigenschaft besitze, welche die Männer ihr sexuell hörig machen könnte!

2.6 Die Reizblase

Die Reizblase gehört zu den häufigsten psychosomatisch bedingten urologischen Krankheitsbildern der Frau. Genau wie bei der weiblichen Harninkontinenz und Harnretention ergeben sich hier Überschneidungen mit dem Praxisfeld des Gynäkologen.

Krankheitsbild: Klinisch ist die Reizblase dadurch charakterisiert, daß die Patienten über einen vermehrten, gelegentlich quälenden Harndrang klagen, der zu häufigen Miktionen führt. «Es wird oft uriniert, die entleerten Harnmengen sind dementsprechend klein. Diese gehäufte Miktion bringt auch Schmerzen in der Blasengegend mit sich, diese können in die Harnröhre oder nach aufwärts beiderseits in die Leistengegend und schließlich entlang der Harnleiter bis in die Lenden ausstrahlen» (Weber, 1969, S. 137). Von Rütte (1977) unterscheidet drei klinische Schweregrade der Reizblase:

1. Grad: leicht vermehrte Miktionsfrequenz,
2. Grad: sehr häufiges Wasserlassen mit imperativem Harndrang,

3. Grad: imperativer Harndrang und schmerzhafte Verkrampfungen mit ungewolltem Urinverlust.

Dieser dritte Schweregrad sollte meiner Meinung nach unter die psychosomatisch bedingte Harninkontinenz eingereiht werden. Frauen mit einer Reizblase sind nämlich in der Regel trocken, wenn auch einige vorsorglich eine Vorlage tragen. Von der klinischen Beobachtung her gesehen läßt sich noch eine weitere Variante der Reizblasensymptomatik beschreiben (s. auch Günthert und Diederichs, 1995): Im Mittelpunkt stehen die Klagen dieser Frauen über krampfartige, brennende und pochende Schmerzen, die auf die Harnröhre und den Übergang der Harnröhre in die Scheide (klitorisnah) beschränkt sind. Sie können unabhängig von der Miktion oder am Ende der Miktion auftreten und dann längere Zeit anhalten. Dieser «brennende Schmerz» kann sich sogar zu einem zermürbenden Dauerzustand steigern. Das Urinieren selbst ist in der Regel schmerzlos. Der typische Harndrang fehlt. Trotz eines normalen Urinbefundes wird von den Ärzten eine Blasenentzündung angenommen und entsprechend antibakteriell behandelt. Im Gegensatz zur typischen Reizblasensymptomatik können diese Beschwerden zu erheblichen Schlafstörungen führen. Häufig können diese Frauen den Beginn oder die Verstärkung dieser urologischen Symptomatik in Zusammenhang mit einer auslösenden Konfliktsituation, meist im Beziehungsbereich, bringen.

Während Günthert (1997) für diese Variante der Reizblase neuerdings den Terminus das «psychosomatische Urethralsyndrom» der Frau vorschlägt und sogar einen Zusammenhang mit der interstitiellen Zystitis sieht, setzt Knispel (1997) das weibliche Urethralsyndrom synonym mit Reizblase.

Die Reizblase ist natürlich nur eine Symptomdiagnose und kann auch organische Ursachen haben, u. a. Östrogenmangel, Tumoren oder Fremdkörper in der Blase, Blasentuberkulose, Harnröhrendivertikel oder eben die interstitielle Zystitis. Da letztere eine ungeklärte Ätiopathogenese hat bzw. Autoimmunprozesse angenommen werden, werden neuerdings auch ursächliche psychologische Faktoren diskutiert (Koziol, 1994).

Synonyma für Reizblase sind «irritable bladder», urethral syndrome, vesical neuralgia oder im Französischen «cystalgie á urines claires». Im amerikanischen Schrifttum findet man noch gelegentlich den Terminus «psychosomatic cystitis».

Die Symptome bei der bakteriell verursachten Blasenentzündung sind analog der Reizblase. Die Schmerzen während und nach der Miktion sind jedoch meistens intensiver und die Symptomatik setzt akuter ein.

Literaturüberblick

In urologischen Übersichtsarbeiten zu dieser Miktionsstörung (u. a. Hofstetter et al., 1976; Kolle, 1970; Thelen, 1975 und Weber, 1969) wird zwar bei differentialdiagnostischen Überlegungen auch die Psyche mit einbezogen, es aber bei dem allgemeinen Hinweis auf sexuelle Schwierigkeiten oder chronische emotionelle Spannungen belassen. Ein besonders negatives Beispiel geben May und Lux 1981 (zitiert nach Sexualmedizin 1982, S. 84):

> «Ist differentialdiagnostisch eine organische Ursache der Reizblase ausgeschlossen, so sollten allgemeine roborierende Maßnahmen angewendet werden. Damit wird man ganz sicher auch den Sexualstörungen begegnen können, die häufig zusammen mit der Reizblase auftreten, was übrigens auch umgekehrt gilt; denn die Beschwerden werden gerade auch im Zusammenhang mit der Kohabitation geklagt.»

Auch die spärlichen psychosomatisch orientierten Übersichtsarbeiten zu diesem Thema (z. B. Auerback u. Smith, 1952; Smith, 1962) fallen niveaumäßig gegenüber der Arbeit von Schwarz (1925) eindeutig ab. Außerdem sind sie zum Teil – wie ein differentialdiagnostisches Schema von Smith zeigt (Tab. 2) – noch «organfixiert».

Smith zählt hier **differentialdiagnostische** Kriterien für die organische und psychosomatische Zystitis auf und hebt die Nykturie als wichtiges Unterscheidungsmerkmal hervor. Barinbaum hat schon 1932 darauf aufmerksam gemacht, daß die Nykturie keinen zuverlässigen differentialdiagnostischen Hinweis gestattet, die Reizblase von einer organischen Erkrankung der Blase abzugrenzen, wenn auch die Reizblasensymptomatik vorwiegend tagsüber auftritt. Zu Recht führt Smith dagegen an, daß die mit einer Pollakisurie einhergehende Diurese und Polydipsie primär psychogen verursacht sein können [siehe Kap. II.1.2].

Psychiatrische Arbeiten zum Thema der Reizblase wiederum begnügen sich mit der Mitteilung einiger allgemeiner psychometrischer Befunde (z. B. Dunlop, 1979). Baldoni und Mitarbeiter fanden mit Hilfe des MMPI (Minnesota Multiphasic Personality Inventory) bei Patientinnen mit Urethralsyndrom höhere Wert für hypochondrische, hysterische und schizoide Merkmale (Knispel, 1997).

Tab. 2   Differential diagnosis of organic and psychosomatic «cystitis»

Etiology	Frequency all day	Frequency part of day	Nocturia	Urgency	Volume of each voiding	Fluid intake	Recurrent edema
Bacterial cystitis	Yes	No	Yes	Yes	Small	±	No
Acute spastic bladder (psychosomatic cystitis)*	No	Yes	No (?)*	Yes	Small	±	No
Diuresis	No	Yes	No	No	Large	±	Yes
Polydipsia	Yes	No	Yes	No	Large	High	No

aus Smith (1962)   * ergänzt vom Verfasser

Von **psychoanalytischer Seite** ist nach dem 2. Weltkrieg – bis auf einige interessante Falldarstellungen (Janssen, 1964 und Platz, 1981) – nur die Arbeit von Chertok et al. (1977) diskussionswürdig. Sie basiert auf einer retrospektiven Untersuchung von 55 Frauen, die zwischen 1952 und 1970 das Psychosomatische Zentrum und die Urologische Klinik des Cochin-Krankenhauses in Paris wegen einer Reizblase aufgesucht haben. Im Gegensatz zu früheren Arbeiten haben Chertok und seine Mitarbeiter eine größere Patientenzahl untersucht. Sie fanden zwei Untergruppen, wobei die eine Frauengruppe als dominant-aktiv und mit aggressiv-forderndem Verhalten und die andere als depressiv und resigniert geschildert wird. Schon Christoffel hat 1944 und dann 1955/65 darauf aufmerksam gemacht, daß der Harn an die Stelle der Tränen treten kann:

Nicht irgend ein Weinen bleibt aus oder erlöst aus dem Zustand, sondern es besteht eine gekränkt-gereizte Gemütsverfassung, eine erbitternde Einsamkeit und Verlassenheit mit dem mißglückten Versuch ingrimmiger Selbstbeherrschung.

Auch unsere klinische Erfahrung geht dahin, daß bei einem Teil der Frauen mit dem urologischen Leitsymptom der Reizblase die durch eine narzißtische Kränkung entstandene Enttäuschungswut abgewehrt wird. Bei einer anderen Untergruppe scheint es sich dagegen eher um ein psychosomatisches Angstkorrelat zu handeln. Auf die methodischen Mängel ihrer Studie weisen Chertok et al. selbst hin. Sie ist

dennoch interessant, weil sie von psychoanalytischen Kategorien aus-
geht, noch weitere, mit dem Leitsymptom «Reizblase» auftretende
psychosomatische und psychoneurotische Symptome zu erfassen
sucht und prognostische Gesichtspunkte hinsichtlich des Psychothe-
rapieerfolges berücksichtigt.

In einer jüngeren Arbeit versucht Huppertz (1986), Patientinnen mit
Reizblasen-Symptomatik in zwei «Grundtypen» einzuteilen, wobei er
sich an die eben dargestellten Befunde von Chertok et al. (1977) hält.
Offensichtlich verfügt er über keine eigenen empirischen und klinischen Erfahrungen mit miktionsgestörten Patientinnen. Diese Einteilung verwundert, zumal aus seinen Literaturhinweisen bezüglich der
Persönlichkeit von Frauen mit dem Symptom einer Reizblase ihre
Heterogenität deutlich wird, sich also, wie auch bei anderen psychosomatischen Krankheitsbildern, eben keine spezifische Persönlich-
keitstypologie aufzeigen läßt. Bitzer und Richter (1989) sprechen
daher zurecht nur sehr allgemein davon, daß bei vielen Patientinnen
mit Reizblasen-Symptomatik eine emotional bedingte chronische
Fehlinnervation des Blasen-Urethra-Systems mit häufig spastischen
Innervationsmustern der Urethra vorliegt. Die pathophysiologische
Grundlage der Reizblase ist also aus psychosomatischer Sicht eine
durch Affekte (z. B. Enttäuschungswut oder Angst) und sexuelle
Konflikte ausgelöste Dyssynergie im gesamten Beckenbereich, besonders aber des Blasensphinkters und des Musculus detrusors.

Eigene empirische Untersuchungen über miktionsgestörte Frauen,
insbesondere auch solche mit einer Reizblasensymptomatik, habe ich
in meiner Habilitationsschrift dargestellt (Diederichs, 1983):

Zur **Klinik** der Reizblase konnte ich dabei herausarbeiten, daß zwar
die *Trias* Harndrang, häufiges Wasserlassen und Schmerzen beim
Wasserlassen im Vordergrund steht, aber kombiniert mit diffusen
Schmerzen oder Mißempfindungen im Nieren- und Unterbauchbe-
reich auftreten kann. Darüber hinaus kann bei ein und derselben Frau
die urologische Symptomatik mit und ohne Bakterienbefall vorkommen. Da aber bei bestimmten Frauen die urologische Symptomatik so
gut wie immer mit Entzündungszeichen einhergeht, insbesondere,
wenn es sich um einen rezidivierenden Prozeß handelt, wird die
chronische Blasenentzündung (Urethrozystitis) als gesonderte, weibliche psychosomatische urologische Erkrankung diskutiert werden (II
2.7). Die von uns befragten Frauen haben äußerst selten über Urinverlust berichtet. Klagen die Symptomträgerinnen regelmäßig über un-
gewollten Urinabgang, liegt eine Urgeinkontinenz vor.

Die Reizblasensymptomatik kann akut, schleichend oder intermittierend auftreten. Ungefähr 50 % der untersuchten Frauen zeigen eine Chronifizierung der urologischen Symptomatik (mehr als zwei Jahre) und weisen psychopathologische Symptome in der Kindheit und Jugend auf. Auch aktuell ist die Reizblase nicht das einzige psychosomatische Symptom, sondern sie wird mehr oder minder häufig von migräneartigen Kopfschmerzen, Nacken-Schulter-Beschwerden und Hautirritationen begleitet. Sexualstörungen werden, wie erwartet, häufig angegeben, wobei diese auf dem Hintergrund der Beziehungsstörung dieser Frauen verstanden werden müssen.

Wie vermutet sind Frauen mit dem Symptom einer Reizblase, analog zu anderen psychosomatisch bedingten Störungen oder Erkrankungen, keine homogene Gruppe hinsichtlich Charakterstruktur, Psychodynamik und Ätiopathogenese. Immerhin ist es mit Hilfe des Berliner Dokumentationssystems für Psychotherapie und der deskriptiven Statistik gelungen, diese miktionsgestörten Frauen von Frauen mit Unterbauchbeschwerden ohne Organbefund in einer Reihe von Merkmalen zu differenzieren. Strukturdiagnostisch überwiegt bei den urologischen Patientinnen die zwanghaft-hysterische Persönlichkeitsstruktur. Dahinter kann aber das Ausmaß der Ich- oder Selbst-Pathologie sehr unterschiedlich sein. Statistisch gesehen ist jedoch der Anteil Frühgestörter in der Gruppe der Frauen mit Unterbauchbeschwerden größer. Das äußert sich in einem größeren strukturellen Ich-Defizit, das sich u. a. in der Krankheitsanamnese, ausgeprägteren masochistischen Tendenzen und einer tiefergehenden Objektbeziehungspathologie manifestiert. Frauen mit Reizblase gehen stabilere Partnerbeziehungen ein, brauchen aber eine gewisse «Verdünnung» oder Distanz zu ihrem Partner. Sie neigen dabei zu einer mehr «kämpferischen Kollusion», die aber vermutlich der Abwehr von regressiver Versuchung oder Verschmelzungswünschen dient. Sie suchen sich Männer, die ihre Selbstwertproblematik ausagieren, während sie selbst eher narzißtische Konflikte abwehren. Insgesamt sind sie zwanghafter, phallischer und progressiver oder energiegeladener als Frauen mit Unterbauchbeschwerden, bei denen die depressive Struktur im Vordergrund steht. Deshalb sind letztere altruistischer oder unterwerfen sich schneller in masochistischer Weise ihren Partnern als die miktionsgestörten Frauen.

Ätiopathogenese

Die mit Hilfe der deskriptiven Statistik gewonnenen Ergebnisse konnte ich in meinen späteren ambulanten klinischen Erfahrungen mit dieser Klientel bestätigen und vertiefen. Danach deuten sich für die Psychodynamik und Ätiopathogenese der Reizblasen-Symptomatik bisher drei Untergruppen an:

1. Die Reizblasen-Symptomatik kann als Korrelat einer *versteckten Sexual- oder Hingabestörung* verstanden werden. Durch eine sorgfältige Sexualanamnese und genaues Beobachten des zeitlichen Zusammenhangs beim Auftreten der urologischen Symptomatik läßt sich dieser pathogenetische Mechanismus aufzeigen.

2. Die Reizblase ist das Signal für eine *Angstkrankheit,* meist eine Platz- und Straßenangst. Diese Frauen berichten, daß sie ihre Wohnung nur noch in der Richtung verlassen können, in der sie eine Toilette finden. Ihr charakteristischer Ausspruch lautet: «Ich kenne alle Toiletten dieser Stadt.»

3. Bei der nach meiner Beobachtung zahlenmäßig größten Gruppe von Frauen wird in dem urologischen Leitsymptom Reizblase die durch eine *narzißtische Kränkung* (insbesondere im Beziehungsbereich) entstandene *Enttäuschungswut* abgewehrt. Einen exemplarischen Fall stellt die eingangs vorgestellte Patientin (S. 9) dar. Die Diagnosebezeichnung «Reizblase» weist schon auf abgewehrtes «Aggressives» hin. Weiterhin paßt hierzu, daß – wie schon erwähnt – viele Frauen mit Reizblasen-Symptomatik über Begleitsymptome mit Spannungscharakter klagen und in ihrer Partnerbeziehung zu einer eher «kämpferischen Kollusion» neigen. Letztlich liegt auch hier eine Hingabestörung oder Angst vor Selbstaufgabe zugrunde. Die Psychodynamik der ersten und dritten Gruppe läßt sich also nicht immer eindeutig abgrenzen.

Die *Somatisierung* im Urogenitaltrakt kann bei den meisten Frauen auf dem Hintergrund eines *psychovegetativen Spannungsmechanismus* verstanden werden. Das urologische Symptom, hier die *Reizblase,* stellt sich als *Affektkorrelat* dar. Es besitzt keinen spezifischen Ausdruckscharakter, sondern die körperliche Erscheinung ist das Begleitzeichen eines Affekts (z. B. Angst oder Wut).

Bei der oben erwähnten Variante der Reizblase, dem sogenannten *Urethralsyndrom der Frau,* ist die urologische Symptomatik zentrierter (klitorisnah) und der Schmerzcharakter (brennender Schmerz) steht im Vordergrund. Nach meinen Beobachtungen handelt es sich um ichstrukturell gut differenzierte Frauen mit einem ödipalen Konflikt. Hier kann das urologische Symptom nach dem *Konversionsmodell* verstanden werden (Hoffmann, 1996). Einen Zusammenhang mit der interstitiellen Zystitis (Günthert, 1997) sehe ich nicht.

Auf die Theorie und die Modelle der Symptomentstehung der urologischen Psychosomatik werde ich in Kapitel III zurückkommen.

4. Gelegentlich findet sich die Reizblase als psychosomatisches Begleitsymptom einer agitierten Depression.

Empirische Untersuchungen bezüglich der einzelnen Subgruppen liegen noch nicht vor. Nach den Beobachtungen eines niedergelassenen Urologen (Günthert und Diederichs, 1995) überwiegen in der Urologischen Praxis die angstkranken Frauen zwischen 40 und 60 Jahren.

Zur Therapie

Wegen der potentiell selbstdestruktiven Seite urologisch-psychosomatischer Symptome empfiehlt sich aus psychosomatischer Sicht Zurückhaltung im Hinblick auf operative Eingriffe. Häufiges Bougieren der Harnröhre oder Katheterisieren ebenso wie die Harnröhrenschlitzung können die ohnehin labilisierte körperliche Integrität erneut verletzen und zur iatrogenen Chronifizierung dieser Beschwerden beitragen. Ständiges Katheterisieren kann im Sinne der Urethralerotik Ersatzbefriedigungscharakter bekommen. Insgesamt ist zu fragen, ob bei Patientinnen mit einer Reizblase immer eine aufwendige Diagnostik mit Urographie, Zystoskopie oder Sonographie notwendig ist. Bei therapieresistenter Symptomatik muß, wie bei allen Miktionsstörungen, auch hier an einen sekundären Krankheitsgewinn gedacht werden. Die *medikamentöse Therapie* ist oft unbefriedigend (Bitzer und Richter, 1989). Eine *analytisch orientierte,* d. h. konfliktaufdeckende *Psychotherapie* ist – wie auch bei anderen psychosomatisch gestörten Patienten – nur bei einem Teil indiziert. Die Indikation für eine solche Psychotherapie orientiert sich an den üblichen prognostischen Kriterien (Heigl, 1985). Ein wichtiger Indikator ist das Ausmaß des strukturellen Ich-Defizits. Bei ausgeprägter Ich-Schwäche werden auch hier *symptomatische therapeutische Maßnahmen* wie Blasentraining und Entspannungsverfahren (u. a. Biofeedback und Autogenes Training) im Vordergrund stehen. Cardozo et al. (1978) berichteten über Erfolge mit Biofeedback bei 27 Patientinnen. Pengelly und Booth (1980) erzielten in einer prospektiven Studie durch Blasentraining nach drei Monaten eine deutliche Besserung der urologischen Symptomatik.

Im Gegensatz zur Harninkontinenz fehlen bei der Therapie der Reizblase kontrollierte Studien über die Effizienz der einzelnen therapeutischen Strategien.

2.7 Die chronische Blasenentzündung

Krankheitsbild: Charakteristisch ist der schlagartige Beginn der Beschwerden: Harndrang und erhebliche Schmerzen beim Urinieren, weiterhin häufiges Wasserlassen, Schmerzen im Unterbauch, manchmal auch Schmerzen nach Miktionsende und Hämaturie (Blut im Urin). Die Blasenentzündung kann sich zu einem schweren, die körperliche Verfassung der Frau sehr beeinträchtigenden Krankheitsbild entwickeln. Antibakterielle Behandlung bringt schnell Linderung und läßt die Symptome und den Organbefund der Zystitis bzw. Urethrozystitis (entzündliche Veränderung der Blasenscheimhaut, Leukozyturie, Erythrozyturie und Bakteriurie) verschwinden (Günthert und Diederichs, 1995). Bei Rezidiven, die übrigens immer Neuinfektionen sind, kann die Symptomatik gemilderter ablaufen. Sie kann aber auch ohne Bakteriurie genauso schmerzhaft und subjektiv belastend einsetzen, wie die eindrucksvolle Kasuistik zu Beginn dieses Buches zeigt. Im folgenden wird chronische Blasenentzündung synonym mit rezidivierenden oder rekurrierenden Harnwegsinfekten und rezidivierender Zystitis oder Urethrozystitis gebraucht. Die Harnröhre ist nämlich ebenfalls oft mitbetroffen.

Ätiopathogenese

Zu Beginn der Ursachendiskussion möchte ich aus der Einleitung einer von mir angeregten Dissertation (Veltkamp, 1991) zitieren:

«Kurz nach dem Beginn meines Medizinstudiums erkrankte meine beste Freundin zum ersten Mal an einer Blasenentzündung. Im Laufe der folgenden Jahre trat diese Erkrankung immer wieder und heftiger auf, so daß sie oft völlig verzweifelt von ihrem Studienort in die ‹Nestwärme› ihrer Familie zurückkehrte.

Da meine Freundin zunächst vermutete, daß die Blasenentzündung durch Kälte und Nässe hervorgerufen würde – diese These wurde durch die sie behandelnden Ärzte auch bestätigt – versuchte sie daraufhin, ihren Blasen- und Nierenbereich immer warm zu halten (mittels Angora-Unterwäsche, dicken Wollhosen, Nierenwärmern etc.). Bei unseren gemeinsamen Unternehmungen hatte sie stets ein zusätzlich wärmendes Kleidungsstück dabei, sie setzte sich nicht mehr auf kalte Stühle ohne Unterlagen oder wechselte nach dem Schwimmen sofort den nassen Badeanzug. Bei meinen vielen Krankenbesuchen und tröstenden Telefongesprächen machten mich ihr großer Leidensdruck, ihre Ratlosigkeit, die Schilderung ihrer vielen vergeblichen Arztbesuche und ihre Angst vor den oft als sehr schmerzhaft empfundenen Untersuchungen (wie z. B. Katheterisierung, Blasenspiegelung) zunehmend betroffen. In unseren Gesprächen über mögliche Ursachen ihrer Erkrankung stellten wir einen zeitlichen Zusammenhang zwischen dem Auftreten der Symptomatik und den Wochenendbesuchen ihres Beziehungspartners fest. Da meine Freundin von Ärzten, anderen miktionsgestörten Frauen und durch die Veröffentlichung der sogenannten alternativen Gesundheitsbewegung auf den Geschlechtsverkehr als krankheitsauslösenden Faktor für rezidivierende Blasenentzündungen hingewiesen wurde, entwickelte sie nun ein spezielles ‹Vorbeugeprogramm›: Nach jedem Geschlechtsverkehr ging sie sofort zum Wasserlassen auf die Toilette, reinigte ihre Scheide und trank dann eine ganze Kanne ‹Blasentee›. Ich verfolgte diese über mehrere Jahre anhaltende Krankheitsgeschichte mit viel Anteilnahme, aber auch Hilflosigkeit. Auf der Suche nach weiteren medizinischen Erklärungen besuchte ich als Medizinstudentin urologische und gynäkologische Vorlesungen. Dort erhielt ich auf meine Frage nach der Ätiologie der Blaseninfektion und ihre Erkrankungshäufigkeit vor allem bei Frauen immer wieder den Hinweis auf die kurze weibliche Harnröhre und meist mit einem ‹vielsagenden Schmunzeln› wurde mir die Bezeichnung ‹Flitterwochenzystitis› und ‹Semesterbeginnzystitis› bei Studentinnen genannt» (aus Veltkamp, 1991, S. 5ff).

Die Durchsicht der urologischen Arbeiten in den letzten 20 Jahren über die Ätiopathogenese der rezidivierenden Zystitis der Frau zeigt, daß nacheinander anatomische, mechanische, urodynamische, bakteriologische und hormonelle Faktoren für die Miktionsstörung verantwortlich gemacht wurden. Einen guten Überblick geben die Kongresse der Deutschen Gesellschaft für Urologie 1975 und 1984, die jeweils als Leitthema «Die Reizblase der Frau» sowie «Bakterielle und mykotische Erkrankungen der ableitenden Harnwege bei der Frau» (1975) und «Die Zystitis der Frau» (1984) gewählt hatten (ausführlicher Veltkamp, 1991).

Insbesondere wird immer wieder dem Geschlechtsverkehr eine wichtige Rolle bei der Entstehung rekurrierender Infektionen der Blase eingeräumt. Hierzu paßt der «augenzwinkernde Hinweis» der Urologen auf die «Honeymoon-Zystitis». Da bei einer Reihe von Frauen die Zystitis ziemlich genau 36 Stunden post coitum auftritt, wird angenommen, daß durch den Geschlechtsverkehr Mikrotraumen im Urethralbereich entstehen, welche das Aufsteigen von Keimen begünstigen. Als Grund für diesen angeblichen kausalen Zusammenhang nennt z. B. Bandhauer (1985) die vollständige Einbettung der Harnröhre in der Adventitia der Vagina, wodurch diese vaginalen Traumen unmittelbar ausgesetzt ist.

In diesem Zusammenhang interessiert eine Studie von Buckley (1978). Die im Urin vorhandenen Keime, und zwar nach Art und Anzahl, wurden bei 20 Frauen mit oder ohne rezidivierende Harnwegsinfekte vor, unmittelbar und 48 Stunden nach dem Geschlechtsverkehr bestimmt. Bei 30 % der Frauen wurde ein postkoitaler Anstieg (>10) von pathogenen und apathogenen Keimen gefunden. Dieser wahrscheinlich durch den Geschlechtsverkehr ausgelöste Anstieg der Keime war immer asymptomatisch, nie signifikant (>10) und immer nur vorübergehend. Auch eine mehrmalige Miktion nach dem Koitus hatte keinen Einfluß auf die vorübergehende Keimzunahme.

Auch andere Autoren (z. B. Kunin, 1978) problematisieren den Zusammenhang von Geschlechtsverkehr und Harnwegsinfekt.

Darüber hinaus stellen auch die Untersuchungen von Kass (1981), einem anerkannten Urologen der Stanford-Universität, die Bedeutung des Geschlechtsverkehrs für das Auftreten von Blasenentzündungen in Frage: Nach seinen gründlichen epidemiologischen Studien leiden 1 % aller Schülerinnen an einem Harnwegsinfekt, und die Erkrankungshäufigkeit steigt jedes Jahr um 1 % (bis zum konstanten Wert von 6 %), unabhängig vom Zeitpunkt der Koitarche, dem Zeitpunkt des ersten Geschlechtsverkehrs.

Ein weiterer kontrovers diskutierter Einfluß wird der pathologischen Scheidenflora zugeschrieben (beispielsweise Günthert, 1976 oder Netto et al., 1978 und 1979). Stamey (1985) hat über einen Zeitraum von nahezu zehn Jahren eine Reihe von Parametern analysiert, die einen Einfluß auf die Kolonisierung der Bakterien auf der Vaginalschleimhautoberfläche haben könnten (z. B. Schleimhaut-PH, vaginale Östrogenkonzentration, vaginaler Glykogengehalt, vaginale Leukozyten oder die An- bzw. Abwesenheit normaler Bakterien), da die in der Urethra und Blase gefundenen Bakterien immer aus der Vagina stammen sollen. Der einzige biologische Unterschied zwischen Frauen mit chronischer Blasenentzündung und Frauen ohne Blasenentzündung war der einer unterschiedlichen Bakterienadhärenz (Haftung der Bakterien auf der Schleimhaut). Frauen mit rezidivierenden Zystitiden zeigen auf der Vaginalschleimhaut eine erhöhte Bakterienadhärenz. Da Schaeffer et al. (1981) eine Adhärenz von E. Coli-Bakterien außer an Vaginalepithelzellen auch an den Mundschleimhautzellen von Frauen mit rezidivierenden Harnwegsinfekten fanden, folgerte Stamey, daß die erhöhte Anzahl von Adhärenzrezeptoren in mehr als einer Schleimhautoberfläche möglicherweise auf eine genetische Disposition zurückzuführen ist. Stamey beobachtete allerdings eine große individuelle Schwankungsbreite hinsichtlich der Bakterienadhärenz in beiden untersuchten Frauengruppen. Die Ursache dafür könnten immunologische Einflüsse auf die Blasenschleimhaut sein, worauf ich in der Diskussion der Ergebnisse noch einmal zurückkommen werde.

Die Anfälligkeit für rezidivierende Zystitiden scheint also nach neuerem Forschungsstand weder ein anatomisches noch ein mechanisches Problem, auch kein hormonelles oder rein bakteriologisches zu sein, sondern ein biologisch-immunologisches Problem (Huland et al., 1984). Ich wage zu behaupten: Ein **psychoimmunologisches Problem**.

Diese Hypothese wird bei der Konzeption einer psychosomatischen Theorie der chronischen Blasenentzündung zu berücksichtigen sein. Der Einfluß psychosomatischer Faktoren bei der Entstehung der chronischen Blasenentzündung ist von urologischer Seite bisher kaum beachtet worden.

Eigene Befunde

Meine eigenen Erfahrungen beruhen auf der psychoanalytischen Untersuchung von etwa 40 Frauen, die mir im Laufe von 20 Jahren mit dem Leitsymptom einer chronischen Blasenentzündung überwiesen wurden. Darüber hinaus beziehen sich meine Erkenntnisse auf die von zwei Mitarbeiterinnen im Rahmen ihrer Diplomarbeit und Promotion durchgeführte psychosomatische Untersuchung an 30 Frauen mit rezidivierender Zystitis (Illek, 1984 und Veltkamp, 1991). Ihre Methodik bestand in einem ausführlichen halbstandardisierten Inverview und einem psychometrischen Verfahren, dem Giessen-Test. Ihre wichtigsten Untersuchungsthemen waren neben der allgemeinen und speziellen urologischen Krankheitsanamnese die krankheitsauslösende Situation, die Partnerbeziehung, Sexualität und frühkindliche Sozialisation dieser miktionsgestörten Frauen. Sie haben nur Frauen in ihr Untersuchungskollektiv aufgenommen, die mindestens dreimal im Jahr an einer Blasenentzündung erkrankt sind.

Außerdem kann ich auf die einzel- und gruppenanalytische Behandlung von zehn Frauen mit dieser Miktionsstörung zurückblicken.

Ergebnisse

Zunächst werden einige Daten zum **urologischen Krankheitsbild** mitgeteilt, dann auf den in der urologischen Fachliteratur immer wieder hingewiesenen Zusammenhang von **Sexualität** und **rezidivierender Zystitis** eingegangen und schließlich das Modell einer **psychosomatischen Theorie** der Zystitis skizziert. Die folgenden quantitativen Aussagen beziehen sich in erster Linie auf die Pilot-Studie von Illek (1984) und Veltkamp (1991).

Krankheitsbild: Das *Durchschnittsalter* von Frauen mit rezidivierender Zystitis betrug 27,1 Jahre, das Alter der jüngsten 21 Jahre, das der ältesten Frau 45 Jahre. Die chronische Blasenentzündung ist also eine typische Erkrankung der geschlechtsreifen Frau und neben der Reizblase vermutlich die häufigste psychosomatische Erkrankung des weiblichen Urogenitaltrakts. Abgesehen von den Angaben nach Kass liegen keine neueren epidemiologischen Daten über Inzidenz und Prävalenz dieser Erkrankung vor. Die *Anzahl der Blasenentzündungen* pro Jahr schwankte bei den einzelnen Frauen zwischen drei und 12 Erkrankungen. Die *Erkrankungsdauer* betrug zwischen zwei und 21 Jahren (incl. der beschwerdefreien Intervalle). Die *Ersterkrankung* lag bei der Hälfte der befragten Frauen zwischen dem zehnten und 19. Lebensjahr, bei der anderen Hälfte zwischen dem 20. und 29. Lebensjahr. Die chronische Blasenentzündung scheint also eine urologische Erkrankung der jüngeren Frau zu sein, worauf sich auch die Antibiotika-Reklame der Pharmazeutischen Industrie geschickt eingestellt hat.

Tab. 3 zeigt die verschiedenen Beschwerdemuster. Das häufigste besteht aus häufigem und imperativem Harndrang sowie Pollakisurie. Das Wasserlassen ist meist von Schmerzen begleitet, wobei diese sowohl direkt bei als auch unmittelbar vor und nach dem Wasserlassen auftreten können. Darüber hinaus können die Schmerzen auch unabhängig von der Miktion vorhanden sein. Die beschriebenen Beschwerden weisen übrigens drei *unterschiedliche Schmerzqualitäten* auf, nämlich Stechen, Druckgefühl, und Zusammenkrampfen (Veltkamp, 1991). Insgesamt fallen Frauen mit dieser Miktionsstörung

Tab. 3   Beschwerdemuster bei chronischer Blasenentzündung

Beschwerdesymptomatik	N	%
Pollakisurie (häufiges Wasserlassen)	30	100
Harndrang, häufig	30	100
Dysurie (schmerzhaftes Wasserlassen)	23	76,7
Harndrang, imperativ	22	73,3
Nykturie (nächtliches Wasserlassen)	17	56,7
Harnstottern	13	43,3
Harnträufeln	7	23,3
Oligurie (seltenes Wasserlassen)	6	20
andere	9	30

aus Veltkamp (1991)

genau wie Frauen mit einer Reizblase (s. Chertok, 1977 u. Diederichs, 1983) durch eine metapherreiche Sprache bei der Beschreibung ihrer Symptome auf: In ihr symbolisiert sich einerseits Urethral-aggressives andererseits aber auch Nichtloslassendes eher Festhaltenwollendes, z. B. beschrieb eine Patientin ihre urologische Symptomatik folgendermaßen:

«Ich ziehe dauernd da unten zusammen, es läuft ständig, aber ich habe das Gefühl, daß ich etwas nicht laufen lassen kann!»

Weiterhin ist aus der Tabelle zu entnehmen, daß die Nykturie (nächtliches Urinieren) nur bei der Hälfte der befragten Frauen auftrat, sie also als wichtiges differentialdiagnostisches Symptom zur Reizblase nicht überbewertet werden sollte (s. Tab. 2, S. 92).

Nur 60 % der untersuchten Frauen gaben übrigens an, daß meist ein positiver Urinbefund (Bakteriurie) ihrer Miktionsstörung zugrunde lag. Dieser Befund bestätigt meine klinische Erfahrung, daß die urologische Symptomatik bei ein und derselben Frau mit und ohne Bakterienbefall auftreten kann, womit die klinisch-nosologische Grenze zur Reizblase unscharf wird.

Vielleicht können Männer und Frauen, die diese urologische Erkrankung nicht durchlitten haben, das Ausmaß des Leidens und der subjektiven Beeinträchtigung nicht immer nachvollziehen. Deshalb werden im folgenden einige wörtliche Zitate der Frauen wiedergegeben, die ihr Erleben auf die Blasenentzündung widerspiegeln. Ein Schwerpunkt der Untersuchung von Illek und Veltkamp war die authentische Wiedergabe der persönlichen Erfahrungen der betroffenen Frauen. Sie hatten daher das halbstandardisierte Interview mit Einverständnis der Frauen auf Tonband aufgenommen:

- «Ich finde es beschissen, daß ich es schon wieder habe; deprimiert mich oft; schränkt mich ein, ich beneide andere».
- «Leidend und panisch. Ich lasse mich unheimlich hängen; bin wahnsinnig liebesbedürftig; ich sacke da so richtig rein, bin darüber unheimlich ärgerlich. Ich fühle mich irre eingeschränkt».
- »Ich bin vorsichtig beim Anziehen, trage Wollhosen, achte darauf, manchmal denke ich, es ist besser es nicht zu beachten«.
- »Es ist wie ein Fluch. Früher habe ich versucht mich abzuhärten, habe stundenlang auf kalten Steinen gesessen».

(aus Veltkamp, 1991, S. 96).

Auch in dem Buch von Kilmartin(1982) werden Leidensgeschichten miktionsgestörter Frauen beschrieben.

2.7.1 Sexualität und Blasenentzündung

Bei den von mir untersuchten Frauen mit Zystitis ließ sich kein regelhafter Zusammenhang zwischen Geschlechtsverkehr und Auftreten der urologischen Symptomatik finden. Auch Illek (1984) und Veltkamp (1991) konnten in ihrer explorativen Pilot-Studie diesen Zusammenhang nicht nachweisen, ebenso keine Korrelation zur sexuellen Erlebnisfähigkeit dieser Frauen. Frauen mit rezidivierenden Zystitiden unterschieden sich in ihrer sexuellen Erlebnisfähigkeit nicht von einer vergleichbaren Kontrollgruppe, die keine Blasensymptomatik aufwies. Etwa die Hälfte der miktionsgestörten Frauen gab an, immer beim Geschlechtsverkehr orgasmusfähig zu sein, etwa 20 % bezeichneten sich als nicht orgasmusfähig.

Die *chronische Blasenentzündung* symbolisiert also weniger ein sexuelles Problem, als vielmehr *Konflikte im Partnerbereich*. So verwundert es nicht, daß die krankheitsauslösende Situation, also der Zeitpunkt der Symptomentstehung, überwiegend im Beziehungsbereich lag (Aufnahme, Störung oder Abbruch der Paarbeziehung und familiäre Ereignisse, z. B. der Tod eines nahen Angehörigen). Eine sich bei mir in psychoanalytischer Behandlung befindende Studentin konnte beispielsweise angeben, daß die erste Blasenentzündung nach dem Entschluß, mit ihrem Partner zusammenzuziehen, aufgetreten ist. Bis zu diesem Zeitpunkt hatte sie eine sehr befriedigende Sexualität. Nach dem Zusammenzug häuften sich die Urethrozystitiden.

Damit rückt der wichtige Bereich der **Objektbeziehungen** in den Mittelpunkt, der bei der Ätiopathogenese psychosomatischer Erkrankungen, gerade auch des Urogenitaltrakts, eine bedeutsame Rolle spielt. Nach meiner klinischen Erfahrung spielt nämlich nicht die sexuelle Aktivität an sich eine Rolle, sondern die Persönlichkeit des Partners. Dabei war zu beobachten, daß Frauen mit Blasenentzündungen dazu neigen, den zwischenmenschlichen und sexuellen Bereich zu spalten: Während ihre Sexualität mit denjenigen Partnern, die sie lieben und von denen sie fasziniert sind, unbefriedigend bleibt, ist sie unkompliziert mit Männern, bei denen sie weniger emotional engagiert sind. Diese zunächst widersprüchlich wirkende Beobachtung wird verständlicher, wenn man bedenkt, daß bei dem geliebten Partner eine stärkere, gefühlsmäßige Abhängigkeit droht. Sich auf der körperlich-sexuellen Ebene *einzulassen* bedeutet dann, sich dem anderen *hinzugeben* und noch weitergehender *auszuliefern*. Das wörtliche Zitat einer der betroffenen Frauen über ihre Partnerbeziehung soll diese Überlegung verdeutlichen:

«Ich war das erste Mal am Stück mit meinem Freund zusammen. Das bedeutet, sich Tag und Nacht sehen. So vertraut waren wir auch wieder nicht. Das erste Mal, sich so dicht auf der Pelle zu hocken, war toll und aufregend. Ich war aber total angespannt und unsicher» (Illek, 1984, S. 68).

Der entscheidende Faktor ist also aus psychoanalytisch-psychosomatischer Sicht nicht die sexuelle Aktivität an sich, sondern eine Nähe-Distanz-Problematik, die auf dem Hintergrund einer Hingabestörung dieser Frauen zu sehen ist. Ihren *zentralen unbewußten Beziehungskonflikt* könnte man folgendermaßen beschreiben: Ein schwankendes Selbstgefühl weckt regressive Wünsche und Sehnsüchte nach Verschmelzung mit einem stützenden Selbst-Objekt, die aber aus Angst vor der Selbstaufgabe wieder abgewehrt werden müssen (Eagle, 1988). Hingabe ist also mit der Angst vor Selbstaufgabe verbunden. Zu der Nähe-Distanz-Problematik der Frauen mit Blasenentzündungen paßt, daß sie zwar häufig stabile aber «verdünnte» Beziehungen haben, d. h., daß der Partner z. B. in einer anderen Stadt wohnt oder beide Partner in verschiedenen Wohngemeinschaften leben. In unserer Berliner Klientel überwiegen die differenzierten und introspektionsfähigen Frauen, die vorwiegend aus der Mittelschicht stammen und einen emanzipatorischen Anspruch haben. Fast 90 % (N = 26) der befragten Frauen waren ledig (Veltkamp, 1991)! Vordergründig wirken sie eher selbstbewußt und autonom, so daß die darunterliegende Selbstwertregulationsstörung oder Hingabeangst nicht ohne weiteres zu erkennen ist. Ihre Ich-Schwäche wird erst in längerfristigen psychotherapeutischen Prozessen deutlich.

Diese an einem selektierten Berliner Frauen-Kollektiv gefundenen Erkenntnisse werden von Dziobek (1986) an einer Hamburger Klientel bestätigt. Der Hingabebereich war für alle Frauen problematisch. In einer viermonatigen Selbsterfahrungsgruppe (N = 11) kristallisierte sich das Gegensatzpaar «Selbstbehauptung» und «Hingabe» als Schwerpunktthema heraus: «Ein Thema, unter dem sich andere wichtige Themen wie z. B. Abgrenzung, Überforderung, Loslassen können etc. zusammenfassen lassen. Die Probleme in diesem Bereich wurden besonders in der Sexualität deutlich» (Dziobek, 1986, S. 102).

Hierzu noch eine kurze *Kasuistik.*

Einer Patientin war aufgefallen, daß sich ihre urologische Symptomatik jeweils im Urlaub einstellte. Erst durch die Analyse wurde ihr bewußt, welche unbewußten Verschmelzungs- und Vollkommenheitswünsche mit dem Partner und dem gemeinsamen Urlaub verknüpft waren und entsprechend Druck ausübten. Das ständige Zusammensein im Urlaub war für sie ungewohnt. Die Blasenentzündung bekam dann die Funktion, ihr zu erlauben, sich zurückzuziehen. Durch den Umstand, daß sie erkrankte, blieb ihr die Zuwendung und Zuneigung des Freundes erhalten. So brauchte sie ihr Bedürfnis nach körperlicher Distanz nicht zu verbalisieren und konnte dadurch einen potentiellen Konflikt vermeiden.

Psychosomatische Symptome und Erkrankungen werden vorwiegend als destruktive Prozesse aufgefaßt. Sie können aber auch als ein kreatives Körpersignal verstanden werden, z. B. kann die beginnende Blasenentzündung, die durch den unbewußten Beziehungskonflikt verletzten Selbstgrenzen signalisieren. Der sekundäre Krankheitsgewinn liegt dann im Wiederherstellen der körperlichen Distanz, z. B. im Vermeiden des sexuellen Kontaktes.

Die Selbstwertproblematik dieser Frauen läßt sie unbewußt Partner aussuchen, die sie aufwerten und stabilisieren. Dieser narzißtische und idealisierende Anteil bei ihrer Partnerwahl fällt auf, wenn sie das Kennenlernen ihres Partners mit den Qualitäten beschreiben wie: «Traummann», «war total gefangen» oder «war total glücklich, wie auf einem rosa Wölkchen». Eine der miktionsgestörten Patientinnen fügte dem spontan hinzu: «Der Absturz kam dann immer sehr schnell».

2.7.2 Zu einer psychosomatischen Theorie der chronischen Blasenentzündung

Selbstbehauptungs- und Hingabeprobleme und die damit zusammenhängenden Konflikte mit Nähe und Distanz sind ubiquitär und nicht nur charakteristisch für Frauen mit chronischen Blasenentzündungen. Es müssen also disponierende Faktoren von biologischer oder organischer Seite hinzukommen. Es sei daran erinnert, daß der Begriff «psychosomatisch» nicht mit «psychogen» gleichzusetzen ist, sondern er impliziert vielmehr ein komplexes, multifaktorielles, interdependentes Geschehen von *biologisch-organischen,* psychologischen und soziologischen Faktoren.

Einer der *biologisch-organischen* Faktoren ist vermutlich die von Stamey (1985) spezifisch für Frauen mit wiederholten Harnwegsinfekten aufgezeigte *Bakterienadhärenz.* Sie allein erklärt aber nicht den klinischen Verlauf, z. B. warum 80 % dieser erkrankten Frauen Spontanremissionen aufweisen (Huland et al., 1984) oder warum Frauen mit dieser urologischen Erkrankung längere Zeit symptomfrei bleiben. Die Bakterienadhärenz muß also eine variable Größe sein. Huland (1984) spricht von einer Phasenvariation der Bakterienadhärenz. Vermutlich ist sie durch immunologische Faktoren beeinflußbar, genauer gesagt durch *psycho-immunologische* Faktoren. Der Abwehrmechanismus der Blasenschleimhaut bzw. der Vaginalschleimhaut kann unserer Meinung nach offenbar durch die oben aufgezeigte Beziehungsproblematik verändert werden, wobei die einzelnen pathophysiologischen intermediären Prozesse noch ungeklärt sind, ebenso wie das Problem der lokalen Immunschwäche.

Immerhin zeigt die Forschung der letzten Jahre (z. B. Riedasch et al., 1985), daß die sekretorischen Immunglobuline vom Typ A (IGA) einer der wichtigsten Abwehrmechanismen der Mukosa gegen das Eindringen und die Besiedlung durch Bakterien, Viren oder Pilze sind. Sie verhindern also die Adhärenz der Bakterien an der Mukosa des Epithels. Nach Riedasch (1985) liegen die Spiegel des sekretorischen IGA bei Frauen und Kindern mit rezidivierenden Harnwegsinfekten unter der Norm. Diese Befunde fanden ihren Niederschlag in der urologischen Therapie. Mit oralen, parenteralen und intravaginalen Vakzinen wurde versucht, die Rezidivrate zu senken (Naber, 1997).

Neben der hier aufgezeigten biologisch-organischen Disposition kann ein bestimmtes *retentives Miktionsverhalten im Kindesalter* sozusagen als psychosomatische Fixierungsstelle für chronische Blasenentzündungen beeinflussend sein. Anders (1984) fand bei einer Reihe von Mädchen mit Harnwegsinfekten funktionelle Blasenentleerungsstörungen. Als Ursache nimmt er an, daß Schmerzen bei einem ersten Harnwegsinfekt zur Miktionshemmung und auf diese Weise zur habituellen Retention führen können, die dann ihrerseits Ursache für neue Harnwegsinfekte sein kann. Darüber hinaus steht nach seiner Erfahrung die Harnretention bei Mädchen über acht Jahre in enger Beziehung zur Masturbation (ausführlicher im kinderurologischen Kapitel II.4).

> In einer mehrere Jahre dauernden psychoanalytischen Einzeltherapie hat sich bei einer Patientin, die u. a. auch an rezidivierenden Zystitiden litt, folgende psychosomatische Fixierungsstelle herausgestellt: Sie hatte eine dominierende und sehr einengende Mutter. Wenn sie als Kind beim Spielen nachmittags auf der Straße Harndrang verspürte, unterdrückte sie ihn, um nicht die Toilette in der Wohnung aufsuchen zu müssen. Dort hätte die Mutter sie unter irgendeinem Vorwand nicht mehr nach draußen gelassen. Frei sich «in der Natur zu verströmen» wie die Jungen, war ihr als Mädchen nicht möglich. Außerdem hat ihr das Zurückhalten des Urins Lustgefühle bereitet!

Zusammenfassend können vier Faktoren im Sinne eines biopsychosozialen Modells für die **Ätiopathogenese der chronischen Blasentzündung** herausgearbeitet werden:

1. eine *biologisch-organische Disposition* (erhöhte Bakterienadhärenz),
2. eine *frühe psychosomatische Fixierungsstelle* (retentives Miktionsverhalten im Kindesalter),
3. ein *unbewußter zentraler Beziehungskonflikt* (Hingabeangst oder Nähe-Distanz-Problem),
4. der *Einfluß gesellschaftlicher Entwicklungen* (z. B. der Geschlechtsrollenwandel, Reduktion der Kleinfamilie).

Schließlich spielt als vierter pathogenetischer Faktor auch immer der Einfluß gesellschaftlicher Entwicklungen eine Rolle, z. B. der Geschlechtsrollenwandel (Rohde-Dachser, 1991) oder die weitere Reduktion der Kleinfamilie auf einen Elternteil. Längerfristige, kontinuierliche, intensive zwischenmenschliche Beziehungen werden heutzutage offensichtlich seltener. Die Single-Haushalte nehmen zu. In der BRD ist inzwischen jedes vierte Kind ein Scheidungskind. Es wächst also eine Generation von Frauen und Männern heran, die zwar mehr Freiheit und Autonomie in der Partnerwahl, aber auch mehr oder minder hautnah das Scheitern menschlicher Bindungen erfahren haben. Die vierte ätiopathogenetische Ebene bildet also nur den sozialen «Nährboden» für die dritte Ebene bzw. die Beziehungskonflikte.

2.7.3 Zur Therapie

Die Therapie von Frauen mit chronischen Blasenentzündungen stellt sowohl den Arzt als auch die Patientin vor hohe Anforderungen. Die immer wieder erneut sich mit starkem Leidensdruck bemerkbar machende urologische Erkrankung mobilisiert auf Seiten der Patientinnen Enttäuschungen, Ärger und Wut, auch auf den Arzt. Dieser kann sich seinerseits ohnmächtig und ratlos fühlen, was zu gegenseitigen unbewußten Abwehrstrategien führt. Während die Patientin ihn entwertet, versucht er dem Erwartungsdruck mit allen möglichen therapeutischen Versuchen, auch invasiven Methoden, zu begegnen. Hierbei kann die Patientin im Sinne des Wiederholungszwanges seine therapeutischen Bemühungen unbewußt als «Penetration» und damit Verletzung ihrer Selbstgrenzen erleben. In der schon mehrfach zitierten Pilot-Studie fällt auf, daß die Hälfte der befragten Frauen im Laufe der Zeit keinen Arzt mehr aufsuchen, weil sie sich mit Medikamenten «vollgestopft», nicht ernstgenommen oder als «hysterisch» beurteilt fühlen. Der Arzt bzw. Gynäkologe oder Urologe ist also bei dieser Klientel mit seiner ganzen Empathie und Geduld gefordert. Weil Frauen mit chronischen Blasenentzündungen häufig dominante Mütter hatten, die ihren Töchtern wenig «Raum» gelassen haben, können aus Übertragungs- und Gegenübertragungsgründen die Interaktionsschwierigkeiten mit Ärztinnen u.U. noch größer sein.

Schon bei meiner empirischen Untersuchung an miktionsgestörten Frauen (Diederichs, 1983) fiel auf, daß ein Teil der Patientinnen sich gegenüber der Mitarbeiterin wesentlich «reservierter» verhielten als mir gegenüber, dem männlichen Untersucher. Nach einem Vortrag über «Rezidivierende Zystitiden» auf dem 3. Europäischen Symposium für Psychosomatische Geburtshilfe und Gynäkologie (in Loewen/Belgien, Oktober 1990) berichteten mir zwei mit Zystitis-Patientinnen Erfahrung habende Kolleginnen (eine Gynäkologin und eine Psychologin), daß sie häufig bei dieser Klientel Behandlungsabbrüche zu verzeichnen haben.

Auch für Frauen mit chronischen Blasenentzündungen – genau wie mit Reizblase – gilt aus psychosomatischer Sicht ein vorsichtiger Umgang mit invasiven diagnostischen Maßnahmen, z. B. Katheterisierung. Das trifft erst recht auf die chirurgischen therapeutischen Methoden wie Bougieren der Harnröhre oder Harnröhrenschlitzung (Meatotomie und Urethrotomie) zu, da sie die ohnehin labilisierte körperliche Integrität dieser Frauen erneut verletzen und zur iatrogenen Chronifizierung der Miktionsstörung beitragen. Obwohl diese therapeutischen Eingriffe in den letzten Jahren kritisch beurteilt werden (z. B. Huland et al., 1984), werden sie hinter vorgehaltener Hand dennoch weiter praktiziert (persönliche Mitteilung eines Urologen). Hinzu kommt, daß schon Menninger (1941) auf den potentiell masochistischen oder selbstbestrafenden Aspekt urologischer Symptome hingewiesen hat.

Neben der immer auch notwendigen symptomatischen Organbehandlung sollte daher der Arzt eine Sexualanamnese und ebenso eine sorgfältige biographische Anamnese in Bezug auf psychosomatische Zusammenhänge erheben. Die Sexualität dieser Frauen leidet meist erst infolge der wiederholt auftretenden urologischen Beschwerden. Der sekundäre Krankheitsgewinn durch die Blasenentzündung bzw. das Vermeiden des sexuellen Kontaktes besteht darin, daß – wie schon angedeutet – die körperliche Distanz wieder hergestellt wird.

Es gibt eine Anleitung zur Selbsthilfe von Angela Kilmartin (1982), die als Gründerin des Londoner Urinary Infection Club und als selbst Betroffene einige nützliche konkrete therapeutische Hilfestellungen im Umgang mit der Zystitis beschreibt, z. B. Entleerung der Blase vor und nach dem Geschlechtsverkehr. Werden allerdings ihre zum Teil sehr detaillierten hygienischen Vorschriften, beispielsweise vor und nach dem Geschlechtsverkehr, zwanghaft befolgt, besteht die Gefahr dieser gutgemeinten Monographie darin, die Hingabestörung der Frauen zu verstärken. Die perfekte Kontrolle der Ausscheidungsfunktionen dürfte ein spontanes intimes «Einlassen» und «Loslassen» unmöglich machen. Hierzu ein Beispiel ihrer Vorbeugemaßnahmen direkt nach dem Geschlechtsverkehr:

«1. Hände waschen.

2. Nach dem Verkehr Urin lassen, um die Bakterien aus der Harnröhre auszuspülen.

3. Kühles Wasser aus der Dusche oder aus einer Flasche mit Wasser über Scheiden- und Dammbereich laufen lassen, um die Entzündungsgefahr zu verhindern.

4. Sorgfältig mit dem Handtuch trockentupfen.

5. Mindestens eine Stunde nach dem Verkehr mit hochgelagerten Füßen ausruhen, sofern er untertags stattfindet. War der GV abends, braucht Ihr empfindliches Scheidengewebe die gesamte Nachtruhe um sich zu erholen.

6. Ein Glas Wasser trinken» (Kilmartin, 1982, S. 63).

Dieselbe Waschprozedur sollte ihrer Meinung nach auch unmittelbar vor dem Geschlechtsverkehr erfolgen.

Eine ausführliche Kritik dieses Selbsthilfekonzepts gibt Dziobek (1986).

Während sonst analytisch orientierte, d. h. konfliktaufdeckende psychotherapeutische Maßnahmen bei psychosomatisch erkrankten Patienten nur bei einem geringeren Teil indiziert sind, scheint mir gerade für Frauen mit chronischer Blasenentzündung die frequente Langzeitanalyse die Methode der Wahl. Nur in diesem Setting ist der zentrale unbewußte Beziehungskonflikt mit Hilfe der konsequenten Übertragungs- und Gegenübertragungsanalyse zu deuten und zu bearbeiten. Im Behandlungsverlauf dieser Patientinnen stellt sich bald heraus, daß hinter dem vordergründigen ödipalen Beziehungskonflikt die Auseinandersetzung mit einer mächtigen Mutter-Imago steht. Die Mütter haben ihren Töchtern für die Individuation «zuwenig Raum gelassen», z. B. keine Schamgrenzen gesetzt. Eine Patientin hatte noch genau den Geruch der mütterlichen uringetränkten Binde in der Nase. Die Väter waren zwar anwesend, hielten sich aber typischerweise im Hintergrund, so daß sie idealisiert blieben.

3. Harnröhre

Die Trennung der Harnröhre von der Blase ist aus anatomischer Sicht sicherlich etwas künstlich. Die Symptome können jedoch besonders bei Männern infolge der längeren Harnröhre isoliert auftreten. Aber auch Frauen spüren bei einer Blasenentzündung gelegentlich mehr ihre Harnröhre (Urethrozystitis). So äußerte eine Patientin spontan bei der Beschreibung ihrer chronischen Blasenentzündungssymptomatik:

«Ich spüre die ganze Harnröhre, zehn Zentimeter meines Körpers spüre ich ständig» (Veltkamp, 1991, S. 80).

Eine psychosomatisch bedingte Erkrankung der Harnröhre kann die *Urethritis* des *Mannes* sein. Sie äußert sich in Schmerzen, Brennen oder Jucken beim Wasserlassen und einem morgendlichen Ausfluß. Dieses Krankheitsbild wird bei der speziellen Darstellung der psychosomatischen Störung des männlichen Urogenitaltrakts noch einmal aufgegriffen. Erwähnenswert an dieser Stelle sind noch Verletzungen der Harnröhre infolge masturbatorischer Handlungen.

In den folgenden Kapiteln verlasse ich die Systematik nach der Topographie und differenziere nach Alter (Kinderurologische Psychosomatik) und Geschlecht (die psychosomatischen Störungen des männlichen Urogenitaltrakts).

4. Kinderurologische Psychosomatik

(Mitautorin Veronika Diederichs-Paeschke)

Psychosomatisch bedingte urologische Symptome oder Erkrankungen im Kindesalter sind in erster Linie das **Einnässen** (Enuresis), die **funktionelle Harninkontinenz** und die damit häufig verbundenen **Harnwegsinfekte.** Seltener ist bei Kindern die **Harnverhaltung.**

Bis auf eine von mir initiierte empirische Untersuchung über rezidivierende Harnwegsinfekte bei Mädchen (Karsten, 1988 bzw. Karsten, Diederichs u. Lennert, 1990) verfüge ich über keine eigenen klinischen kinderurologischen Erfahrungen. Der Mitautorin begegnet dagegen als Leiterin einer Vermittlungsstelle für Kinder- und Jugendlichenpsychotherapie relativ häufig Enuresis diurna und nocturna als Leitsymptom bei Kindern (und seltener Jugendlichen), die bzw. deren Eltern psychotherapeutische Hilfe suchen.

Wir beginnen mit den chronischen Harnwegsinfekten, weil sie inhaltlich unmittelbar an das wichtige vorhergehende Kapitel über die chronische Blasenentzündung anschließen. Bei der Ätiopathogenese-Diskussion werden hier die Wurzeln von psychosomatischen Fixierungsstellen im Urogenitaltrakt in der Kindheit noch klarer als im letzten Kapitel herausgearbeitet. Von Bedeutung sind aus psychosomatischer Sicht die schon zitierten Untersuchungen des Giessener Pädiaters Anders (Anders, 1984, Anders und Bölter, 1984 und Anders et al., 1994).

Das Standardwerk von kinderurologischer Seite stammt von Olbing (1993): «Enuresis und Harninkontinenz bei Kindern». Er plädiert für eine neue Sicht und genauere Differenzierung der Enuresis diurna. Wir werden auf seine Systematik zurückkommen und seine ätiopathogenetischen Vorstellungen kritisch diskutieren. Von psychologischer Seite empfehlen wir die anschauliche Monographie der Verhaltensbiologin Haug-Schnabel (1994)über «Enuresis» .

4.1 Rezidivierende Harnwegsinfekte

Krankheitsbild: Bei wiederholten Harnwegsinfekten handelt es sich in erster Linie um Reinfektionen. Korrekterweise sollte man nach Winberg et al. (1975) besser von rekurrierenden als von rezidivierenden Infekten sprechen, da es sich in den meisten Fällen um Neuinfektionen mit anderen Erregern aus der Perianalgegend handelt. Die

Reinfektionen sind zwar in der Regel weniger bedrohlich als in früheren Jahrzehnten, dennoch haben sie insofern etwas Beunruhigendes an sich,

«als uns bei unserem gehobenen hygienischen Standard und der nahezu unbegrenzten Auswahl an Antibiotika eine vernünftige Erklärung für die hohe Morbidität fehlt» (Anders, 1984, S. 907).

Der *akute Harnwegsinfekt* ist durch gehäuften Harndrang, schmerzhaftes Wasserlassen sowie eine sekundäre Enuresis charakterisiert. Die Symptomatik kann sich aber bei Kindern und Jugendlichen auch ganz unspezifisch äußern, z. B. als Bauchschmerzen, Schwindel oder Erbrechen und von Obstipation oder Stuhlschmieren begleitet sein (Hinman u. Baumann, 1973 und Anders, 1984). Die seltenere Mitbeteiligung der Niere *(akute Pyelonephritis)* ist durch Fieber, Beeinträchtigung des Allgemeinzustandes, Schmerzen im Nierenlager (spontan oder bei Palpation), Beschleunigung der Blutkörpersenkungsgeschwindigkeit und Leukozytose mit Linksverschiebung und Leukozytenzylinder im Harn (Olbing, 1993) gekennzeichnet.

Anders (1984) hat bei seiner jahrelangen kontinuierlichen Betreuung von Mädchen mit chronischen Harnwegsinfekten, welche die überwiegende Mehrzahl aller Patienten einer pädiatrischen Nierenambulanz ausmachen, beobachtet, daß ausgerechnet die klassischen Symptome der Zystitis, nämlich häufiger Harndrang und Schmerzen beim Wasserlassen, bei den Kindern meist fehlen. Das soll besonders auf diejenigen Mädchen zutreffen, die einen Harnwegsinfekt nach dem anderen durchlaufen. Häufig sind es die besorgten Mütter, welche die Reinfektion erkennen, während die Kinder trotz massiver Bakteriurie bemerkenswert wenig beeinträchtigt sind. «Schmerzen werden oft nur aus der Zeit des Krankheitsbeginns berichtet, der Jahre zurückliegen kann. Im chronischen Verlauf kann das kindliche Verhalten geradezu paradox sein: Wider Erwarten gehen viele Kinder während florider Infektionen nicht häufiger, sondern seltener zur Toilette als sonst. Regelmäßig ist zu erfahren, daß das als Symptom der HWI aufgefaßte Einnässen (speziell bei Tag) nicht aufhört, wenn die Infektion beseitigt ist. Enttäuschung herrscht auch dann, wenn bei Mädchen nach lege artis ausgeführten urologischen Operationen, etwa einer Antirefluxplastik, neue Infektionen auftreten» (Anders, 1984, S. 908). Warum Kinder bei floriden Infektionen seltener zur Toilette gehen, wird erst aus dem folgenden Text verständlich.

Man kann einen *unkomplizierten Harnwegsinfekt* ohne größere organische Veränderungen von einem *komplizierten,* der Folge schwerer Mißbildung des Harnapparates ist, unterscheiden. Dessen Anteil liegt nur zwischen 16 und 23 % (Karsten, 1988). Das wesentliche diagnostische Merkmal eines Harnwegsinfektes ist die Bakteriurie, die allerdings bei Kindern häufig asymptomatisch verläuft.

Der chronische Harnwegsinfekt soll eine gute Prognose haben und nicht automatisch als Folge einer aufsteigenden Entzündung zu einer chronischen Nierenbeckenentzündung (Pyelonephritis) führen. In der Literatur werden allerdings auch Spätfolgen diskutiert, z. B. haben Davison et al. (1984) bei 39 von 254 Mädchen in einer prospektiven Untersuchung pyelonephritische Narben im Urogramm entdeckt. Ein vesikourethro-renaler Reflux (Rückstau) spielt nach Olbing (1993) als Vehikel für den Bakterientransport ins Nierengewebe eine wichtige pathogenetische Rolle.

Ein Problem ist die hohe Rezidivrate. Nach Savage (1975) haben nur 9–21 % seiner Klientel nach einer Ersterkrankung kein Rezidiv bekommen.

Epidemiologie

Harnwegsinfekte gehören nach Winberg (1975) zu den häufigsten bakteriellen Infekten im Kindesalter. Bis zum Ende der Schulzeit machen etwa 5 % aller Mädchen (s. hierzu auch Kass, 1981, S. 99) und 0,5 % aller Jungen einen Harnwegsinfekt durch. Alle Untersucher betonen bei dieser urologischen Erkrankung das Überwiegen der Mädchen. Die Geschlechtsabhängigkeit manifestiert sich auffälligerweise erst ab dem zweiten Lebensjahr. Das Verhältnis von Mädchen zu Jungen ist 4:1–10:1 (Brodehl, 1985). In der Neugeborenenperiode sind Jungen häufiger betroffen als Mädchen, danach nimmt die Inzidenz unter den Jungen schnell ab, während sie bei den Mädchen bis zur Pubertät unverändert bleibt. Gründe für diesen unterschiedlichen, geschlechtsspezifischen Verlauf werden in der Literatur nicht genannt. Die kürzere weibliche Harnröhre kann allerdings nicht die alleinige Ursache für das spätere Überwiegen dieser urologischen Erkrankung bei Mädchen sein.

Ätiopathogenese

Die Ätiopathogenesekonzepte des Harnwegsinfektes waren jahrzehntelang – analog zur Blasenentzündung der erwachsenen Frau – organisch orientiert, mit entsprechenden invasiven therapeutischen Interventionen an der Harnröhre. Bei der Suche nach organisch-anatomischen Ursachen wurde immer wieder die okkulte spina bifida (Spaltbildung der Wirbelsäule) beschuldigt.

In den 50er Jahren war es die Blasenauslaßobstruktion, in den 60er Jahren der vesiko-urethrale Reflux und in den letzten zehn Jahren die zu enge Harnröhre.

Wie bei den rezidivierenden Urethrozystitiden erwachsener Frauen wird neuerdings auch bei Harnwegsinfekten im Kindesalter eine immunologische Genese diskutiert, z. B. weisen Mannhardt et al. (1984) eine antibakterielle Wirkung von Uroepithelien gesunder Kinder nach, die im Epithel von an Harnwegsinfekten erkrankten Kindern fehlte. Schofer et al. (1988) diskutieren «bakterielle Virulenz-Prinzipien» und «prädisponierende Wirtsfaktoren» für die Ätiopathogenese von Harnwegsinfektionen und Nierenparenchymnarben.

Anders (1984) kommt nun aufgrund seiner oben mitgeteilten klinischen Erfahrungen zu einem neuen Ätiopathogeneseverständnis des

Abb. 2

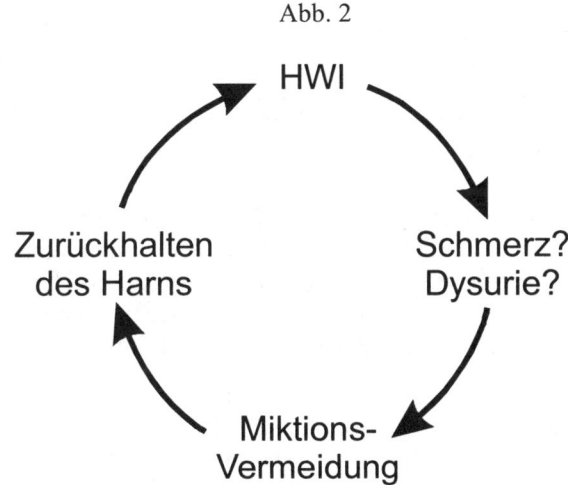

Harnwegsinfektes bei Kindern und Jugendlichen. Er nimmt an, daß sich die betreffenden Kinder in einem Circulus vitiosus bewegen (Abb. 2), wobei zum Zeitpunkt der Diagnostik meist nicht mehr genau zu bestimmen ist, wann und wie sie in den Kreisprozeß geraten sind. Der erste Harnwegsinfekt kann in der frühen Kindheit von den Eltern nicht bemerkt worden sein. Wegen ihrer Subjektivität werden

Schmerz und Dysurie mit einem Fragezeichen versehen. Negative Erfahrungen führen zu einem Vermeidungsverhalten, aus dem sich der pathogenetisch wichtige Faktor der Harnretention oder Zurückhalten des Harnes entwickeln kann. Dieser kann zur Gewohnheit werden, zur «habituellen Harnretention». Unter Harnretention versteht Anders einen übersteigerten Funktionszustand der Blase, welcher der Obstipation des Darmes entspricht (soweit dieser nicht alimentär, sondern primär durch gesteigerte Sphinkteraktivität im Sinne einer Stuhlretention bedingt ist). Sie ist nicht identisch mit der psychogenen Harnverhaltung. Voraussetzung ist auch für die habituelle Harnretention ein gesteigerter Sphinktertonus. Dieser läßt sich elektromyographisch darstellen.

Liegt auch während der Miktion eine erhöhte Sphinkteraktivität vor, die der Detrusorkontraktion entgegenwirkt, ergibt sich eine «dysfunktionelle Blasenentleerung». Habituelle Harnretention und dysfunktionelle Blasenentleerung sind der dynamische Ausdruck desselben gestörten Miktionsverhaltens. Olbing (1993) spricht hier von Dranginkontinenz. Mit Hilfe der Uroflowmetrie können indirekte Hinweise auf eine gesteigerte Sphinkteraktivität gewonnen werden. Diese besteht in unwillkürlichen Unterbrechungen des Urinstrahls. Auch die Restharnsonographie gibt Aufschluß über einen erhöhten Sphinktertonus, weil Restharnbildung mit vorzeitiger Beendigung der Miktion identisch ist.

Ergeben sich aus Uroflowmetrie und Restharnsonographie Hinweise für eine habituelle Harnretention, empfiehlt Anders eine spezielle Anamnese als dritten diagnostischen Schritt, denn die Harnretention läßt sich an einem mehr oder minder auffallenden Verhalten erkennen, welches den Eltern in Form von Haltemanövern (um den Urin zurückzuhalten) auffällt.

«Dabei sind Kinder in der Wahl ihrer Mittel erfinderisch und entwickeln besondere ‹Camouflage-Techniken› (Anders 1984, S. 908).

Die Haltemanöver können sich z. B. in Form des Zusammenpressens der Oberschenkel, Drückens der eigenen Ferse in die Vulva, des auf der Stelle-Trippelns oder in der äußersten Ecke eines harten Platzes Sitzens zeigen. Anders u. Bölter (1984) merken an, daß weitergehende Stimulation nicht nur zu vermuten ist, sondern von manchen Mädchen offen bestätigt wird. Die Autoren deuten hier also sehr vorsichtig ein masturbatorisches Äquivalent oder die lust- oder urethralerotische Seite des Urogenitaltrakts an.

«Alle diese Verhaltensweisen erscheinen denkbar geeignet, Reinfektionen des Harntraktes herbeizuführen, d. h. diese durch Autostimulation zu fördern» (Anders u. Bölter, 1984, S. 107).

Das heißt im Klartext, daß die Miktionsvermeidung durch das Entdecken der Urethralerotik begünstigt oder sogar verstärkt wird und durch die «Haltemanöver» die Bakterien der urethralen Flora retrograd in die Blasenöffnung gepreßt werden, die dann zu einer erneuten Infektion führen können.

Als Folge dieser «Haltemanöver» oder der damit zusammenhängenden urethralerotischen Befriedigung lassen die Kinder auch gerade während florierender Infekte eher selten Wasser.

Die habituelle Harnretention ist kein seltenes Phänomen. Unter 400 Mädchen mit gesichertem Harnwegsinfekt fand Anders 83 Mädchen (ca. 20 %) mit diesem gestörten Miktionsverhalten. Anders hat dabei strenge diagnostische Kriterien angelegt, z. B. erst einen Restharn von 50 ml als pathologisch definiert. Der Prozentsatz würde erheblich ansteigen, wenn schon 20 ml als pathologisch deklariert würden, was nach seiner Meinung berechtigt wäre.

Anders (1984) berichtet über eine interessante Kasuistik von einem Mädchen, das mit fünf Jahren die Giessener Kinderklinik wegen Enuresis nocturna und diurna aufgesucht hat und bei dem ein Harnwegsinfekt diagnostiziert wurde. Zuletzt sah er sie als 18jährige wieder, als sie sich nach dreijährigem infektfreiem Intervall wegen eines erneuten Rezidiv im Zusammenhang mit dem ersten sexuellen Kontakt (!) vorstellte. «Die dargestellte Krankengeschichte berührt fast alle Problembereiche, die bei der Betreuung von Mädchen mit rekurrierender HWI eine Rolle spielen. Die klinische Behandlung des Mädchens begann mit dem Leitsymptom ‹Einnässen›, der radiologischen Basisdiagnostik und zwei urologischen Eingriffen. Der weitere, über 13 Jahre sich hinziehende Verlauf war durch zahllose Urinkontrollen, wiederholte Röntgen-Untersuchungen und ständige Medikamentengabe geprägt; in seinem Endergebnis aber nicht eigentlich befriedigend: Die Entwicklung einer Schrumpfniere, die nur ein Viertel der gesamten Nierenfunktion aufbringt, war nicht aufzuhalten und die aus der Kindheit bekannte, durch die Refluxoperationen praktisch unbeeinflußte Reinfektionsneigung bricht im Erwachsenenalter wieder durch. Dafür gibt es bisher keine plausible Erklärung. Arbeitet man dagegen mit den Begriffen ‹habituelle Harnretention› bzw. ‹dysfunktionelle Blasenentleerung› und weiß, daß es sich dabei nicht um eine harmlose Miktionsstörung, sondern um einen potentiell gefährlichen Mechanismus der Harnstauung handelt, so erkennt man rückblickend, daß er sich wie ein roter Faden – wahrscheinlich von Anfang an – durch die ganze Krankengeschichte zieht. Es lag nur an unserer Unkenntnis, daß er nicht schon viel viel früher nachgewiesen wurde» (Anders, 1984, S. 910).

Erst jetzt ergab die Befragung der Mutter zur Kindheit ihrer Tochter, daß sie nie eine Beeinträchtigung durch den HWI beobachten konnte. Von Anfang an hätten allerdings Probleme mit der Obstipation bestanden. Das Topftraining habe «so früh wie möglich» begonnen! Welche Auswirkungen die zu frühe und rigide Sauberkeitserziehung auf die Sphinktertätigkeit, Bekkenbodenmuskulatur und den gesamten Urogenitaltrakt hat («Loslassen» vs. «Festhalten») wird in Kap. III genauer beschrieben.

Der erste Sexualkontakt oder der Beginn einer Beziehung wird vermutlich bei dieser jungen Frau den im Kap. II.2.7 aufgezeigten Nähe-Distanz-Konflikt ausgelöst haben.

Die Parallelität von analer und urethraler Sphinkteraktivität ist nach Anders ein bekanntes Phänomen, das man sich auch bei der urodynamischen Untersuchung zunutze machen kann. So kann die Elektromyographie des M. sphincter ani im großen und ganzen als repräsentativ für den Tonus der Beckenbodenmuskulatur und des quergestreiften M. sphincter urethrae angesehen werden.

Weiterhin zeigt Anders (1984) auf, daß das häufig mit dem Harnwegsinfekt kombinierte Einnässen nicht Folge des HWI ist, sondern umgekehrt: Die Enuresis begünstigt den HWI. Dieses Ergebnis wurde von einer britischen Autorengruppe (Meadow et al., 1977) statistisch gesichert. Verständlich wird es erst, wenn man die Enuresis diurna als Überlaufmechanismus bei habitueller Harnretention versteht (ausführlicher bei Anders, 1984).

Dieses ätiopathogenetische Verständnis erklärt, warum die ärztlichen und elterlichen Bemühungen, dem Kind das Einnässen abzugewöhnen oder zu einer verbesserten Blasenkontrolle zu verhelfen, genau in die falsche Richtung gehen: Die Harnverhaltung wird verstärkt.

Auf den potentiellen Zusammenhang von Harnverhaltung und Reflux wurde schon hingewiesen. Anders kann sich dabei auf amerikanische Autoren, insbesondere Hinman (1974), stützen, der auf einem kinderchirurgischen Kongreß als einziger laut verkündete, daß

«viele der Kinder mit schwerer Harnstauung möglicherweise keine organische Obstruktion, sondern vielmehr eine funktionelle Form von Obstruktion haben könnten, für die ein Blasentraining und keine Operation die Behandlung der Wahl sei» (Anders, 1984, S. 911).

Im Extremfall bekommt also der Urologe oder Internist nur die pathologische «Endstrecke» einer ursprünglich psychosomatisch bedingten Miktionsstörung in Form einer Schrumpfniere oder Niereninsuffizienz zu sehen.

Therapie

Der Befund einer habituellen Harnverhaltung mit entsprechender Restharnbildung erfordert aus pädiatrisch-urologischer Sicht erst einmal eine restharnfreie Blasenentleerung. Der therapeutische Umgang mit dem eingeschliffenen pathologischen Miktionsverhalten ist jedoch schwierig. Zusammenfassend kann gesagt werden, daß eine medikamentöse Beeinflussung der Harnretention durch Spasmolytika, Vagolytika oder Alpha-Rezeptoren-Blocker weniger erfolgversprechend als ein *verhaltenstherapeutisch* orientiertes *Blasentraining* ist. Im einzelnen sollten die Mütter z. B. über die Haltemanöver aufgeklärt werden, was nach den Erfahrungen von Anders leicht gelingt, weil ihnen diese nicht selten aus eigener früherer Erfahrung bekannt sind. Ältere Mädchen sind für die Erläuterung des Infektionsmodus (s. Haltemanöver) dankbar. Bei Schulkindern sollte man sich auch nach dem Charakter der Schultoiletten erkundigen; unter Umständen ist ein Gespräch mit dem Klassenlehrer notwendig. Für jüngere Kinder ist ein verhaltenstherapeutisches Training mit Belohnungscharakter nach Anders angezeigt. Olbing (1993) empfiehlt ebenfalls Verhaltenstherapie und *Biofeedback* sowie Entspannungsmethoden. Ist der Harnwegsinfekt mit der Enuresis verbunden, gelten die gleich bei der kindlichen Enuresis näher zu besprechenden therapeutischen Verfahren. Insgesamt sollte sich sehr individuell auf den einzelnen Fall eingestellt werden.

4.2 Das Einnässen

Definition: Das Einnässen (Enuresis) zählt zu den häufigsten psychosomatischen Störungen im Kindes- und Jugendalter. Mit Olbing (1993) verstehen wir unter Einnässen eine weitgehend vollständige Blasenentleerung am falschen Ort von einem bestimmten Alter an. In unserer Gesellschaft besteht die Norm, daß Kinder etwa ab dem vierten Lebensjahr am Tage und dem fünften Lebensjahr in der Nacht trocken bleiben. Die Detrusor- und Sphinkter-Funktion ist dabei unauffällig. Die Enuresis hört in der Regel mit der Pubertät auf, kann in seltenen Fällen diese überdauern und auch noch im Erwachsenenalter auftreten (s. Kap. II.2.4). Der Satz, mit dem Schwarz (1925) sein Kapitel über die Enuresis nocturna einleitete, scheint mir auch heute noch aktuell: «Die Geschichte dieser Krankheit ist zugleich Geschichte des ärztlichen Denkens, denn jede Phase medizinischen Theoretisierens ist in ihr repräsentiert».

Eindeutige **epidemiologische** Daten liegen meines Wissens für Deutschland nicht vor.

Die Häufigkeit der Enuresis soll sich von Land zu Land unterscheiden, z. B. soll sie häufiger in den USA und Australien vorkommen als in Großbritannien und den Skandinavischen Ländern (Apley et al., 1983). Dieselben Autoren berichten, daß sich das Bettnässen häufiger bei erstgeborenen Kindern, in niedrigeren sozialen Klassen und bei Kindern findet, die in den ersten vier Lebensjahren einer sozialen oder psychischen Schädigung ausgesetzt waren. Bis zum Alter von elf Jahren soll Bettnässen bei Knaben mindestens zweimal so häufig wie bei Mädchen vorkommen. Danach gleicht sich der Geschlechtsunterschied aus. Dieses urologische Symptom ist also vor der Pubertät durchaus geschlechtsspezifisch. Nach Vollendung des vierten Lebensjahres sollen noch 10 % der Kinder regelmäßig einnässen, zu Beginn des Schulalters noch etwa 4–5 % der Kinder (Jochmus u. Schmitt, 1986). Etwas andere Zahlen finden sich bei Haug-Schnabel (1994): Mit drei Jahren nässen noch 48 %, nach Vollendung des vierten Lebensjahres noch rund 20 % und nach dem fünften Lebensjahr noch 15 % aller Kinder ein. Normalerweise wird ein Kind zwischen zweieinhalb bis drei Jahren sauber. Die Kontrolle der Blasenfunktion bei Tag wird früher gelernt als bei Nacht.

Krankheitsbild: Zu unterscheiden sind eine *primäre* und eine *sekundäre Enuresis.* Bei ersterer ist das Kind zu keiner Zeit seines Lebens trocken gewesen. Von letzterer spricht man erst, wenn das Kind mindestens ein halbes bis ein Jahr lang trocken gewesen ist und dann wieder einzunässen beginnt. Das Einnässen tritt als Enuresis nocturna bei 70–80 %, als Enuresis diurna bei 20–30 % der Kinder auf (Jochmus u. Schmitt, 1986). Etwa bei 15 % der Bettnässer-Kinder ist die Enuresis nocturna und diurna kombiniert. 80 % der Bettnässer sind persistierende bzw. primäre oder intermittierende Fälle, 20 % erworbene bzw. sekundäre Enuresis (Apley et al., 1983).

Aus kinderurologischer Sicht (z. B. Olbing, 1993) wird diese Einteilung (Enuresis nocturna, nocturna et diurna und diurna) problematisiert. Infolge der differenzierter gewordenen urodynamischen Diagnostik kann nachgewiesen werden, daß es sich insbesondere beim Einnässen tagsüber um eine heterogene Gruppe von Syndromen handelt, die eher einer *funktionellen Harninkontinenz* entspricht. Unter Harninkontinenz versteht Olbing (1993) jede Form von ungewolltem Harnabgang, der nicht durch eine normale Blasenentleerung zustande gekommen ist. Sie ist Folge einer organischen oder psychogenen Störung von Detrusor und/oder Sphinkterapparat.

Von Gontard u. Lehmkuhl (1997) geben in Anlehnung an die Systematik von Olbing (1993) einen guten Überblick zur funktionellen Harninkontinenz aus kinderpsychiatrischer Sicht hinsichtlich Klassifikation, Epidemiologie, Symptomatologie und allgemeineren Richtlinien zur Diagnostik und Therapie. Sie unterscheiden erstens die *idiopathische Dranginkontinenz,* die durch Drang-Symptomatik, häufiges Wasserlassen und die Haltemanöver charakterisiert ist. Sie ist Folge einer Detrusor-Instabilität, die urodynamisch definiert ist als ununterdrückbares Auftreten von Detrusor-Kontraktionen von mehr als 25 cm H$_2$O während der Füllungsphase. Olbing hebt hervor, daß diese Form der Dranginkontinenz bei Mädchen meist mit einem Harnwegsinfekt einhergeht. Obwohl er die Arbeit von Anders (1984) in seinem Literaturverzeichnis aufgeführt hat, setzt er sich nicht mit dessen innovativem Pathogenesemechanismus auseinander, sondern sieht eventuelle psychopathologische Auffälligkeiten bei den Mädchen nur als sekundäre Auswirkung der komplizierten Interaktion mit der Mutter. Dabei findet auch Olbing gehäuft Obstipation und zeigt Bilder der Haltemanöver der Mädchen. Von Gontard und Lehmkuhl (1997) konstatieren daher zu Recht, daß der rektale und urethrale Sphinkter zusammen mit der Beckenbodenmuskulatur eine einzige physiologische Einheit darstellen (s. die habituelle Harnretention bei Anders und die Haltemanöver als masturbatorisches Äquivalent im ersten Teil dieses Kapitels). Als zweite und dritte Form der funktionellen Harninkontinenz beschreiben sie noch *Harninkontinenz bei Miktionsaufschub* und die *Detrusor-Sphinkter-Dyskoordination.* Letztere wird wieder nur urodynamisch definiert durch eine fehlende Entspannung und unkoordinierte Kontraktion des äußeren Blasen-Verschlußmuskels während der Miktion (Synonyma sind Sphinkter-Detrusor-Dyssynergie, Hinman-Syndrom, non-neurogenic-bladder, occult neuropathic bladder, dysfunctional voiding, Harninkontinenz bei Stakkato-Miktion [zitiert nach v. Gontard u. Lehmkuhl, 1997, S. 105]). Bei Beginn der Miktion wird gepresst, der Urinfluß ist stotternd und der Harnstrahl eher etwas dünn. Daneben finden sich auch hier häufig Harnwegsinfekte, Verstopfung und sogar Einkoten (Enkopresis) sowie ein vesiko-urethraler Reflux. Hier finden sich manchmal die bei Hinman beschriebenen kleinen Patienten mit Stauungszeichen in der Niere.

Ätiopathogenese

Obwohl schon Schwarz (1925) in seinem grundlegenden Beitrag über psychogene Miktionsstörungen forderte, die Vorstellung endgültig aufzugeben, daß der **Enuresis** eine **Lokalerkrankung** der Blase zugrundeliegt, sind immer wieder organische Ursachen für das Einnässen vermutet worden. Je nach Fachrichtung und jeweiliger Patientenstichprobe betragen sie aber nur ein bis zehn Prozent. Bei den organischen Gründen wird irrtümlich immer wieder der Harnwegsinfekt für das Einnässen verantwortlich gemacht.

Apley et al. (1983) heben eine hereditäre Komponente des Einnässens hervor, da bei monozygoten Zwillingen die Konkordanz doppelt so hoch wie bei dizygoten ist. Auch Olbing (1993) versichert den Eltern zu ihrer Entlastung, daß zumindest die Enuresis nocturna erblich ist. Er grenzt das nächtliche Einnässen deutlich vom Einnässen tagsüber ab, da bei ersterem die Urodynamik keine Hinweise für Funktionsstörungen der Blasenmuskulatur bietet und das Kind üblicherweise so tief schläft, daß es durch das Einnässen nicht aufgeweckt wird. Das wird von den Eltern dankbar aufgegriffen und in ihr Abwehrsystem eingebaut. Ein konstitutioneller oder genetischer Faktor, der bei fast jeder psychosomatischen Erkrankung vorausgesetzt werden kann, soll hier nicht in Abrede gestellt werden, aber familiäre Symptomtraditionen auf lerntheoretischer Basis können ebenso eine Rolle spielen.

Die Ursachen für die Enuresis diurna und nocturna liegen aus psychotherapeutischer Sicht vorwiegend im seelischen Bereich. Häufig fehlt es an ausreichender elterlicher Zuwendung, Fürsorge, Empathie und narzißtischer Gratifikation. «Nestwärme» wird hier durch «Nässewärme» ersetzt.

Daß bei Kindern mit primärer Enuresis eine frühe Störung der Mutter-Kind-Interaktion zu beobachten ist, hat schon Schwidder (1952) an über 1.000 Enuretiker-Kindern nachgewiesen. Über 50 % der Mütter berichteten, daß ihre Kinder unerwünscht waren. Darüber hinaus konnte er bei diesen Müttern ein inkonsequentes oder ambivalentes Verhalten, insbesondere einen Wechsel von Härte und Verwöhnung, im Umgang mit ihren Kindern feststellen.

Der negative Einfluß einer zu frühen Sauberkeitserziehung ist statistisch gesichert (z. B. Apley et al., 1983 und Haug-Schnabel, 1994). Wird das Kind permanent von seinen Eltern enttäuscht, ist es weniger motiviert, den Forderungen der Reinlichkeitserziehung nachzukommen. Das Einnässen kann sogar den Charakter eines unbewußten Protests annehmen (s. auch die aggressive Seite des Urethralen).

Nicht selten beginnt hier ein unheilvoller Circulus vitiosus, der zu einer sekundären Neurotisierung führt: Aufgrund des Symptoms erfährt das Kind noch mehr Ablehnung, Bestrafung und die Forderung der Erziehungspersonen, «sauber zu werden».

Ein besonders beeindruckendes Beispiel berichtet Apley et al. (1983) über einen zwölfjährigen Jungen, der unter Tränen gestand: «Die Mutti sagt, sie steckt ihren Kopf in den Gasofen, wenn es mir noch einmal passiert.» Der Junge sah als einzigen Ausweg, selbst den Kopf in den Gasofen zu stecken!

Schwarz (1925) stellt den damaligen Stand der psychoanalytischen Theorie, die klassische Libidotheorie, für die Entstehung der Enuresis dar. Das Symptom kann die Vertretung der verschiedensten Partialkomponenten der Sexualität übernehmen und als unverdächtiger Lösungsversuch der verschiedensten Sexualprobleme auftreten.

Stekel (1922) interpretiert die Enuresis als Regressionsphänomen, was auch heute noch bestätigt werden kann, z. B. fühlen sich die Kinder zunächst in der warmen Feuchtigkeit durchaus wohl (s. Nässewärme anstatt Nestwärme) und lassen sich nur widerwillig trockenlegen (kleinere Kinder). Des weiteren tritt das Einnässen nicht selten nach der Geburt eines Geschwisters auf. Das ältere Kind muß eine Einbuße an Liebe und Zuwendung von Seiten der Mutter oder der Eltern verkraften.

Die Deutung von Freud (1905), das Bettnässen als Pollutionsäquivalent zu verstehen, kann in dieser Allgemeinheit nicht mehr so akzeptiert werden. Sicherlich kann das für den einen oder anderen Patienten zutreffen, der unter einem fixierten ödipalen Konflikt leidet. Bei vielen Kindern mit Enuresis stehen jedoch präödipale oder prägenitale Konflikte im Vordergrund.

Der von Schwarz mitgeteilte Fall eines 18jährigen jungen Mannes, der seit seinem siebten Lebensjahr jede Nacht einnässte, läßt sich mit einer kindlichen Sexualtheorie, der sogenannten Kloakentheorie, erklären. Die Analyse ergab, daß er bei der Frau nur eine Leibesöffnung für Sexualverkehr und Harnpassage annahm. «Die Korrektur dieses anatomischen Irrtums ließ die ehemals starke Lustbetonung der Miktion sofort abflauen und Erektionen an ihre Stelle treten. Heilung in 14 Sitzungen!» (Schwarz, 1925, S. 291)

Weiterhin gibt Schwarz Hinweise auf einen Zusammenhang von Onanie und Enuresis, denn die Enuresis kann wie jede andere Miktionsform anstelle der Onanie auftreten (s. die bei Anders beschriebenen Camouflage-Techniken oder Haltemanöver).

1935 publizierte der Schweizer Christoffel eine ausführliche Darstellung über die Enuresis unter psychoanalytischen Aspekten. 1949 hat Kemper zu diesem Thema im ersten Beiheft der Psyche eine gute Darstellung des Bettnässerproblems gegeben und die bis dahin bekannten psychodynamischen und entwicklungspsychologischen Aspekte der Miktion zusammengefaßt, wobei er sowohl die Libidotheorie als auch das urethrale Antriebserleben von Schultz-Hencke berücksichtigt hat. Interessant ist seine Herausarbeitung der polaren Ge-

gensätze der Willkür-, Leistungs- und Hingabethematik, die Anregungen für eine spezifische urethrale Charakterologie geben können.

Im folgenden sollen in einer kurzen Kasuistik einige das Einnässen bedingende Faktoren aus psychoanalytischer Sicht aufgezeigt werden.

> Es geht um einen bei Therapiebeginn 7,6 Jahre alten Jungen, T., der neben der primären Enuresis nocturna durch aggressives Verhalten, Kontaktprobleme, Konzentrationsschwierigkeiten und Daumenlutschen auffiel. T. lebte allein mit seiner Mutter, einer 30jährigen Datenverarbeitungskauffrau. Bei T. handelte es sich um eine Frühgeburt (siebter Monat) infolge einer Eklampsie (Bluthochdruck in der Schwangerschaft) der Mutter. Um die ihr verloren gegangenen zwei Schwangerschaftsmonate fühlte sich diese leistungsorientierte Mutter betrogen. Mit drei Monaten kam T. tagsüber in die Krippe. Seine Mutter war sehr mit ihrer Berufsausbildung beschäftigt, so daß der Vater – die Eltern waren nicht verheiratet – in erster Linie den Sohn betreute. Als T. 2,6 Jahre alt war, zog der Vater unvermittelt aus (wegen einer anderen Frau) und brach den Kontakt zum Sohn ab. Mit drei Jahren kam T. in den Kindergarten, wo er durch die oben beschriebenen Störungen auffiel. Zur Persönlichkeit der Mutter ist hervorzuheben, daß sie sowohl mit sich selbst als auch mit dem Sohn rationalisierend umging, z. B. schickte sie ihn vor den Spiegel, wenn er weinte oder erklärte ihr Nicht-Stillenkönnen damit, daß ihr «oben ohne» nicht liegt! Ihre unbewußte doppelbödige Botschaft lautete: «Werde groß und leiste, aber bleibe bei mir, weil ich dich brauche.» T. schlief übrigens noch im Bett der Mutter.

T. wuchs einerseits mit einer unempathischen, die phasenspezifischen Bedürfnisse des Kindes nicht befriedigenden Mutter auf, andererseits mußte er frühe Trennungserlebnisse verarbeiten (Krippe ab 3. Monat und den Verlust des Vaters, bevor er Objektkonstanz erreichen konnte). Die Mutter hatte übrigens selbst früh (in ihrem 12. Lebensjahr) die eigene Mutter verloren. T. konnte also keine altersadäquate Ich- und Selbstentwicklung mit entsprechender Autonomie durchlaufen und entwickelte Symptomatik in typischen Konfliktsituationen, die selbständiges Handeln erforderten (wie Eintritt in den Kindergarten oder die Einschulung). Das Einnässen und auch das Daumenlutschen können in diesem Fall als Regressionsphänomen verstanden werden.

An dieser Stelle sei schon darauf hingewiesen, daß die traditionelle Betonung der triebpsychologischen Elemente der Mutter-Kind-Interaktion, z. B. bei der Sphinkterkontrolle während der analen oder urethralen Phase, kein befriedigendes Erklärungsmodell dafür liefert, daß das Kind urethral fixiert bleibt. Eine umfassendere Erklärung bietet unter Berücksichtigung der Triebe die Bedürftigkeit des Selbst in der analen bzw. urethralen Phase, eines Selbst, das sich natürlich noch in einem frühen Stadium der Konsolidierung befindet. Es sei daran erinnert, daß gerade die Beherrschung der Harn- und Stuhlentleerung als die erste vom Kind aktiv geforderte Triebeinschränkung in der Phase des Kampfes um die Ich-Abgrenzung oder Selbstentstehung einsetzt (ausführlicher hierzu Kap. III.). Diese metapsychologischen Überlegungen wollen keiner Spezifität das Wort reden. Eine spezifische Persönlichkeitsstruktur des Bettnässer-Kindes wurde nicht gefunden. *Zusammenfassend* kann hervorgehoben werden, daß Enuretiker-Kinder in Familien aufwachsen, in denen Gefühle unterdrückt werden und die Beziehungen der einzelnen Familienmitglieder untereinander emotional gestört sind. Das Kind muß sich daher zurückziehen und ist dann in Gefahr, sich zu isolieren und die Umwelt als lieblos oder sogar feindlich zu erleben. Das urologische Symptom dient immer der Spannungsabfuhr. Der einfachste Mechanismus der psychogenen Symptomentstehung ist das Bettnässen als Folge von Angstträumen. Nächtliches Einnässen tritt nach Erfahrung von Kinderanalytikern gehäuft mit Pavor nocturnus auf.

Die von kinderurologischer Seite entwickelte diffentialdiagnostische Abgrenzung der Enuresis diurna von der funktionellen Harninkontinenz und deren verschiedener Ausprägung ist ein Fortschritt, da zumindest die symptomatischen therapeutischen Maßnahmen gezielter getroffen werden können. Auch wenn es von kinderpsychosomatischer und -psychiatrischer Seite noch keine kontrollierten Studien gibt, geht die klinische Beobachtung dahin, daß die psychopathologischen Auffälligkeiten bei tagsüber einnässenden Kindern größer sind als bei nächtlichen Enuretikern.

Die *idiopathische Dranginkontinenz* ist vermutlich die häufigste Inkontinenzform im Kindesalter. Synonyma sind übrigens urge incontinence, urge syndrom, instabile Blase oder Detrusor-Instabilität. «Idiopathisch» ist offensichtlich eine Verlegenheitsdiagnose dafür, wenn sich kein eindeutiges organisches Substrat findet. Die bei den Kindern auftretenden psychischen Störungen (u. a. Ängste, Leistungsversagen, aggressives Verhalten) werden von den Urologen in erster Linie sekundär verstanden, also als seelische Antwort auf die Beschämung durch die verärgerten Eltern. Bei der Pathogenesediskussion der Harnwegsinfekte, die zumindest bei Mädchen fast regelhaft mit der sogenannten idiopathischen Dranginkontinenz auftreten, konnten wir die Bedeutung der Sauberkeitserziehung und der erogenen Zonen aufzeigen. Die Rolle der Sauberkeitserziehung bei der Ätiopathogenese rezidivierender Harnwegsinfekte wurde auch in der von uns angeregten Untersuchung nachgewiesen (Karsten, 1988).

Wir haben dazu retrospektiv die Lebensläufe und psychosozialen Entwicklungsparameter bei 30 Mädchen mit rezidivierenden HWI oder asymptomatischer Bakteriurie untersucht, die ein durchschnittliches Alter von neun Jahren aufwiesen (von 5–15 Jahren). Sie wurden verglichen mit einer altersgleichen Kontrollgruppe von 25 Mädchen, die entweder gesund oder wegen einer Operation (nicht im Urogenitaltrakt) in kinderchirurgischer stationärer Betreuung waren. Die Untersuchungsmethode bestand in einem halbstandardisierten Elterninterview, Elternfragebogen und Tests zur Erfassung der familiären Anpassungs- und Bindungsfähigkeit. Die an rezidivierenden Harnwegsinfekten leidenden Mädchen zeigten vermehrt frühkindliche Belastungen wie Geburtskomplikationen, Nichtstillen und chronische Krankheit der Eltern. Ihre Sauberkeitserziehung begann durchschnittlich deutlich früher als in der Kontrollgruppe und war darüber hinaus rigider. Gehäuft fanden sich zusätzliche Risikofaktoren – sicherlich als Folge der komplexen Verschränkung von Sauberkeitserziehung, Ich-Einschränkung und Urethralerotik – wie seltene Miktion, Haltemanöver, Enuresis und Stuhlschmieren. Subjektiv empfanden sich Kinder und Eltern durch die Krankheit belastet. Die Kinder wiesen vermehrt Verstimmungszustände, Ängste, Kontaktstörungen und schulische Probleme auf. Nur bei letzteren psychopathologischen Befunden kann offen bleiben, ob sie Ausdruck einer prämorbiden Persönlichkeitsstruktur oder Folge einer sekundären Neurotisierung sind. Aufgrund der Chronifizierung des kindlichen Harnwegsinfektes und der dadurch bedingten vielen ärztlichen Interventionen sind seelische Belastungen nachvollziehbar. Außerdem reagieren die Mütter dieser Kinder verständlicherweise überfürsorglich oder ablehnend mit entsprechenden Konsequenzen für die seelische Entwicklung des Kindes.

Akzeptiert man, daß die Kontrolle der Schließmuskeln nicht nur ein Reifungs- sondern in erster Linie ein Lernprozeß ist, bei dem nach der physiologischen Reifung bewußt steuerndes Verhalten einsetzt, ergibt sich zwingend die Einbeziehung der psychischen Entwicklung. Damit müssen Erkenntnisse der Entwicklungspsychologie und der psychoanalytischen Entwicklungslehre für eine Theorie der psychosomatischen Miktionsstörung berücksichtigt werden (III). Allen (1977) wies in seiner Veröffentlichung über funktionelle Miktionsstörungen im Kindesalter nach, daß die Symptomatik meist im zweiten bis dritten Lebensjahr beginnt, also dem Alter, in dem die Sauberkeitserziehung anfängt. Dies trifft auch für unsere Untersuchung zu. Anders (1984) machte noch die Beobachtung, daß nicht selten Kinder nach Eintritt in den Kindergarten ihren ersten HWI bekommen.

Abschließend zur Ätiopathogenesediskussion der Enuresis möchten wir noch auf die schon zitierte verhaltensbiologisch orientierte Arbeit von Haug-Schnabel (1994) aufmerksam machen. Durch langfristige Verhaltensbeobachtung einnässender Kinder gelangte sie zu einer Differenzierung des täglichen Einnässens in *Spieleifernässen* (Enuresis diurna Typ A, entspricht vermutlich der Harninkontinenz bei Miktionsaufschub nach Olbing 1993), das bei voller Blase während einer intensiven Spielaktivität passiert und *Konfliktnässen* (Enuresis diurna Typ B), das unabhängig von der Blasenfüllung ist, aber in direkter Abhängigkeit von vorausgegangenen belastenden Ereignissen steht. Auch für die Enuresis nocturna fand sie einen hochsignifikanten Zusammenhang zwischen seelisch belastenden Ereignissen am Vortag und dem Einnässen in der folgenden Nacht. Sowohl dieses empirische Ergebnis als auch unsere Kasuistik T. sprechen gegen die Annahme Olbings (1993) einer rein erblichen Genese des nächtlichen Einnässens.

Therapie

Nach dem Ausschluß urologisch-pathologischer Befunde mittels Anamnese, Urinstatus, Sonographie, Uroflowmetrie und Beckenboden-EMG kommen verschiedene therapeutische Maßnahmen zur Anwendung: Medikamentöse, verhaltens- sowie familientherapeutische und tiefenpsychologisch fundierte Psychotherapie oder Kinderanalyse. **Medikamente** wurden in großer Zahl eingesetzt: Von *Stimulantien* bis zu *Sedativa*. Die einzigen Medikamente, die sich Placebo-Präparaten gegenüber überlegen zeigten, waren *trizyklische Antidepressiva*. Neuerdings werden Erfolge mit *Minirin* (Desmopressin), einem synthetischen Analogon des antidiuretischen Hormones (ADH), bei der isolierten Enuresis nocturna berichtet. Einen kritischen Überblick zur Pharmakotherapie der Enuresis geben v. Gontard und Lehmkuhl (1996).

Die häufigste Anwendung hat das Antidepressivum *Tofranil* gefunden. Durch Herabsetzen des Blasenmuskel-Tonus und Minderung der Schlaftiefe können kurzzeitige Erfolge erzielt werden. Nach der Erfahrung der Kinderpsychosomatiker (Zimprich, 1984) ist aber nach dem Absetzen dieses Medikamentes die Rezidivquote erheblich.

Zu den **verhaltenstherapeutischen Methoden** zählen *Sternchenkarten* oder *Sonne-Wolken-Kalender, Blasentraining* und die immer noch populären *elektrischen Weckgeräte* (Klingelmatratze oder -hose). Bei ersterer Methode soll das Kind nach trockenen Nächten auf die Behandlungskarte ein Sternchen kleben oder eine Sonne malen. Diese sind nach den Erfahrungen von Apley et al. (1983) für den Arzt eine nützliche Information über den Fortschritt, außerdem lassen sie das

Kind aktiv an der Therapie teilnehmen. Beim *täglichen Blasentraining* soll die Mutter das Kind am ersten Tag halbstündlich auf den Topf setzen, um die Entleerung der Blase sicherzustellen. Die Intervalle werden dann verlängert, bis das Kind drei bis vier Stunden den Urin halten kann. Manche Kinder sollen zu diesem Zeitpunkt mit dem Bettnässen aufhören.

Die elektrische *Klingelmatratze* besteht aus einem gepolsterten Drahtnetz, das mit einem Alarmsummer in Verbindung steht. Der Klingelmechanismus wird durch den den Stromkreis schließenden abgegebenen Urin ausgelöst. Zunächst wacht das Kind beim Einnässen auf, nach einigen Wochen bereits vor dem Nässen oder es muß nicht einmal mehr nachts die Blase entleeren. Apley et al. behaupten, daß mit dieser Methode 75 % der Kinder trocken werden. Haug-Schnabel (1994) weist dagegen bei dieser Konditionierungs-methode oder reinen Symptombehandlung auf eine hohe Abbruch- und Rückfallquote hin.

Haug-Schnabel (1994) gibt übrigens einen anschaulichen Überblick der praktizierten therapeutischen Situation bei Enuresis (S. 132–133). Sie hat in ihrer Untersuchung eine Therapiebilanz für 51 Kinder zu-sammengestellt, die sie aus den Antworten der Eltern gewonnen hat:

– In keinem Fall wurde durch nachmittägliche und abendliche Flüs-sigkeitsreduktion sowie durch Blasentrainingsprogramme eine auch nur kurzfristige Verbesserung der Einnäßsituation erzielt.

– Alle anderen untersuchten Therapieformen wie Wecken, Medika-mente, Einführung eines Sonne-Wolke-Kalenders sowie Kondi-tionierungen konnten zwar bei einigen Kindern zu einer kurzfristi-gen Besserung der Einnäßsituation führen; sie hielt jedoch nicht vor. Die Beobachtungen erlauben, von einer Suggestivwirkung beim Start eines neuen Therapieversuches zu sprechen.

– Bei einigen Kindern verschlechterte sich die Einnäßfrequenz bei Medikamentengabe, Flüssigkeitsreduktion und Konditionierung.

– Für alle erfaßbaren Enuresis-Behandlungen gilt, daß jeweils die Mehrzahl der Kinder ihre Einnäßfrequenz trotz Therapie unverän-dert beibehält: Eine therapiebedingte Veränderung des Symptom-verlaufes war in diesen Fällen nicht festzustellen.

Haug-Schnabel fordert daher, daß eine wirkungsvolle Therapie der Enuresis den «sozialen Kummer» des Kindes zu lindern versuchen muß. Nur dann könne die pathologische Assoziation zwischen sozia-lem Kummer (emotionales Defizit) und Harnlassen kausal therapiert werden. Die Konzentration auf symptomorientierte Behandlungsmaß-nahmen, die fast alle Bestrafungscharakter haben, ist unwirksam oder kann sogar schädlich sein. Besonders bedenklich sind ihrer Ansicht nach alle jene Maßnahmen, die nach einiger Zeit des erfolglosen Einsatzes gegen die Enuresis sekundäre Auffälligkeiten hervorrufen.

Auch Anders und Bölter (1984) weisen darauf hin, daß übertriebene oder kritiklos eingesetzte ärztliche Maßnahmen bei manchen Kindern die Symptombildung verstärken und die funktionelle Störung auf Jahre hinaus fixieren können.

Methode der Wahl muß daher die **psychotherapeutische Behandlung** sein, wobei in letzter Zeit familientherapeutische Maßnahmen in den Vordergrund rücken, denn das Kind ist oft nur Symptomträger einer gestörten Familiendynamik. Genaue katamnestische Untersuchungen für den Psychotherapieerfolg dieses Symptoms liegen meines Wissens nicht vor. Nach der Erfahrung der Mitautorin aus eigenen Behandlungsergebnissen und jahrelanger Supervisionstätigkeit von kinderanalytischen Therapien ist dieses Symptom gut zu therapieren unter der Voraussetzung, daß die Eltern bereit sind, sich in die Therapie mit einbeziehen zu lassen und das Symptom ihres Kindes als Signal für dahinterliegende Konflikte, beispielsweise einer basalen Selbstwertproblematik, zu akzeptieren.

Die Auszählung eines Jahrgangs (1988) der Vermitlungsstelle für Kinder- und Jugendlichenpsychotherapie des Instituts für Psychotherapie e.V. Berlin ergab, daß von 146 untersuchten Fällen 24 (16,4 %) mit dem Leitsymptom Enuresis kamen. Der Altersgipfel lag bei 8,5 Jahren. Das Verhältnis der Jungen zu den Mädchen betrug 2:1. Von den 24 enuretischen Kindern konnten 20 in analytische Kindertherapien vermittelt werden, die mit gutem Erfolg abgeschlossen wurden.

Auch bei der vorhin ausführlicher beschriebenen Kasuistik eines 7,6 Jahre alten Jungen verschwand die Symptomatik nach der 55. Behandlungsstunde. Natürlich ist zu berücksichtigen, daß die Spontanremission dieses Symptoms relativ hoch ist. In einer tiefenpsychologisch orientierten Behandlung wird jedoch dem Symptom bewußt keine Aufmerksamkeit geschenkt. Der Behandlungsschwerpunkt liegt auf der Veränderung der Persönlichkeitsstruktur der betroffenen Kinder und ihrer Objektbeziehungen. Im Falle von T. wurde seine libidinöse Verklammerung mit der Mutter gelöst und er aus der Rolle des Partners entlassen. Die Trauer um den Verlust des Vaters konnte bewußt und damit einer Verarbeitung zugänglich gemacht werden sowie insgesamt die Selbst- und Ich-Entwicklung und damit die Autonomie und männliche Geschlechtsidentität gestärkt werden. Der «soziale Kummer» des Kindes kann also aus psychoanalytischer Sicht durch das Aufdecken unbewußter Konflikte differenzierter verstanden werden.

Für den diagnostischen und therapeutischen Umgang ist noch zu ergänzen, daß genau herauszufinden ist, was passiert, wenn das Kind wieder einnäßt. Schon Schwarz (1925) fragte (an Adler orientiert), was die Enuresis leistet, welche Bedeutung sie im Leben des Kranken hat. Die Antwort ist aus dem Adler'schen System leicht gegeben: Die Enuresis tritt, wie auch jede andere Erkrankung, dann auf, wenn ein Zweck, der erreicht werden soll, gerade durch sie am besten erreicht werden kann. Sie ist ein Mittel unter vielen anderen, Beziehungen zu Menschen im gewünschten Sinn gestalten zu helfen.

Apley und Mitarbeiter (1983) berichten von einem sechsjährigen Jungen, der in Begleitung seiner sehr hübschen und anziehenden Mutter in die Sprechstunde kam. Als der Arzt die Mutter fragte, was genau geschehe, wenn er ins Bett macht, war die Antwort: «Ich gehe in sein Zimmer, wechsele die Wäsche, reibe ihn ab und dann liegen wir noch eine Zeitlang beieinander und kuscheln uns zusammen». Sicherlich hat dieses Verhalten der Mutter das Symptom stabilisiert.

Häufiger ist die interaktionelle Antwort der Erwachsenen auf das urologische Symptom aggressiver Art, z. B. kam es in dem Fall T. bald zu Machtkämpfen zwischen Mutter und Sohn über Bettzeugabziehen und Wäschewaschen. Immerhin impliziert das Symptom Beachtung und Zuwendung, wenn auch häufiger aggressiver als libidinöser Tönung.

Für die **psychogene Harnverhaltung** bei Kindern finden sich in der Literatur nur vereinzelte Kasuistiken (z. B. Borzyskowski et al., 1992). Die Psychodynamik dieser Miktionsstörung des Kindes ähnelt der der Erwachsenen (s. Kapitel II.2.2).

5. Psychosomatisch-urologische Symptome und Erkrankungen bei Männern

Für das klinische Verständnis psychosomatischer Störungen des männlichen Urogenitaltrakts ist es sinnvoll, sich die symbolische Bedeutung des Phallus und des Urinierens zu vergegenwärtigen. Der Phallus steht in patriarchalischen Gesellschaften nach wie vor für Potenz, Macht oder Grandiosität. Auch die männliche Miktion ist symbolisch mit Geltung und Leistung verbunden. Schon Freud hatte in seiner «Traumdeutung» und später in «Das Unbehagen in der Kultur» den Zusammenhang von Ehrgeiz und Harnerotik aufgezeigt (s. S. 16). Darüber hinaus sei an die Urinierwettkämpfe von Jungen erinnert und an den Ausspruch «im hohen Bogen pinkeln».

Diese narzißtische Besetzung des Phallus und des Urethralen bzw. die Möglichkeit, sich hier lustvoll verströmen zu können, ist die Basis für ein gesundes Körpererleben im Urogenitalbereich und damit auch für die männliche Identität. Im folgenden soll daher dem klinischen Teil ein kurzes Kapitel über die Entwicklung der männlichen Geschlechtsidentität vorangestellt werden. Die später beschriebenen klinischen Phänomene werden dadurch besser verständlich. Ich beziehe mich in erster Linie auf eine Arbeit von Tyson (1991), die sich mit meinen eigenen metapsychologischen Vorstellungen über die Integration von Trieb-, Selbst- und Objektbeziehungspsychologie deckt (Diederichs, 1986).

5.1 Die Grundlagen der männlichen Geschlechtsidentität

Tyson zeigt drei miteinander verbundene Entwicklungslinien für die Geschlechtsidentität auf: 1. die Kerngeschlechtsidentität, 2. die Geschlechtsrollenidentität und 3. die sexuelle Partnerorientierung (Objektwahl).

Unter **Kerngeschlechtsidentität** versteht sie mit Stoller (1979) das unbeirrte, nicht konflikthafte, bewußte und unbewußte Wissen darum, zu dem einen und nicht dem anderen Geschlecht zu gehören. Diese Identität entwickelt sich unter dem Einfluß biologischer, triebhafter und selbstpsychologischer Kräfte. Die Geschlechtszuweisung durch die Eltern bei der Geburt (bzw. heutzutage durch die moderne Ultraschalldiagnostik häufig schon pränatal) bildet die Grundlage für die Kerngeschlechtsidentität.

Mit **Geschlechtsrollenidentität** meint Tyson die bewußten und unbewußten Beziehungen des einzelnen mit den anderen, die durch die Kerngeschlechtsidentität beeinflußt werden. Prägend sind in erster Linie die bewußten und unbewußten Interaktionen zwischen Eltern und Kind und deren Einstellung zum biologischen Geschlecht, z. B. gibt es Mütter oder Väter, die unbewußt oder bewußt das Geschlecht ihres Kindes ablehnen. Als Kleinkinder internalisieren wir nicht nur die Elternfiguren an sich, sondern auch wie diese mit uns umgegangen sind. Dabei werden wir nicht einfach «Abziehbilder» der Eltern, sondern infolge der angeborenen Dispositionen gelangen wir zu von den Eltern getrennten Vorstellungen über uns selbst, die sogenannten Selbstrepräsentanzen. Diese Selbstrepräsentanzen enthalten schon Elemente der eigenen Kern- und Geschlechtsrollenidentität. Dennoch bleiben die Eltern oder die Interaktionen mit ihnen als Objektrepräsentanzen in unserer seelischen Matrix und bilden neben den Selbstrepräsentanzen die Bausteine für unser Selbstgefühl und unsere Identität. Selbst und Identität hängen eng zusammen.

Eine wichtige Rolle für die weitere Entwicklung der Geschlechtsrollenidentität spielen die kognitiven Fähigkeiten. So ist die Wahrnehmung der biologischen Tatsachen, beispielsweise der eigenen Geschlechtsteile, wegweisend für die Erfahrung des eigenen Geschlechts und bringt das Kind dazu, sich ihm ähnliche Objekte als Rollenmodelle zu suchen. Die **sexuelle Partnerorientierung** bezieht sich auf die Objektwahl oder auf das Geschlecht des bevorzugten Liebesobjekts. Die reziproke Beziehung zwischen Mutter und Kind ist bereits das erste Modell für die zukünftigen Liebesbeziehungen. Die ödipale Situation sowie deren Wiederbelebung und Auflösung in der Adoleszenz bestimmen weiterhin die sexuelle Partnerorientierung.

Nach der *Geschlechtszuweisung* ist für den Erwerb der **Kerngeschlechtsidentität** die *Entwicklung des eigenen Genitale* wichtig. Der Junge muß eine dauerhafte seelische Repräsentanz seiner Hoden und seines Penis mit der entsprechenden urethralen Funktion entwickeln und diese – das *urogenitale Körper-Selbst* – in seine gesamte Körperrepräsentanz integrieren. Dieser Prozeß beginnt in der zweiten Hälfte des ersten Lebensjahres und ist natürlich störbar.

«Diese Aufgabe kann Schwierigkeiten bereiten, ist doch die Kastrationsangst ein ubiquitäres Thema in der männlichen Entwicklung. Der Junge muß seine Gechlechtsteile nicht [nur] alleine entdecken, sondern ebenso lernen, seinen Penis und seine manchmal unvorhersehbare und offenbar [von ihm] unabhängige Beschaffenheit zu handhaben. Spontane Erektionen erscheinen dem kleinen Jungen oftmals mysteriös. Sie scheinen nicht mit sexuellen Impulsen oder anderen bewußten, kontrollierbaren Gedanken in Verbindung gebracht zu werden. Die Abschwellung kann in gleicher Weise als beunruhigend erlebt werden. Sie löst oft Ängste vor dem Verschwinden oder der Beschädigung des Penis aus. Bei den Bewältigungsversuchen solcher Ereignisse verhält sich der Junge zu seinem Penis oftmals so, als sei er getrennt von ihm selbst. Noch im Erwachsenenalter kann er als Mann dann das Gefühl haben, die Regungen seines Penis nicht zuverlässig vorhersagen und kontrollieren zu können. Dies ist noch beim erwachsenen Mann ein Ausdruck der Schwierigkeiten des ehemals kleinen Jungen, ein genital intaktes, ganzes Körperbild zu erleben» (Tyson, 1991, S. 3).

Die positive Integration mit einer entsprechenden stabilen Kerngeschlechtsidentität hängt wesentlich von der liebevollen Wechselseitigkeit mit der Mutter oder den Eltern ab, z. B. bei der Körperpflege. Dieser reziproke Prozeß zwischen Mutter und Kind in den ersten 18 Monaten ist für die Ausbildung der Körpergrenzen – und damit auch dem urogenitalen Körper-Selbst – und für die Integration eines gesamten intakten Körper-Bildes von entscheidender Bedeutung.

Während des zweiten Lebensjahres gewinnt der Junge zunehmend Kontrolle über seine körperlichen Funktionen, auch über die Miktion, was ihn mit Stolz erfüllt. Das Urinieren macht ihm den Geschlechtsunterschied bewußt.

Aus dem bisher Beschriebenen und der Beobachtung kleiner Kinder geht hervor, daß die Geschlechtsteile eine Quelle des Interesses, der Freude, z. B. bei Selbststimulierung, aber auch der Angst sein können, lange bevor sie primäre erogene Zone in der phallischen Phase werden. Man kann daher parallel zur analen schon eine frühe genitale Phase annehmen. Tyson bezieht ebenso wie der Autor (Diederichs, 1983) die Objektbeziehungstheorie von M. Mahler mit ein:

«Die genitalen Ereignisse im zweiten Lebensjahr können am besten im Lichte der gesamten Trieborganisation und der Objektbeziehungen verstanden werden. Die anal-urethrale Erotik und die damit einhergehende zunehmende Kontrolle über den Schließmuskel kündigen ein Fortschreiten zur analen Phase der psychosexuellen Entwicklung an. Der kleine Junge ist ebenso in das Stadium der Trennung und Individuation eingetreten, währenddessen er einen besonderen Stolz und ein großes Vergnügen dabei empfindet, seine neuen Entdeckungen mit der Mutter zu teilen. Die rapide Ich-Entwicklung und der fortschreitende Erwerb motorischer und kognitiver Fähigkeiten (wie der aufrechte Gang und das repräsentationale Denken) befähigen ihn, mehr kohärente, internalisierte, psychische Repräsentanzen seiner belebten und unbelebten Welt, seiner Objekte und seiner Selbst zu formen und zwischen Liebe und Aggression zu unterscheiden. Der Junge wird sich nicht nur seiner eigenen Getrenntheit bewußt, sondern auch der Tatsache, daß Mutter und Vater eine Beziehung getrennt von ihm haben» (Tyson, 1991, S. 5).

Die frühe genitale Phase ist natürlich auf dem Hintergrund des noch fragilen – weil sich erst entwickelnden – urogenitalen Körper-Selbst oder allgemeinen Körperbildes zu sehen.

Tyson ist daher der Meinung, daß der Anblick erwachsener männlicher oder weiblicher Geschlechtsteile Angst und Verwirrung beim Kind auslösen kann. Die unterschiedliche Größe z. B. zwischen dem Penis des Vaters und des Sohnes kann also genauso provozieren wie der Geschlechtsunterschied. Es sei noch einmal daran erinnert, daß diese Prozesse während der Wiederannäherungsphase (von eineinhalb bis zwei Jahren) ablaufen, in welcher der Junge versucht, Autonomie zu gewinnen, und in der die Ambivalenz gegenüber der Mutter auf dem Höhepunkt ist. Ängste vor der Mutter können als Kastrationsangst erlebt werden. Die Kastrationsangst hat also schon präödipale Wurzeln!

«Unter Beachtung der vielen Faktoren, die zu einer möglichen Kastrationsangst beitragen, wird es vielleicht plausibel, die Kastrationsangst als eine entwicklungsmäßige Metapher anzusehen, wie es Grossmann und Stewart (1976) in Verbindung mit dem Penisneid bei Frauen angenommen haben. Kastrationsängste, die im späteren Leben vornehmlich präödipale Elemente zeigen und eigentlich Ängste vor phallisch kastrierenden Frauen darstellen, deuten auf eine frühe Störung der Mutter-Kind-Beziehung hin, in der der Vater nicht vermitteln konnte, so daß die daraus folgenden Gefühle einer mangelnden Sicherheit, Ängste vor Hilflosigkeit, Verletzbarkeit oder Mangel an Vertrauen sich um die Angst vor Kastration organisieren» (Tyson, 1991, S. 6).

Für die *Entwicklung* der *männlichen Geschlechtsrollenidentität* gewinnt der Vater schon lange vor der ödipalen Situation zunehmend Gewicht. Mit der in den Vordergrund tretenden Urethralerotik wendet sich der Junge mehr dem Vater zu, z. B. schaut er ihm interessiert beim Urinieren zu oder möchte seinen Harnstrahl mit dem des Vaters messen (sog.«Kreuz-Pinkeln»). Das aufrechte Urinieren in Identifikation mit dem Vater ist also ein früher Schritt bei der Übernahme der männlichen Geschlechtsrolle. Der Vater kann seinem Sohn dabei helfen, die Kastrationsängste zu bewältigen. Roiphe und Galenson (1981) beobachteten ein zeitlich verzögertes Interesse an der Urethralität bei denjenigen Jungen, denen die Väter fehlten.

Die *Konsolidierung* der *Kerngeschlechtsidentität* erfolgt in der *phallischen Phase,* welche die anale und urethrale ablöst. Der Penis wird zum Fokus phallisch-exhibitionistischer Wünsche, wobei die Urethralität weiterhin wirksam bleibt. Tyson hebt hervor, daß die «phallische Dominanz» noch nicht das Auftreten der «ödipalen Konfiguration» signalisieren muß. Die Befriedigung des «phallischen Exhibitionismus» steht im Dienst der Regulation des Selbstwertgefühls, und die Objektbeziehungen bleiben dyadisch.

«Diese Beobachtung veranlaßte Edgcumbe u. Burgner (1975) bei diesem frühen Abschnitt der phallischen Phase von einer phallisch-narzißtischen Phase zu sprechen. Sie glaubten, daß der Junge, um zur phallisch-ödipalen Phase fortzuschreiten, sein narzißtisch bewertetes männliches Körperbild konsolidieren und eine männliche Geschlechtsrolle annehmen muß.

Zu diesem Zeitpunkt wird die Aufrechterhaltung des Selbstgefühls zu einer wichtigen Aufgabe. Das narzißtische Gleichgewicht des Jungen ist weniger abhängig von der Spiegelung seiner Selbst als mächtig und großartig, sondern von der Spiegelung als männlich mit einem funktionierenden, intakten und geschätzten männlichen Körper. Es bildet sich ein ideales Selbstbild als Teil des entstehenden Über-Ichs, das diese Aspekte miteinander verbindet. Die Bemühungen, diesem idealen Selbstbild gerecht zu werden, führen zum phallischen Exhibitionismus. Der kleine Junge wünscht sich für seine phallischen Bestrebungen die Bewunderung durch beide Elternteile. Wenn er die Bewunderung und Akzeptanz durch die Eltern internalisieren kann, wird das Selbstvertrauen in seine Männlichkeit verstärkt» (Tyson, 1991, S. 8).

Der positive männliche Narzißmus hängt aber von der Fähigkeit des Ichs ab, sexuelle und aggressive Impulse zu integrieren. Hierzu sind Doktorspiele, Urinierwettkämpfe und voyeuristische Aktivitäten wichtig, z. B. das Interesse an den Toiletten- und Badegewohnheiten der Eltern. Die Spaltung von Sexualität und Aggression begünstigt die Entwicklung von Perversionen, die erotisierten Formen des Hasses (Stoller, 1979).

«Mängel bei der Integration von sexuellen und aggressiven Impulsen in eine wertvolle Sicht des Selbst vermindern das Selbstvertrauen, erhöhen die Angst vor Bestrafung, und die projizierte Aggression verstärkt ferner die Kastrationsangst. Es kann die abwehrhafte Fassade einer Männlichkeit entstehen, die durch eine aggressive Sexualität und eine entwertende oder chauvinistische Einstellung Frauen gegenüber, einem offensichtlichen Bestandteil des ausgeprägten Macho-Charakters, gekennzeichnet ist» (Tyson, 1991, S. 9).

Die zweite Aufgabe in der sogenannten phallisch-narzißtischen Phase liegt in der Etablierung der Geschlechtsrollenidentität. Die Identifizierung mit dem Vater begann mit dem aufrechten Urinieren. Inzwischen wird der Junge weitere männliche Eigenschaften und Rollenmuster übernehmen und den Vater idealisieren. Er will einmal genauso großartig werden wie der Vater.

Das Bewältigen dieser beiden Hauptaufgaben der phallisch-narzißtischen Phase, nämlich die Konsolidierung der Kerngeschlechtsidentität und des intakten Körperbildes sowie die Übernahme der Geschlechtsrolle, bilden die Voraussetzung für eine positive Verarbeitung des ödipalen Konflikts. Das Scheitern begünstigt sowohl in der Kindheit als auch im Erwachsenenalter das Entstehen von Störungen und Erkrankungen des Urogenitaltrakts.

Insgesamt spielt die Anwesenheit oder Erreichbarkeit des Vaters in der präödipalen Phase eine bedeutende Rolle. Abwesenheit oder Desinteresse des Vaters an seinem Sohn können die Loslösung und Entidentifikation von der Mutter behindern und im Extremfall die Identifikation mit dem weiblichen Geschlecht begünstigen. Letzteres ist u. a. eine Wurzel der Mann-zu-Frau-Transsexualität (s. Kap. II.6).

Es besteht also wissenschaftlicher Konsens darüber, daß der Vater während der ersten Lebensjahre eine wichtige identifikatorische Bezugsperson ist. Er ist sowohl Vermittler des kindlichen Ich-Ideals (Tyson benutzt den Begriff «ideales Selbstbild»), als auch strukturbildend für das sich später entwickelnde Über-Ich. Vor allem ist er wichtig für den Übergang von der dyadischen zu einer triadischen Objektbeziehung. Letztere hat Abelin (1986), ein Schüler M. Mahlers, ausführlich in seinem Konzept der frühkindlichen Triangulierung beschrieben. Seine Hauptthese besteht darin, daß neben der Selbstrepräsentanz und der Objektrepräsentanz der Mutter die Objektrepräsentanz des Vaters, also eine Vater-Imago (dabei muß es sich nicht um den leiblichen Vater handeln), sozusagen als Kontrastrepräsentanz ausgebildet werden muß, damit sich das Kind getrennt von der Mutter erfahren kann. Nur aufgrund dieses Erwerbs einer Vater-Imago kommt es zur ausreichenden Differenzierung von Selbst- und (mütter- lichen) Objektrepräsentanzen. Durch diese Differenzierung wird erst die Voraussetzung zu einer echten ödipalen (späteren) Triangulierung geschaffen und damit die Grundlage für eine spätere heterosexuelle Objektwahl. Tyson (1991) folgert daher zu Recht, daß die Konsolidie- rung der Männlichkeit von der Synthese der Identifikationen mit bei- den Elternteilen und ebenso von der Herstellung dyadischer und tria- discher Objektbeziehungen abhängig ist.

Abschließend zu diesem Kapitel sei darauf hingewiesen, daß die ödipale Phase heutzutage im Rahmen einer dynamischen Familienper- spektive gesehen werden sollte (ausführlicher s. Kap. II.5.4). Der ödi- pale Konflikt wird am besten bewältigt und aufgelöst, wenn in der präödipalen Phase sich eine gute Beziehung zwischen Vater und Sohn (Blos, 1990) und Mutter und Vater etabliert hat. Dann kann die Mutter sowohl der Männlichkeit des Vaters als auch des Sohnes angemessen Respekt zollen.

In der Adoleszenz werden die bisher beschriebenen Prozesse durch die biologische Reifung zwar neu belebt, aber auch neue Entwick- lungsperspektiven eröffnet, bis sich dann die Grundzüge einer stabilen männlichen Identität herausbilden können.

5.2 Zur Klinik der Störungen und Erkrankungen des männlichen Urogenitaltrakts

Tab. 4 zeigt einige der im männlichen Urogenitaltrakt auftretenden psychosomatischen Symptome und Erkrankungen.

Tab. 4 Psychosomatische Störungen des männlichen Urogenitaltrakts

- **Wiederholte spezifische und unspezifische Ent- zündungen der Genitalschleimhäute**
- **Wiederholte Entzündungen des Hodens** (Orchitis) **und Nebenhodens** (Epididymitis)
- **Wiederholte Infektionen der Harnröhre** (Urethritis)
- **Entzündung der Vorsteherdrüse** (Prostatitis)
- **Psychosomatisches Urogenital-Syndrom** (PUS)
- **Schmerzen im Genitalbereich ohne Organbefund**
- **Sexualstörungen**

Diese Systematik erhebt nicht den Anspruch auf Vollständigkeit und impliziert auch keine klare nosologische Abgrenzung der einzelnen Symptome und Krankheitsbilder. Diese können auch kombiniert auftreten, beispielsweise ist das psychosomatische Urogenital-Syndrom (Prostatopathie) häufig von einer Sexualstörung begleitet. Die Sexualstörungen und das psychosomatische Urogenital-Syndrom (PUS) sind vermutlich die häufigsten psychosomatischen Störungen des männlichen Urogenitaltrakts. **Epidemiologische Daten,** z. B. über Prävalenz und Inzidenz der einzelnen Störungen liegen nicht vor. Erst recht fehlen, außer bei den Sexualstörungen, Ergebnisse über effiziente therapeutische Strategien. Vergleichsweise lassen sich für die Erkrankungen des weiblichen Urogenitaltrakts ausführlichere Untersuchungen finden (s. Kap. II.2.2 bis 2.7).

Im folgenden werde ich die in der Tabelle aufgeführten Symptome und Erkrankungen näher beschreiben. Da empirische Untersuchungen mit Ausnahme der Sexualstörungen und des psychosomatischen Urogenital-Syndroms bisher weitgehend fehlen, bin ich vorwiegend auf klinische Beobachtungen oder eigene Fallbeispiele angewiesen. Die systematische Darstellung der Störung oder Erkrankung nach Krankheitsbild, Ätiopathogenese und Therapie ist daher nicht immer möglich.

5.2.1 Wiederholte Entzündungen und Irritationen der Genitalschleimhäute.

Bei rezidivierenden **spezifischen Infektionen** des männlichen Genitales spielen psychosomatische Faktoren nur im Sinne einer multifaktoriellen Genese eine Rolle. Die *Mykosen* sind Pilzerkrankungen. Beim *Herpes genitalis* und den *Kondylomen,* den Feigwarzen, sind Viren die Ursache. Die Berücksichtigung psychischer Einflüsse bei der Pathogenese dieser Dermatosen fällt leichter, wenn man bedenkt, daß die Genitalschleimhäute das Kontaktorgan zum Partner sind, durch das Nähe erfahren werden kann. Wird die Nähe zu bedrohlich und kommt es zu «Grenzverletzungen», können somatische Reaktionen auftreten, welche die Distanz zwischen den Partnern wieder herstellen (s. die Aussage einer an chronischer Blasenentzündung erkrankten Frau, Kap. II.2.7, S. 104).

Das *pathogenetische* Bindeglied ist eine subtile *Störung der Sexualphysiologie:* Mangelnde Libido oder blockierte sinnliche Erregung führt zu einer nicht ausreichenden Feuchtigkeit der Sexualorgane. Durch den Geschlechtsverkehr kann es dann zu mechanischen Mikroläsionen der Genitalschleimhäute kommen, wodurch das Virulentwerden bestimmter physiologisch vorkommender Keime begünstigt wird. Daneben sind lokale *allergische* oder *immunologische Prozesse* an den *Genitalschleimhäuten* zu beobachten. So gibt es z. B. Frauen, die auf das Sperma ihres Partners «allergisch» reagieren und nach dem Geschlechtsverkehr über starkes Brennen im Scheidenbereich klagen. Umgekehrt gibt es Männer, die auf das Scheidenmilieu ihrer Partnerin allergisch reagieren und wiederholt eine **unspezifische Balanitis** (Entzündung der Eichel) entwickeln. Vermutlich besteht hierzu ein Risiko bei Paaren, die sich neben anlagebedingten konstitutionellen Faktoren nicht konstruktiv aggressiv auseinandersetzen können.

So entwickelte ein junger Student, Mitte 20, Softy-Typ, eine Balanitis, nachdem er zum ersten Mal mit seiner Freundin in eine Auseinandersetzung geraten war. Im Umgang mit seinen ärgerlichen und feindlichen Gefühlen wirkte er gehemmt. Anlaß war eine bewußt von beiden geplante Schwangerschaft, die dann aber gegen seinen Willen von der Freundin abgebrochen wurde. Er fühlte sich dadurch in seiner männlichen Identität bedroht. Ein weiterer Hinweis für sein gestörtes aggressives Erleben war seine primäre Sexualstörung (Ejaculatio praecox).

Für die *Psychosomatik des Herpes genitalis* findet sich in der Literatur nur eine einzige Untersuchung: Dimitrov (1973), ein bulgarischer Psychiater, hat 20 Männer mit dieser Symptomatik eingehender psychopathologisch untersucht. Er hebt hervor, daß die psychischen Faktoren eine ergänzende ätiologische Bedingung darstellen, und schildert die Persönlichkeit der Patienten mit Herpes genitalis als psychosexuell «unreif, selbstunsicher und kontaktscheu». Darüber hinaus sollen diese Patienten muttergebunden sein und unter einem typischen Ambivalenzkonflikt leiden: Zum einen suchen sie Partnerinnen und wünschen Geschlechtsverkehr, zum anderen erleben sie sexuelle Kontakte als schuldhaft. Außerdem halten sie die Frauen, die mit ihnen geschlechtlich verkehren, unbewußt für beschmutzt. Rechenberger (1979) weist auf die Doppelfunktion dieses Symptoms hin: Einerseits zwingt es den Träger, sich mit seinem Genitale und seiner Sexualität zu beschäftigen, andererseits verhindert es seine befriedigende, reife genitale Beziehung. Bei verheirateten Männern soll der Herpes genitalis nicht selten nach einer außerehelichen Beziehung auftreten. Der psychosomatisch determinierte Herpes entsteht eineinhalb bis

24 Stunden nach dem Auftreten von unlustgetönten Gefühlen wie Angst, Ärger oder Ekel (Studt 1981). Studt betont, daß der psychodynamische Hintergrund des Herpes genitalis dem der Impotenz ähnelt, wobei auf somatischem Wege, durch die schmerzhafte Entzündung, der Geschlechtsverkehr vermieden wird.

Eine eigene Beobachtung stammt von einem jungen, differenzierten und gutaussehenden Mann, der sich bei mir im dritten Jahr der Analyse befand. Ihm war nach und nach bewußt geworden, daß er sich immer wieder von älteren verheirateten oder gebundenen Frauen verführen ließ (sog. ödipaler Konflikt). Er hatte noch nie in seinem Leben um eine Frau kämpfen müssen. Während einer Widerstandsphase im analytischen Prozeß (negative Vaterübertragung) stand er erneut vor der Versuchung, sich von einer verheirateten Frau erobern zu lassen. Obwohl ihm der Wiederholungscharakter bewußt war und er sich eigentlich nach einer verläßlichen Beziehung sehnte, reinszenierte er – auch aus unbewußtem Trotz mir gegenüber – seinen ödipalen Konflikt, ließ sich also verführen, entwickelte aber nach dem sexuellen Kontakt erstmalig einen Herpes genitalis!

Der bisher noch als hypothetisch anzusehende Einfluß psychischer Faktoren auf die **Kondylombildung** kann nur anhand einer kurzen *Fallskizze* angedeutet werden. Kondylome sind warzige, zerklüftete, papilläre Wucherungen an der Eichel oder der Vorhaut.

Bei dem mir von einem Urologen überwiesenen 24jährigen Patienten, von Beruf Busfahrer, wuchsen die Kondylome vorwiegend am Harnröhreneingang. Sie seien etwa vor drei Jahren aufgetreten. Er habe sie schon zweimal «wegoperieren» lassen. Beim zweiten Mal sei er extra in eine andere Großstadt gefahren, weil an der dortigen Urologischen Universitätsklinik mit Laserstrahlen operiert werde. Inzwischen seien die Kondylome erneut nachgewachsen. Neben diesen Hautveränderungen im Genitalbereich erwähnt er noch eine ihm unerklärliche Lustlosigkeit, mit seiner Verlobten zu schlafen: Immer, wenn sie sexuelle Wünsche äußere, erlebe er ein Pflichtgefühl, so ähnlich wie wenn er den Mülleimer herunterbringen müßte. Der letzte Geschlechtsverkehr liege schon wieder einen Monat zurück, was unverständlich sei, da seine Freundin hübsch sei, eine gute Figur habe, sich attraktiv zurechtmache und ihn anhimmele.

Hinsichtlich der operativen Entfernung der Kondylome in der Universitätsklinik berichtet er noch spontan, daß ihm bei der Operation gleichzeitig die Vorhaut entfernt wurde. Er habe das gar nicht gewollt, doch der Urologe habe ihn dazu überredet, sozusagen als Vorbeugung gegen Krebs. Angebliches Zitat des Urologen:«Das Ding soll gleich mit ab, außerdem könne er dann länger.» Letzteres hatte ihn dann motiviert zuzustimmen. Inzwischen sei er aber unzufrieden, da sein Penis häßlich aussehe, wie «angeknabbert».

Der Patient lebt seit drei Jahren mit seiner Verlobten zusammen. Es besteht also ein zeitlicher Zusammenhang zwischen dem Auftreten der Kondylome und dem Zusammenleben mit der Freundin. Als das Gespräch auf seine Kindheit kommt und ich ihn nach seiner Mutter frage, ist seine erste spontane Äußerung: «Meine Mutter hat mir auch schon an die Hose gefaßt!» Kurz davor hatte er sehr plastisch berichtet, wie ihn seine Freundin sexuell zu stimulieren versucht, ihm z. B. an die Hose fasse, was bei ihm aber nur Ärger auslöse. Weiterhin beschreibt er die Mutter als seinen zwar besten Kumpel, aber letztlich doch als einengend und dominierend. Sie habe ihn früher immer so «geknuddelt» und wie eine «Glucke auf ihm gesessen». Dasselbe mache sie jetzt mit seinem zwölf Jahre jüngeren Bruder. Auffallend blaß blieb die Schilderung des Vaters. Er charakterisiert ihn als sehr ruhig und passiv; die Mutter bestimme alles zu Hause, dabei habe der Vater früher viele Freundinnen gehabt, sei ein toller Typ gewesen und sehe immer noch sehr gut aus. Der Vater ist übrigens auch Busfahrer. Inzwischen tue er ihm eher leid, weil er sich der Mutter gegenüber so angepaßt habe. Er habe mit dem Rücken zu tun und müßte eigentlich eine Kur machen. Die Mutter lasse ihn jedoch nicht fahren, «wenn der alte Gockel zur Kur fährt, macht er dort bestimmt nur Unsinn.»

Der Patient hatte sich früh aus seinem Elternhaus abgesetzt, sich 16jährig freiwillig zur Polizei gemeldet, später aber wegen Konflikten mit Vorgesetzten diese Institution wieder verlassen.

Da ich mit dem Patienten nur ein diagnostisches und beratendes Gespräch führen konnte, können die neurosenpsychologischen und psychosomatischen Zusammenhänge nur vermutet werden. Deutlich geworden ist, daß der Patient gegenüber fordernden Frauenfiguren eine Abneigung entwickelt und sich vor allzugroßer intimer Nähe somatisch schützt, denn die Kondylome behindern ihn beim Geschlechtsverkehr. Das Entstehen der Kondylome könnte also auf dem Hintergrund einer larvierten Beziehungsstörung gesehen werden. Die physiologische Grundlage ist eine erhöhte Sekretion in der Harnröhre infolge sexueller Überstimulierung, denn der Patient verspürte durchaus häufiger sexuelle Lust. Sie verschwand nur, wenn die Freundin «konkret» wurde. Das Warzenvirus findet nun auf dem feuchten Terrain der Harnröhre einen guten Nährboden.

Rechenberger (1976) weist aufgrund ihrer klinischen Erfahrung als Dermatologin und Psychoanalytikerin darauf hin, daß Kondylome häufiger im Rahmen eines neurotischen Konflikts, insbesondere eines ungelösten ödipalen Konflikts auftreten können.

5.2.2 Wiederholte Entzündungen des Hodens und Nebenhodens

Systematische Hinweise oder Untersuchungen über die Mitbeteiligung seelischer Einflüsse bei Entzündungen des Hodens (Orchitis) und Nebenhodens (Epididymitis) gibt es meines Wissens nicht. Immerhin fällt auf, daß in einer retrospektiven Untersuchung über die akute Nebenhodenentzündung (Gatto und Engelmann, 1990) der Anteil junger Männer relativ hoch war (45,9 % waren unter 45 Jahren). Während die meisten Betroffenen über Schmerzen und Schwellung des Hodens klagten, wiesen eine Rötung nur knapp die Hälfte der Patienten (47 %) auf. Darüber hinaus fand sich bei einem Drittel des gesamten Patientenkollektivs kein Fieber. Merkwürdigerweise ließen sich in den Unterlagen nur bei sechs Patienten (N = 366!) verwertbare Angaben zur Sexualanamnese finden. Einer von ihnen berichtete über einen abnorm häufigen Geschlechtsverkehr direkt in der Zeit vor dem Auftreten der Nebenhodenentzündung. 28 % der Patienten mußten übrigens im Verlauf der Erkrankung semikastriert werden.

In einer anderen retrospektiven Untersuchung an 350 Patienten (Kressel et al., 1989) ließen sich nur bei 18 % im Blut eine Entzündungsreaktion oder ein Harnwegsinfekt feststellen. Bei der Ursachensuche fanden die Autoren bei den überwiegend jungen Patienten (zwischen 20 und 29 Jahren) nur bei ca. 15 % infravesikale Abflußbehinderungen wie etwa Harnröhrendivertikel und Strikturen der Urethra. Neben der retrograden Abwanderung von kontaminiertem Urin in den Nebenhoden sind auch der hämotogene und lymphogene Weg zu berücksichtigen. Die blanden organpathologischen Ursachen ließen eine psychosomatische Ätiopathogenese vermuten. Folgendes kurzes Fallbeispiel zeigt zumindest korrelativ einen zeitlichen Zusammenhang zwischen unterdrückten Konflikten und Auftreten der urologischen Symptomatik an.

Ein 36jähriger Akademiker wurde mir von seinem Urologen wegen wiederholter Hodenentzündungen überwiesen. Längere Krankschreibungen, Verlust seines Arbeitsplatzes und nur kurzfristige Erfolge der antibiotischen Therapie hatten zu einem starken Leidensdruck und zu einer Verunsicherung seiner männlichen Identität geführt. Trotz großer Skepsis gegenüber einer Psychotherapie wollte er diese Möglichkeit der therapeutischen Hilfe ausprobieren. Bei dem intellektuell differenzierten Patienten konnte die Indikation für eine frequente analytische Einzelpsychotherapie gestellt werden. Es entwickelte sich bald ein intensiver analytischer Prozeß, in dem der Patient seine intellektualisierende Abwehr problematisieren konnte und zunehmend deutlicher den Zusammenhang zwischen unterdrückter ohnmächtiger Wut, Kleinheitsgefühlen und seiner urologischen Symptomatik (ziehende Schmerzen und Schwellung des rechten Hodens) spürte. Der chronisch-aktuelle Konflikt bestand in einer Selbstbehauptungsproblematik. Nach Abschluß seines Studiums, das er sich übrigens selbst verdiente, machte er in relativ kurzer Zeit Karriere in einem Institut für Technologie und gründete anschließend eine eigene Firma. Nach anfänglichen Startschwierigkeiten und Konflikten mit Mitarbeitern trat die erste Hodenentzündung auf. Er fiel für die Firma, deren wichtigster Promoter er war, des öfteren aus, wodurch potentielle Aufträge verloren gingen. Das verschärfte den Konflikt mit den Mitarbeitern, worauf sich der Patient gekränkt (u. a. mit einem erneuten Rezidiv seiner Hodenentzündung) zurückzog. Das führte zu einem unheilvollen Circulus vitiosus, der mit dem Ausscheiden aus der von ihm initiierten Firma endete. Im Rahmen der Analyse konnte er dann einen beruflichen Neuanfang beginnen. Auf die hinter dem aktuellen Konflikt liegenden unbewußten psychodynamischen Zusammenhänge (sein Vater war z. B. bei der SS), kann in diesem Rahmen nicht weiter eingegangen werden. Aus seiner Kindheitsgeschichte war noch ein gestörtes Körperbild und eine unklare Konsolidierung seiner Kerngeschlechtsidentität deutlich geworden.

5.2.3 Wiederholte Infektionen der Harnröhre (Urethritis)

Krankheitsbild: Die Entzündung der Harnröhre äußert sich in Schmerzen oder Jucken beim Wasserlassen und einem morgendlichen Ausfluß. Häufig sind diese Miktionsbeschwerden noch kombiniert mit unangenehmen Empfindungen im Dammbereich und einem Ziehen in den Leistenbeugen. Damit ähnelt die Symptomatik der Urethritis dem gleich näher zu beschreibenden allgemeineren psychosomatischen Krankheitsbild der Prostatopathie bzw. des psychosomatischen Urogenital-Syndroms. Die Urethritis findet sich also selten isoliert.

Pathogenese: Die eben beschriebenen Symptome oder Beschwerden treten auch dann auf, wenn keine Erreger nachgewiesen werden können. Die Urologen nehmen als Ursache für die Urethritis eine allgemeine Dysregulation im Urogenitalbereich an. Diese führt zu einer Tonussteigerung der Blasen- und Harnröhrenmuskulatur, die sich zu Spasmen (Krämpfen) steigern kann. Der Tonus der kleinen Blutgefäße soll ebenfalls verändert sein und die lokalen Drüsen vermehrt sezernieren. Gastarbeiter, die selten Geschlechtsverkehr haben, sollen besonders häufig unter dieser Symptomatik leiden (Marx und Hofstetter,

1976). Nach den Erfahrungen von Rechenberger (1979) handelt es sich gelegentlich um Männer, die massiv masturbieren. Da sie aber ihre Harnröhre hypochondrisch besetzt haben, nehmen sie nach der Masturbation aus unbewußten Ängsten vor einer Beschädigung Manipulationen an der Harnröhre vor, die von der Inspektion bis zur Spülung und Desinfektion reichen. Schon geringe physiologische Sekretabsonderungen werden als Krankheitssymptom interpretiert.

Die therapeutischen Aspekte bei Störungen und Erkrankungen des männlichen Urogenitaltrakts werden unter 5.3 zusammenhängend besprochen.

5.2.4 Entzündung der Vorsteherdrüse (Prostatitis)

Auf die Anatomie der Vorsteherdrüse und der Bläschendrüsen bzw. Samenblasen, männliche Adnexe genannt, ist in Kapitel I.3 (S. 33) hingewiesen worden. Hier sei noch ergänzt, daß sie auch als akzessorische Geschlechtsdrüsen bezeichnet werden, weil sie während der Ejakulation noch Sekrete bereitstellen, die für die Lebensfähigkeit der Samenzellen ein günstiges Milieu schaffen.

Krankheitsbild: Klinisch muß zwischen der akuten bakteriellen Prostatitis und der chronischen Prostatitis unterschieden werden. Die *akute bakterielle Prostatitis* wirft aufgrund des dramatischen, meist fieberhaften Verlaufs, der typischen Symptome (häufiges Wasserlassen, starkes Brennen und Krämpfe bis heftige Schmerzen im Enddarmbereich) und der eindeutigen Organ- und Laborbefunde sowie des raschen Ansprechens auf gezielte antibakterielle Behandlung weder diagnostische noch therapeutische Probleme auf.

Dagegen besteht bei der sogenannten *chronischen Prostatitis* international Unklarheit, nicht nur im Hinblick auf eine übereinstimmende und zutreffende nosologische Einordnung sowie auf eine definitive Diagnosebezeichnung, sondern auch hinsichtlich eines gemeinsamen therapeutischen Ansatzes. So findet sich in der Fachliteratur zur sogenannten «chronischen Prostatitis» eine Vielzahl von Begriffen wie z. B. «chronische abakterielle Prostatitis», «Kongestions-Prostatitis», «prostatisches Syndrom», «Prostatodynie» oder «vegetatives Urogenitalsyndrom». Alle diese Diagnosebezeichnungen (ausführlicher nächstes Kapitel) stehen für weitgehend gleichartige Symptome: Druckgefühl im Dammbereich, Schmerzen in der Leistengegend, die bis in die Hoden ausstrahlen können, vermehrter Harndrang oder Startverzögerung beim Wasserlassen.

Die Urologische Universitätsklinik Giessen hat von 1976 bis 1979 eine umfangreiche Studie über die chronische Prostatitis durchgeführt (Weidner et al., 1980). Dabei wurden 267 Männer in einer eigens eingerichteten Prostatitis-Sprechstunde untersucht und über eine Mindestdauer von zwei Jahren beobachtet. Spätere Untersuchungen der gleichen Arbeitsgruppe zeigten entsprechend gleichlautende Ergebnisse (Weidner, 1984). Aus psychosomatischer Sicht ist bemerkenswert, daß von allen untersuchten Männern, die eines oder mehrere der oben aufgeführten Symptome hatten, bei 149 (56 %) ein entzündliches oder bakterielles Geschehen in der Prostata ausgeschlossen werden konnte. Berücksichtigt man, daß unter den verbleibenden «Prostatitis-Patienten» nur bei 9,4 % ein echtes bakterielles Geschehen in der Prostata nachgewiesen werden konnte und bei 34,5 % eine «abakterielle» Prostatitis (Nachweis von Clamydien, Mykoplasmen oder ausschließlich Nachweis von Leukozyten) diagnostiziert wurde, kann man davon ausgehen, daß bei weit mehr als der Häfte der Patienten mit den Symptomen einer sogenannten chronischen «Prostatitis» ein entsprechendes entzündliches oder bakterielles Geschehen in der Prostata ausgeschlossen werden kann (Günthert und Diederichs, 1995).

Bei dieser in der urologischen Praxis großen Patientengruppe, die ich unter der Bezeichnung **psychosomatisches Urogenital-Syndrom (PUS)** zusammenfasse, ist der psychosomatisch orientierte Arzt gefordert. Sie wird im nächsten Kapitel (5.2.5) ausführlicher beschrieben.

Ätiopathogenese der Prostatitis

Eine ätiologische Diagnose aus urologischer Sicht geben Brähler und Weidner (1989). Auch in der neuesten Prostatitis-Klassifikation (Tab. 5) wird die psychosomatische Genese nur am Rande genannt (s. Prostatodynie). Einen Fortschritt bedeutet dagegen die Einbeziehung des Beckenbodens als pathogenetischen Faktor. Hierfür spielen nach meiner Erfahrung (nächstes Kapitel über das PUS) psychosomatische Ursachen eine Rolle.

Tab. 5 Der NIDDK*-Prostatitis-Klassifikations-Vorschlag

Kategorie	Bezeichnung	Erläuterung	Anmerkung des Autors
I	Akute bakterielle Prostatitis	Akute bakterielle Infektion	wie bisher
II	Chronisch-bakterielle Prostatitis	Chronisch bakterielle Infektion	wie bisher
III	Chronisch abakterielle Prostatitis Chronisches Schmerzsyndrom des Beckenbodens	Keine nachweisbaren Erreger	abakterielle Prostatitis und Prostatodynie zusammengefaßt
IIIa	Entzündliches chronisches Schmerzsyndrom des Beckens	Erhöhte Leukozytenzahlen im Prostataexprimat Exprimatharn und/oder Ejakulat	Erhöhte Leukozytenzahlen! → auch Exprimatharn → auch Ejakulat
IIIb	Nicht-entzündliches chronisches Schmerzsyndrom des Beckens	Keine erhöhten Leukozytenzahlen im Prostataexprimat/Exprimatharn und/oder Ejakulat	–
IV	Asymptomatische entzündliche Prostatitis	Keine Symptome, Nachweis von Entzündungszellen in der Prostatabiopsie, erhöhte Leukozytenzahlen im Prostataexprimat/ Exprimatharn und/oder Ejakulat bei anderer Diagnostik (z. B. bei PSA-Erhöhung)	Einbindung der Biopsie-Diagnostik

aus Weidner (1999)

* National Institute of Diabetes and Digestive and Kidney Diseases

Insgesamt wird in den letzten Jahren die rein infektiologische Forschung problematisiert, insbesondere die Rolle von C. trachomatis und U. urealyticum. De la Rosette und Bruyne (1991) betonen den Einfluß der Prostaglandine und autoimmunologischer oder allergischer Phänomene bei der Pathogenese der Prostatitis, beispielweise finden sich in der Prostataflüssigkeit von gesunden Männern höhere Prostaglandin E 2-Konzentrationen als von Männern mit Prostatitis.

Im Gegensatz zur Patientengruppe mit sogenannter «chronischer Prostatitis» liegen von psychosomatischer Seite keine systematischen Untersuchungen zur akuten Prostatitis vor, obwohl es Hinweise gibt, daß beide Patientenkollektive psychopathologisch nicht ohne weiteres unterscheidbar sind. Die Versuche, Patienten mit infektbiologischbakteriellem Befund von Patienten ohne Befund psychodynamisch oder testpsychologisch zu unterscheiden, sind nicht gelungen (Brähler und Weidner, 1989; Janssen et al., 1983), d. h. auch bei einem gesicherten Entzündungsbefund ist es sinnvoll, psychosomatische Aspekte zu berücksichtigen.

So ließ sich bei einem 33jährigen arbeitslosen Akademiker ein zeitlicher Zusammenhang zwischen dem Zusammenziehen mit seiner Freundin und dem Beginn wiederholter Entzündungen der Prostata beobachten. Er berichtete über eine verwöhnende, Harmonie suchende und einengende Mutter und einen rigiden sowie strafenden Vater, der ihn nie akzeptierte. Dem introspektionsfähigen Patienten war bewußt, daß die Mutter ihn so erzogen hat, wie sie sich den Ehemann (also den Vater des Pat.) gewünscht hätte, nämlich fürsorglicher, zärtlicher, einfach weiblicher. In der Realität ließ sie sich aber von ihrem Ehemann unterdrücken. Durch das Zusammenziehen mit der Freundin befürchtete nun der Patient unbewußt eine Wiederholung der nicht geglückten elterlichen Beziehung. Insbesondere befürchtete er durch den Kinderwunsch der Freundin festgelegt zu werden. Entsprechend ließ sein sexuelles Interesse an der Partnerin nach dem Zusammenziehen nach, und er entwickelte neben den rezidivierenden Prostatiden eine Erektionsstörung.

Manche Kliniker sind der Meinung, daß die mangelnde sexuelle Aktivität zu einer Stauung der Prostatasekrete *(Prostatakongestion)* führt, was das Angehen pathogener Keime begünstigen kann. Entsprechend wird diesen Patienten zu vermehrter Masturbation oder häufigerem Geschlechtsverkehr geraten, da die sexuelle Aktivität zu einer Mehrdurchblutung des kleinen Beckens und «Entstauung» der Prostata führt. Ich halte diese Theorie für etwas oberflächlich, mechanistisch und zu vordergründig genitalfixiert. Zu vermuten sind vielmehr, insbesondere bei Männern mit wiederholter Prostatitis, tieferliegende Ängste (oder sogar aggressive Gefühle), sich mit einer Frau intensiver einzulassen. Die *Retentivität des Urogenitaltrakts* stellt dabei nur das somatische Äquivalent dar. Der eben vorgestellte Patient konnte nämlich angeben, daß sein gesamter Unterbauch verspannt ist: Unterhalb seines Bauchnabels würde er nichts mehr spüren. Zu seiner Retentivität paßte, daß er nach der Ejakulation Schmerzen hatte. Dieser Ejakulationsschmerz ist das organische Korrelat der Angst, sich seiner Partnerin vertrauensvoll «hinzugeben» oder im Orgasmus mit ihr zu «verschmelzen».

Bei äußeren Noxen wie Kälte ist bekannt, daß es zu einer Vasokonstriktion im Bereich der Prostata kommen kann (Hallwachs 1985). Die Verengung der Gefäße behindert die Zirkulation der Lymphe; die damit verbundene zu geringe Sauerstoffzufuhr kann das Virulentwerden der in dem Bereich normal vorkommenden Bakterien erleichtern. Analog sind *Verspannungen* mit *Vasokonstriktion* durch *seelische Einflüsse* denkbar.

Abschließend möchte ich noch einmal hervorheben, daß hier nur erste klinische Beobachtungen vorgetragen wurden. Der zeitliche Zusammenhang von Konflikten und dem Auftreten der urologischen Symptomatik (Prostatitis) ist nur ein korrelativer und noch kein kausaler Zusammenhang. Die Prostatakongestion infolge verminderter sexueller Aktivität könnte ein kausaler Faktor sein. Bedeutsamer scheint mir eine *Verspannung der gesamten Beckenbodenmuskulatur* als Ausdruck eines *gestörten urogenitalen Körperbildes* zu sein, die ihrerseits auch die immunologischen Prozesse der Prostata beeinflussen kann. Einen etwas anderen pathogenen Mechanismus beschreiben Brunner und Girshausen (1989) in Anlehnung an Weidner (1984): Sie sprechen von einer «funktionellen Störung in der Ebene des Blasenhalses». Ein gestörter Muskeltonus sowie eine Sphinkter-Detrusor-Dysregulation führt über einen erhöhten Blasenauslaßwiderstand zu Stauungszuständen und Verwirbelungen des intraduktalen Urinstroms, was zu Reizungen und Hyperämisierungszuständen (vermehrte Durchblutung) der Prostata sowie zu rezidivierenden Infekten führen kann.

Auf die pathogenetischen Folgen der Retentivität des Urogenitalsystems wird im nächsten Kapitel noch ausführlicher eingegangen. Eine angeborene biologische Disposition wie bei Frauen mit chronischer Blasenentzündung ist noch nicht entdeckt worden. Die Prostatitis ist sicherlich ein lohnender Forschungsbereich für die urologische Psychosomatik.

5.2.5 Das psychosomatische Urogenital-Syndrom (PUS)

Krankheitsbild: Der typische Beschwerdekomplex wurde im vorhergehenden Kapitel in Abgrenzung der chronischen von der akuten Prostatitis schon kurz beschrieben: Er umfaßt *Schmerzen* (im Damm- und Kreuzbeinbereich, in der Leistengegend, über der Blase, in den Hoden oder bei der Ejakulation), *Miktionsstörungen* (vermehrter Harndrang, häufiges Wasserlassen, Brennen und Startverzögerung bei der Miktion) und *Sexualstörungen* (Erektionsschwierigkeiten, Schmerzen beim Samenerguß oder Ejaculatio praecox). Die Symptome werden häufig nur vage beschrieben. Bei den Schmerzen handelt es sich oft um ein unangenehmes Druckgefühl im Dammbereich. Manche können deswegen nicht mehr in Ruhe sitzen oder bringen zur Untersuchung ein Kissen mit. Die urologische Untersuchung ist weitgehend unauffällig. Die Prostata zeigt normale Größe, Konsistenz und Abgrenzung. Erreger sind im Prostataexprimat meist nicht nachweisbar. Die Erhöhung der Zellzahl (Leukozyten) im Prostataexprimat ist kein Hinweis auf ein entzündliches Geschehen in der Prostata (Günthert und Diederichs, 1995).

Brähler und Weidner (1986 u. 1989) haben einen auf die Prostata bezogenen Beschwerdebogen entwickelt (BBB) und damit neben dem Giessener Beschwerdebogen (GBB) ein Patientenkollektiv von 143 Männern mit chronischer Prostatitis untersucht. Die folgende Tabelle zeigt die häufigsten vom Patienten angegebenen «scheinbar»[*] prostatitisch spezifischen Beschwerden.

---

[*] Bei der Diskussion der Ätiopathogenese werde ich aufzeigen, daß die Fixierung auf die Prostata dem komplizierten Entstehungsmechanismus dieses Beschwerdebildes nicht gerecht wird.

Tab. 6   Urologische Beschwerden von Prostatitispatienten
(Angegeben ist jeweils der Prozentsatz von Patienten, die die entsprechende Beschwerde äußerten)

Beschwerden	Autoren			
	Junker 1969	Janssen et al. 1983	Brähler u. Weidner 1986	Junk-Overbeck u. Pott 1987
	(%)	(%)	(%)	(%)
Wiederholter Drang, Wasser zu lassen	81	59	-	56
Schmerzen in der Leistengegend und	78	61	48	59
Blase	-	-	37	55
Schmerzen an Glied	78	61	24	33
und Hoden	-	-	45	51
Kreuz- und Rückenschmerzen	75	48	68	62
Startverzögerung beim Wasserlassen	67	41	43	54
Jucken und Kitzeln in der Harnröhre	65	52	-	-
Schmerzen beim Wasserlassen	62	23	27	37
Häufiges nächtliches Aufstehen, um Wasser zu lassen	60	23	49	54
Nachträufeln	57	52	49	68
Vorzeitiger Samenerguß	57	14	25	28
Geschlechtliche Überregbarkeit	57	11	-	-
Schwierigkeiten beim Wasserlassen	56	39	43	54
Schweregefühl im Mastdarm	55	25	27	37
Ungenügende Gliedsteife	55	27	34	30
Schmerzen im Damm	50	73	32	32
Schmerzen beim Stuhlgang	50	7	29	32
Juckreiz am Geschlechtsorgan	46	39	29	24
Geschlechtliche Untererregbarkeit	44	16		
Ausfluß aus der Harnröhre	35	21	19	26
Sorgen, nicht Wasser lassen zu können	32	18	20	20

aus Junk-Overbeck et al. (1988)

Vor ihnen hat Junker (1969, 1970) die von den Männern geklagten Symptome sorgfältig aufgelistet. Die höheren Prozentangaben bei Junker führen Brähler und Weidner auf unterschiedliche Selektionen zurück. Die von unserer Klientel spontan und auf Nachfragen geäußerten Symptome entsprechen in der Häufigkeit eher den Junkerschen Angaben (z. B. vermehrter Harndrang 75 %, diffuse Schmerzen im Genitalbereich 70 %, Diederichs, 1983). Etwas über 50 % der Patienten berichteten auch über Sexualstörungen. Daneben lassen sich bei dieser Patientengruppe auch allgemeine Körperbeschwerden finden, die psychosomatischen Ursprungs sind (Tab. 7).

Tab. 7   Allgemeine psychosomatische Störungen bei PUS-Patienten

N	33
Patientenkollektiv	Männer mit Prostatopathie bzw. PUS %
Magensymptomatik, incl. Appetitstörung u. Schluckbeschwerden	9
Lokalisierte Schmerzsyndrome Kopfschmerzen (einschl. Migräne) WS- u. Nackenbeschwerden	12 18
Schlafstörungen	18
Haut	18
Herzbeschwerden	21

aus Diederichs (1983)

Das psychosomatische Urogenital-Syndrom (PUS) ist vermutlich das häufigste männliche psychosomatische Krankheitsbild in der Urologie. Männer mit dieser Symptomatik lösen bei den Ärzten wegen ihrer klagsam hypochondrischen anspruchsvollen Haltung und Therapieresistenz negative Gegenübertragungsgefühle aus, was sich schon 1906 in den Ausführungen von Frankl-Hochwart und Zuckerkandl deutlich nachweisen läßt:

«Jedem werden auch einzelne dieser Patienten in unangenehmer Erinnerung bleiben, die immer wieder untersucht werden wollen und in unendlichen Ausführungen ihre Leiden schildern, die nicht genug an ihrer rednerischen Darstellung haben, sondern mit Vorliebe am Schlusse noch Memoiren überreichen, worin die Empfindungen jeden Tages genau aufgezeichnet sind. Sehr häufig verbinden sich mit den Vesikalsymptomen sexualneurasthenische Zustände wie Ejaculatio praecox, Pollutionen, Spermatorrhoe, Impotenz» (Frankl-Hochwart und Zuckerkandl, 1906, S. 79).

Da Christoffel (1944) den ersten Fall in der Weltliteratur schon 1767 ausmachte – Rousseau beschrieb in seinen «Bekenntnissen» an sich selbst die Symptome einer Prostatopathie (s. S. 25) – muß man annehmen, daß dieses Krankheitsbild über Jahrhunderte hinweg stabil geblieben ist. Darüber hinaus scheint diese typische psychosomatisch bedingte urologische Erkrankung des Mannes auch transkulturell weit verbreitet. So habe ich dieses Krankheitsbild bei einem Algerier, Ägypter, Perser, Italiener, mehreren Jugoslawen und Türken und sogar bei einem Afrikaner aus Djibouti gesehen. Offensichtlich stammen alle diese Männer aus patriarchalisch orientierten Kulturen.

Tab. 8   Synonyma des Psychosomatischen Urogenital-Syndroms

Prostataneurose (v. Notthafft)
Prostatapsychose (Bieck)
Prostatitis aseptica
Kongestionsprostatitis (P. Congestiva Posner)
Prostatorrhoe (Casper)
Paraprostatopathie (Blumensaat)
Atonie der Prostata (Porosz)
prostatite sexuelle (Jungano)
Prostatismus (Engelmeier)
Dysfunktion des unteren Urogenitals (Kohlicek)
Genitalneurose
Prostatopathie (Alken, Leibundgut)
Adynamische, atonische Prostata (Alken)
Nervöse Dysregulation der Prostata (Weber)
Sexualneurasthenie (Blumensaat)
Urogenitalneurose (Dettmar)
Vegetative katarrhalische Adnexitis (Straehler)
Prostatischer Symptomenkomplex
Prostatalgie (Weber)
Abakterielle Prostatitis
Chronische Prostatitis
Chronische Adnexaffektion (Janssen)
Vegetatives Urogenitalsyndrom (Schnierstein)
Prostatosis (Meares)
Prostatodynia deutsch: Prostatodynie
Prostatitis sine prostatitide

aus Brunner und Girshausen (1989)

Wie schon im vorherigen Kapitel angedeutet, existiert eine Vielzahl von verschiedenen Begriffen für die gleiche Phänomenologie dieses Krankheitsbildes. Brunner und Girshausen (1989) haben eine Reihe dieser Begriffe zusammengetragen (Tab. 8).

Im angloamerikanischen Bereich hat sich der Terminus «Prostatodynia» eingebürgert. Wir hatten eine zeitlang den Begriff der «Prostatopathie» favorisiert (Diederichs, 1983, 1986 und Günthert und Diederichs, 1990), da uns die Vorsteherdrüse eine zentrale Rolle bei der Entstehung des Beschwerdebildes zu spielen schien. Wie die genauere Diskussion der Ätiopathogenese zeigen wird, ist der entscheidene Mechanismus bei der vielfältigen Symptomentstehung die Beckenbodenmyalgie. Da hier phänomenologisch ein Symptomkomplex vorliegt, ist es auch klinisch berechtigt, von einem Syndrom zu sprechen. Wir haben daher den Begriff des **psychosomatischen Urogenital-Syndroms** (PUS) vorgeschlagen (Günthert und Diederichs, 1995). Außerdem wird zur Zeit von den Urologen eine neue nosologische Systematik aller gutartigen Tumoren der Prostata erarbeitet, wobei der Oberbegriff die Prostatopathie sein wird. Um die ohnehin schon bestehende Begriffsverwirrung nicht noch zu komplizieren, ist es sinnvoll, zukünftig auf den Namen Prostatopathie als psychosomatisches Krankheitsbild zu verzichten.

Literaturüberblick

Obwohl Anfang dieses Jahrhunderts das Krankheitsbild des psychosomatischen Urogenital-Syndroms treffend beschrieben worden ist (z. B. von Notthafft, 1904; Frankl-Hochwart und Zuckerkandl, 1906 oder Bieck, 1913), ist es erst in den letzten Jahren von psychosomatischer Seite systematischer untersucht worden (Junker, 1970; Diederichs, 1983; Janssen et al., 1983, Riedell und Brähler, 1983; Brähler und Weidner, 1986; Junk-Overbeck et al., 1988 und Brunner und Girshausen, 1989). Dabei hätte schon der Titel der ersten bekannten Veröffentlichung von v. Notthafft aufhorchen lassen müssen: «Über scheinbar mit der Prostata nicht zusammenhängende, aber dennoch durch Prostatitis bedingte Schmerzen, nebst einigen Bemerkungen über chronische Prostatitis» (Brunner und Girshausen, 1989, S. 26). Darüber hinaus hat Bieck in der schon 1913 erschienenen Abhandlung

«Prostata und Psyche» eine charakteristische Beschreibung des PUS gegeben:

«Anfangs stehen die von der Prostata ausstrahlenden oder von der Reizung des Rückenmarkzentrums ausgehenden Beschwerden im Vordergrund, Schmerzen im Kreuz, längs der Wirbelsäule bis zum Schulterblatt, in der Herzgegend, den Darmbeinschaufeln, im Unterleib, den Samensträngen, den Hoden, Ober- und Unterschenkeln, die oft in fast charakteristischer Weise einseitig auftreten. Regelmäßig stellen sich Harnbeschwerden ein, Schmerzen vor, während und nach dem Wasserlassen, Druck in der Blasengegend und Harndrang» (zitiert nach Junk-Overbeck et al., 1988, S. 218).

Junker (1970) untersuchte eine Gruppe von 44 Patienten mit der urologischen Diagnose «chronisch abakterielle Prostatitis» mit einem psychoanalytischen Erstinterview sowie mehreren psychometrischen Tests (Giessen-Test, Beschwerdeliste und MMPI). Der Vergleich mit einer Kontrollgruppe unausgelesener Neurotiker ergab in diesen Tests keine signifikanten Unterschiede. Im Giessen-Test beurteilten sich die urologischen Patienten gegenüber der Standardpopulation des Tests für eher ungeduldig, wenig zielstrebig, selbstvorwurfsvoll und wenig durchsetzungsfähig. Die Profile des MMPI ergaben, daß knapp 80 % der Prostatitis-Patienten als Neurotiker eingeschätzt werden konnten, der Rest dagegen als psychopathologisch eher unauffällig. Wie aus der überholten Spezifitätsdiskussion zu erwarten war, konnte für die Gruppe der PUS-Patienten kein spezifisches Persönlichkeitsprofil gefunden werden. Mit Hilfe der MMPI-Skalen Hypochondrie, Depression und Hysterie grenzte Junker drei Profiltypen ab, einen psychosomatischen, einen allgemein neurotischen und einen Borderline-Typ. Die mit Hilfe des Beschwerdefragebogens aufgelisteten urologischen Beschwerden der Patienten wurden in der Tabelle 6 (S. 150) dargestellt.

In dem eben erwähnten Fragebogen waren auch Fragen nach Beschwerden aus dem seelischen Bereich enthalten. Um auszuschließen, daß diese seelischen Beschwerden nur Epiphänomene der urologischen Erkrankung sind, nahm Junker einen symptomstatistischen Vergleich mit einer Gruppe unausgelesener Neurotiker vor und fand keine wesentlichen signifikanten Unterschiede in den unterschiedlichen Befindlichkeiten. Ein Vergleich des Giessen-Tests, in dem eine Selbstbeurteilung vorgenommen wird, zeigte ebenfalls keine wesentlichen Differenzen. Sowohl die urologische Gruppe als auch die unausgelesenen Neurotiker könnte man mit einem gemeinsamen psychischen Beschwerdebild beschreiben:

«Patienten beider Gruppen finden sich häufig in Auseinandersetzungen mit anderen Menschen, bei denen sie nur schwer ihre eigenen Interessen durchzusetzen glauben. Sie halten sich für ungeduldig und wenig zielstrebig. Sie glauben, die anderen schätzen sie als schwach ein. Obwohl oder weil sie sich über ihre inneren Probleme häufig Gedanken machen, sich auch im Leben eher viel Mühe schaffen, sei ihre Durchsetzungsfähigkeit gering. Häufig stehen am Ende der Überlegungen Selbstvorwürfe. Man wünscht sich, die äußere Lebenssituation wäre anders, das könnte einem helfen» (Junker, 1970, S. 268 ff).

Diese Ergebnisse stehen in einem gewissen Widerspruch zu denen von Smart et al. (1976), die 105 Patienten mit schmerzhaften chronischen prostatitischen Beschwerden untersuchten und nur bei 25 % keinen pathologischen urologischen Befund erheben konnten. Testpsychologisch unterschied sich diese Gruppe im Neurotizismuswert signifikant von den Patienten mit einem urologischen Befund.

Janssen et al. (1983) konnten dagegen Junker bestätigen und stellten weder psychodynamisch noch testpsychologisch signifikante Unterschiede von Patienten mit Infektprostatitis und PUS- oder Prostataerkrankten ohne urologischen Befund fest. Bei beiden Gruppen ließen sich psychopathologische Auffälligkeiten finden: Neben depressiven und zwanghaften Persönlichkeitsstrukturen konnten auch Borderline-Persönlichkeiten nachgewiesen werden (s. hierzu auch Weidner et al., 1999).

Wie schon in dem vorhergehenden Kapitel zur akuten Prostatitis betont, *bedeutet der Nachweis eines organspezifischen Substrats, z. B. einer Infektion nicht, daß eine psychosomatische Ätiopathogenese ausgeschlossen ist.*

Neu in der Untersuchung von Janssen sind die genetischen Hinweise oder die Berücksichtigung der Elternfiguren. So fand er bei seinen 34 Patienten häufig konfliktbeladene Vaterbilder: Die Väter wurden meist als schwach, leistungsbehindert, täuschend, kriminell oder auch als überstreng, machtbewußt, autoritär und unterdrückend erlebt. Eine positive Identifikation mit ihren Vätern wurde so erschwert, was Auswirkungen auf die männliche Kerngeschlechts- und Rollenidentität der Patienten hatte. Zugleich waren die Väter bei der frühen Triangulierung wenig hilfreich, so daß sich ihre Söhne nur schwer von ihren Müttern lösen konnten. Die meisten von ihnen blieben ambivalent an ihre Mutter fixiert und kämpften um ihre Autonomie.

Auf die Untersuchungen der Giessener Arbeitsgruppe um Brähler und Weidner wurde schon mehrfach hingewiesen. Psychometrische Befunde liegen noch von belgischen (Mendlewicz et al., 1971) und skandinavischen Autoren (Keltikangas-Järvinen et al., 1981 und Nilsson et al., 1975) vor, die keine wesentlichen neuen Erkenntnisse bezüglich der Psychosomatik, Psychodynamik oder Persönlichkeitsstruktur dieser Patientengruppe erbrachten. Wichtig ist der Hinweis von Keltikangas-Järvinen et al. (1981), die 42 Patienten mit den klinischen Symptomen einer sogenannten chronischen Prostatitis untersuchten, daß die Dauer der körperlichen Symptome positiv mit der Schwere der seelischen Erkrankung korreliert. Mit Hilfe eines unstrukturierten Interviews und mehrerer psychometrischer Tests ermittelte sie als charakteristische seelische Auffälligkeiten von Männern mit chronischer Prostatitis Ängstlichkeit, Depressivität, Hypochondrie und sexuelle Störungen. An Persönlichkeitsstörungen fand sie Alexithymie-Persönlichkeiten, Borderline- und narzißtische Strukturen. Auch von urologischer Seite (z. B. Blacklock, 1986) wurde festgestellt, daß diese Patienten typischerweise angespannt, ängstlich und introvertiert wirken und Patienten mit chronischen Rückenschmerzen ähneln.

Eigene Untersuchungen

Seit 1979 habe ich inzwischen etwa 80 Männer mit einem psychosomatischen Urogenital-Syndrom ausführlicher psychoanalytisch untersucht. Bei den ersten 33 Patienten wurde das Erstinterview im Berliner Dokumentationssystem für Psychotherapie quantifiziert und objektiviert (Diederichs, 1983).

Hier sei noch einmal wiederholt, daß die Patienten zum einen aus den Urologischen Polikliniken zweier Universitätsklinika und zum anderen von niedergelassenen Berliner Urologen überwiesen wurden. Alle Patienten wurden vor der psychologischen Diagnostik und Beratung gründlich urologisch untersucht und organpathologische Ursachen der urologischen Symptomatik ausgeschlossen. Die psychosozialen und psychopathologischen Befunde der ersten 33 Männer wurden mit einer unausgelesenen männlichen Klientel (N = 37) einer anderen psychosomatischen Ambulanz eines Universitätsklinikums verglichen. Beide Gruppen waren gut vergleichbar, da sie sich im Alter und in den wichtigsten soziologischen Parametern nicht wesentlich voneinander unterschieden. Darüber hinaus hatte nur einer der 37 Männer des Vergleichskollektivs eine Störung im Urogenitalbereich, und es überwogen die funktionellen psychosomatischen Störungen und nicht die Psychosomatosen.

Das **Durchschnittsalter** der untersuchten Männer mit PUS betrug knapp 35 Jahre, wobei ein Häufigkeitsgipfel um das 40. bis 42. Lebensjahr zu beobachten war. Obwohl knapp 80 % der Männer eine feste Partnerschaft angaben, blieben etwa 50 % kinderlos. Zur **klinischen Symptomatik** ist zu berichten, daß sie im großen und ganzen der bisher in der Literatur geschilderten ähnelt. Wir konnten vier Symptombereiche beobachten:

1) Störungen der Miktion: Im einzelnen sind hier zu nennen der häufige Harndrang bei gleichzeitiger Startverzögerung, das «Wollen und nicht Können», der dünne, manchmal nur tröpfelnde Harnstrahl, das häufige Wasserlassen in kleinen Portionen und der Druckschmerz oder das Brennen beim Wasserlassen.

2) Mißempfindungen und *Schmerzen* im *genitalen* und *dorso-analen* Bereich: Schmerzen im Hodensack und Penis, der in die Analgegend ausstrahlt, ein schmerzhaftes Ziehen in den Leisten, diffuse Unterleibsschmerzen (Ziehen im Leib, Rückenschmerzen, Gesäßschmerz beim Sitzen in Damm- und Analgegend), weiterhin Stiche im Penis und an der Eichel, Brennen und Druck im Damm-, Anal- und Symphysenbereich und gelegentliches Hitzegefühl in Blase und Prostata.

3) Sexualstörungen, die von Erektionsschwierigkeiten, Schmerzen beim Samenerguß, vorzeitigem Samenerguß bis hin zu einer Abnahme der Libido reichen.

4) Hauterscheinungen am *Genitale,* die in anderen Untersuchungen nicht berichtet wurden. Sie bestanden in nicht juckenden Rötungen am Austritt der Harnröhre oder an der Eichel und rote, nicht nässende Flecken am gesamten Penis.

Ein knapp 35jähriger Mann, der sich beruflich auf dem Weg in eine höhere Managerposition befand, gab z. B. an, höchstens einmal in der Woche Geschlechtsverkehr zu haben, um seine Haut an der Eichel zu schonen! (s. auch Kap. über unspezifische Infektionen und Irritationen an den Genitalschleimhäuten). Es handelte sich bei diesem Patienten um eine narzißtische Persönlichkeit, der Frauen letztlich verachtete. Entsprechend hatte er sich auch bisher in keine längerdauernde Beziehung eingelassen. Die empfindliche Haut seines Penis symbolisiert seine Verletzbarkeit («dünne Haut») und dient ihm gleichzeitig zur Rationalisierung, die Frauen auf Distanz zu halten.

Die urogenitale Symptomatik wurde von den Patienten in zum Teil recht originellen Metaphern beschrieben. So schilderte ein Patient seine Beschwerden: «Als ob ich eine Badehose anhätte, die fünf

Nummern zu klein ist», ein anderer sagte über seine Mißempfindung im dorso-analen Bereich: «Wie wenn ein Tennisball da unten sitzt, ich selbst stehe immer unter Strom, komme mir wie ein Hampelmann vor». Ein weiterer Patient beschrieb das Kribbeln und Hitzegefühl im Penis «als ob ich ihn mir verstaucht hätte» (ausführlicher Diederichs, 1986). Die von den Patienten spontan gewählten Metaphern bei der Symptombeschreibung können manchmal ein Wegweiser für die zentralen unbewußten Beziehungskonflikte sein:

Ein 35jähriger Postbeamter, dessen Ehefrau ihn mit den drei Kindern bei Nacht und Nebel verlassen hatte, äußerte spontan: «Mir ist, als ob meine Frau mir einen Knüppel zwischen die Beine geworfen hat», oder ein anderer Patient, der am Arbeitsplatz Konkurrenzprobleme hatte, charakterisierte seine urologischen Beschwerden: «Als ob mir mein Chef in den Hintern getreten hätte».

Die **Dauer der urologischen Leitsymptome** betrug bei 54 % zwischen zwei und zehn Jahren und mehr. Bei der Hälfte der Patienten ist also die urogenitale Symptomatik chronifiziert. Immerhin hat die Dauer der Beschwerden bei 46 % nur ein bis zwei Jahre betragen.

Ätiopathogenese

In der urologischen Fachliteratur steht die Infektiologie bzw. die Suche nach neuen Erregern im Vordergrund. Von psychosomatischer Seite sei hervorgehoben, daß die *seelische Störung* der Männer mit PUS häufig auf dem *zwangsneurotischen Niveau* lag (Diederichs, 1983; Janssen et al., 1983). Vor diesem psychodynamischen Hintergrund sind Beobachtungen von Sinaki et al. (1977) aus der Physiotherapeutischen Abteilung der Majo-Klinik von Bedeutung. Sie nehmen für die Symptomentstehung eine *Myalgie* auf der Basis einer *Verspannung der Beckenbodenmuskulatur* an. Meares (1986) und Blacklock (1986) fanden bei diesen Patienten einen verringerten Uroflow, wofür sie eine *Blasenhalsspastizität* (bladder neck-urethral spasm) verantwortlich machen, die Folge erhöhter Aktivität des sympathischen Nervensystems im kleinen Becken ist. Eine differenzierte Pathogenese-Diskussion hierzu aus urologischer Sicht gibt Barbalias (1990). Günthert (1997) hat die Theorie über den myofaszialen Schmerz und die Dysfunktion im kleinen Becken für die Symptomentstehung des psychosomatischen Urethralsyndroms nutzbar gemacht.

Von psychoanalytischer Seite muß diese ätiopathogenetische Betrachtungsweise ergänzt und vertieft werden: Die *zwangsneurotische Persönlichkeitsstruktur* geht entwicklungspsychologisch auf eine Störung in der *analen* und *urethralen* Phase, also der Zeit der Sauberkeitserziehung *(Sphinkterkontrolle)*, zurück. Im Zentrum dieser Entwicklungsphase steht u. a. der *Ambivalenzkonflikt* von *«Zurückhaltenwollen»* und *«Hergebenmüssen»*. Durch zu frühe und rigide Sauberkeitserziehung kann es im Enddarm-Becken-Bereich zu Störungen des biologischen Rhythmus von *«Festhalten»* und *«Loslassen»* kommen, die zu Verspannungen in dieser Region führen können. Obwohl in der neuesten Klassifikation der Prostatitis (s. Tab. 5, S. 146) die Rolle der Beckenbodenmuskulatur berücksichtigt wurde, fehlt der Hinweis auf die psychosomatische Ätiologie.

Die Berücksichtigung *übertriebener Sauberkeitspraktiken* macht verständlicher, was bei einem ein- bis zweijährigen Kind seelisch-körperlich abläuft, wenn es beschämt worden ist, weil es wieder in die Hosen gemacht hat. Bei wiederholter Beschämung wird es das Gefühl schmutziger Schlechtigkeit (Lichtenberg, 1991) entwickeln, das sich zunächst auf die Defäkations- oder Miktionshandlung beschränken, dann auf die Empfindungen beim Durchgang des Kots oder Urins durch Enddarm bzw. Blase und Harnröhre und die Ausscheidungsprodukte selbst erstrecken und schießlich das Selbstempfinden beeinflussen kann. Diese Beeinträchtigung des gesamten urogenitalen Körper-Selbst führt zu einer Störung des elementaren Organmodus (Erikson, 1968) des *«Ausstoßens»* (Elimination) und *«Zurückhaltens»* (Retention).

So wird transparenter, warum zwangsneurotisch strukturierte Menschen häufig an Krankheiten im unteren Darmabschnitt und am Muskel-Gelenksystem erkranken. Dementsprechend findet sich bei Patienten mit den Symptomen eines psychosomatischen Urogenital-Syndroms oft ein *erhöhter Analsphinktertonus,* der auch von mitbehandelnden Proktologen bestätigt werden kann. Dieser Sphinkterhypertonus könnte nicht nur die bei PUS-Patienten häufig zu beobachtenden Analbeschwerden oder das *Anogenitale Syndrom* (Hämorrhoiden, Anal-Fisteln und/oder Fissuren) erklären, sondern würde auch für die von vielen Patienten beschriebene Schwierigkeit, den Urinstrahl zu starten (das «Wollen», aber nicht «Können»), verantwortlich zu machen sein (Günthert und Diederichs, 1990).

Das Modell der myalgischen Schmerzen im Beckenbereich durch Verspannung des Muskelsystems infolge Retentivität läßt die bei über

50 % der PUS-Patienten beobachteten funktionellen Sexualstörungen nun auch als Sekundärgeschehen verstehen. Neben der rigiden Sauberkeitserziehung führen auch Einschränkungen in der auf die analurethrale Phase folgende phallisch-narzißtische Entwicklungsphase (s. S. 135) zu Verspannungen im kleinen Becken und Genitalbereich mit den Folgen eines unsicher etablierten urogenitalen Körperbildes. In diesem wichtigen Entwicklungsabschnitt (ca. drittes bis viertes Lebensjahr) geht es um die Stabilisierung eines positiven Selbstgefühls, wobei sowohl der intakte männliche Körper als auch das lustvolle Sich-Zeigen eine Rolle spielen, z. B. sich unbekümmert um räumliche oder zeitliche Verhältnisse urethral verströmen zu lassen (s. Manneken pis in Brüssel). Auf die Rolle des ungelösten *ödipalen Konflikts* und der *Konversion* bei der Ätiopathogenese des PUS wird in Kapitel III eingegangen.

Indirekte Hinweise für eine *Störung des Selbstgefühls* finden sich bei Männern mit psychosomatischem Urogenital-Syndrom in Form der *Hypochondrie*. Diese ist ein mehr oder minder ausgeprägtes Begleitsymptom dieser psychosomatisch urologischen Erkrankung.

Die Hypochondrie kann als ein Signal für die Fragmentierungsgefahr des Selbst und damit für eine narzißtische Krise verstanden werden. Grosch (1958) hat schon Ende der 50er Jahre narzißmustheoretische Überlegungen zur Hypochondrie vorweggenommen. «Spiegelerlebnisse» sollen nämlich nach ihren Erfahrungen bei allen Hypochondern eine ausgedehnte Rolle spielen.

«Ihre narzißtische Strukturgebundenheit und Kontaktgestörtheit läßt sie im Spiegelbild eine Zwiesprache mit sich selbst suchen. Der Hypochonder erlebt immer eigene Bedeutung als so groß, daß alle Umwelt zur Bedeutungslosigkeit absinkt, und nach dieser Richtung sucht er ein ständiges Echoerleben in seinem Spiegelbild. [...] Die Selbstbeobachtung des Hypochonders ist immer eine larvierte Selbstbewunderung. Der Hypochonder ist ein Mensch, der bildlich gesprochen ständig einen Scheinwerferkegel auf sich selbst einstellt, so daß damit alle übrige Welt für ihn im Dunkeln liegt» (Grosch 1958, S. 204 ff).

Auf diesem theoretischen Hintergrund wird die **Psychodynamik der auslösenden Konfliktsituation** für Männer mit PUS verständlicher. Sie liegt häufig im Kränkungsbereich, beispielsweise Scheitern im Beruf oder von der Ehefrau verlassen werden. Die narzißtische Seite der Miktion und des Phallus prädestiniert sie dahingehend, daß die Kränkung ihr schon primär lädiertes Körper-Selbst offenbar werden läßt. So überrascht es nicht, daß eine Reihe von Männern mit Störungen im Urogenitaltrakt das Gefühl haben, im «Zentrum» getroffen zu sein. In diesem Zusammenhang ist von Interesse, daß das Durchschnittsalter unseres Patientenkollektivs relativ hoch lag mit einem Gipfel um 40 Jahre. Die *Schwellensituation* um das 40. Lebensjahr besteht wohl darin, daß Männer an die Grenze ihrer beruflichen und sexuellen Leistungsfähigkeit gelangen, was auch ihr Körpererleben verändert. Ohne die *Problematik der Lebensmitte* bzw. des «Mannes im besten Alter» schematisieren zu wollen, geht es psychodynamisch gesehen – wie Beck (1981) meiner Meinung nach zu Recht behauptet – um Verluste von bisher narzißtisch hoch besetzten Objekten wie *Schönheit* oder *Körperbild* (beginnende Glatze, mehr oder weniger kleiner Bauch usw.), *Kraft, sexuelle Potenz, Karriere* oder die *aus dem Haus gehenden Kinder.*

Ein 40jähriger Patient, der mit einem farbigen Pullover, auf dem «Icecreme» stand, zum Erstgespräch erschien, drückte das, nach seiner Symptomatik befragt, folgendermaßen aus: «Mensch, ich merkte, du pinkelst ja wie ein alter Mann.» Die urologische Symptomatik war aufgetreten, nachdem er zum ersten Mal in seinem Leben bei einer Schlägerei den Kürzeren gezogen hatte und sich mit einem Kieferbruch in stationäre Behandlung begeben mußte. Obwohl körperlich eher klein, betonte er, keiner Keilerei aus dem Wege gegangen zu sein. Sein spontaner Kommentar: «Wenn du einen Großen umhaust, bist du der Größte!» Sein schon primär labilisiertes Körperselbst hat sozusagen einen «Sprung» bekommen. Der Einbruch seiner narzißtischen Regulation korrespondierte mit einer ge störten Miktion. Der «hohe Bogen» ist abgeschwächt. Er erlebt, daß kein richtiger Strahl mehr kommt, eine Beobachtung, die viele Männer mit PUS zuerst registrieren: «Der Strahl wird immer dünner, es kommen dann nur noch ein paar Tropfen!»

In diesem Zusammenhang scheinen mir die Ausführungen von Beck (1981) bedeutsam, der das *psychosomatische Symptom* als eine *«reparative Reaktion»* auf *narzißtische Kränkungen* oder *Verletzungen des Selbst* versteht. Durch die Kränkung kommt es zur Regression, und die adaptive Funktion der Krankheit besteht darin, das verletzte Selbst – und damit auch Körper-Selbst – zu reparieren. So stellen die urologischen Schmerzen bzw. die schmerzbedingte Überbesetzung des Körpers einen Versuch dar, die verletzten Selbstgrenzen wieder herzustellen. Die Reparationstendenz hat sich in die körperliche Sphäre verschoben, da sie allein im seelischen Bereich nicht mehr geleistet werden kann. Das körperliche Symptom ist daher ein wertvoller Stabilisator, dessen Erhaltung der Patient mit allen Energien gegen die therapeutischen Eingriffe des Arztes verteidigt (Beck, 1981).

5.2.6 Schmerzzustände im Urogenitalbereich

Krankheitsbild: Schmerzen im Urogenitalbereich können *akut* oder *chronisch* auftreten. Letztere sind häufiger. Sie lokalisieren sich zum einen in den Hoden und zum anderen in der Glans penis. Die eher diffusen, ziehenden Schmerzen in den Leistenbeugen oder das nur unangenehme Druckgefühl im Dammbereich gehören zum voll ausgeprägten klinischen Bild des eben vorgestellten psychosomatischen Urogenital-Syndroms. Sie sind eher chronisch.

Auch **akut** auftretende Schmerzen im Urogenitalbereich ohne Organbefund können auf psychosomatische Ursachen zurückgeführt werden.

Beispielsweise wurde ein junger Mann aus Südkorea mit akuten, heftigsten Schmerzen in den Hoden in die Urologische Abteilung des Universitätsklinikums Benjamin Franklin eingeliefert, weil der Verdacht auf eine Drehung des Hodens (Hodentorsion) bestand. Während die urologische Diagnostik ohne pathologischen Befund blieb, zeigte die psychosomatische Exploration eine den Schmerzen vorausgegangene sexuelle Versuchungssituation. Der Patient ist übrigens in seinem Heimatland mit starken sexuellen Tabus aufgewachsen.

Für die *Schmerzsymptomatik* kann hier also eine *nicht zur Abfuhr gekommene Sexualerregung* verantwortlich gemacht werden. Bei weniger dramatischen Verläufen wird im Volksmund von «dicken Eiern» gesprochen.

Gelegentlich kommen Männer mit **Schmerzen** oder **schmerzhafter Überempfindlichkeit der Eichel** zum Arzt oder Urologen Sie können deswegen auch keinen Geschlechtsverkehr mehr ausüben. Ein organpathologischer Befund kann meist nicht erhoben werden. *Differentialdiagnostisch* muß ein Herpes genitalis, eine relative Phimose oder nervale Störungen im Rahmen neurologischer Erkankungen, bei Zukkerkrankheit, beim Cauda-Syndrom und anderen Wirbelsäulenveränderungen ausgeschlossen werden. Untersuchungen von psychosomatischer Seite liegen meines Wissens nicht vor.

Ein von mir wegen eines psychosomatischen Urogenital-Syndroms psychoanalytisch behandelter narzißtisch strukturierter Patient hatte diese Schmerz-Symptomatik auf dem Hintergrund einer unbefriedigenden sexuellen Beziehung zu einer zehn Jahre älteren Frau entwickelt. Sein zentraler unbewußter Beziehungskonflikt lag in der hochambivalenten libidinösen Bindung an die Mutter. Diese hatte nach frühem Scheitern ihrer Ehe den Sohn fest an sich gebunden, aber in seinem fünften Lebensjahr erneut geheiratet. Darüber hinaus verhielt sie sich ihrem Sohn gegenüber triebfeindlich bis depotenzierend. Als er z. B. beim Baden in der Badewanne eine Erektion bekam (sechs- oder siebenjährig), hat sie ihn angeherrscht, daß er gefälligst urinieren gehen sollte. Die Mutter hat also die werdende Männlichkeit ihres Sohnes nicht akzeptiert und die erwachende Sexualität des Sohnes durch die Verknüpfung mit dem Urethralen entwertet. Nach erfolgreichem Durcharbeiten seines ungelösten ödipalen Konflikts konnte sich der differenzierte und introspektionsfähige Patient einer neuen, für ihn angemesseneren Frau zuwenden und Sexualität angstfreier und lustvoller erleben. Die schmerzhafte Überempfindlichkeit seiner Eichel verschwand, genauso wie seine Schmerzen nach der Ejakulation. Die Krankengeschichte dieses Patienten wird bei der Theoriediskussion (Kapitel III) noch einmal aufgegriffen werden.

Ätiopathogenese

Unter den psychischen pathogenetischen Faktoren scheint die **Enttäuschungsaggression** als Reaktion auf frühe oder späte Kränkungen und Verletzungen des Selbstgefühls im Vordergrund zu stehen. Die Aggression kann jedoch nur gegen sich selbst gewendet werden. Während die dadurch bedingte Depression meist verdrängt oder verleugnet bleibt, manifestiert sich im Sinne einer Aufmerksamkeitsverschiebung die nach innen gerichtete Aggression als schmerzhafte Überbesetzung des Körpers oder bestimmter Körperteile. Die Schmerzen schützen den Patienten vor der Depression. So konnte ich bei einem 32jährigen jüdischen, russischen Einwanderer beobachten, wie sich seine Schmerzen im Hodenbereich mit depressiven Phasen abwechselten. Eine gründliche Diskussion der Ätiopathogenese-Konzepte von Schmerz-Syndromen würde den Rahmen dieses Kapitels sprengen. Egle (1994) beispielsweise problematisiert das Konzept der «maskierten oder larvierten Depression» und schlägt in Anlehnung an Rangell eine Erweiterung des Konversionsbegriffes auch auf prädipale Konflikte vor. **Konversionsschmerzen** könnten dann verstanden werden zum einen als Ausdruck einer *Symbolisierung* (Wiederholung des traumatisierenden Erlebnisses), als *Sühnevorgang* (zur Beruhigung von Schuldgefühlen) und zum anderen als *Autoaggression* (zur Vermeidung der Heteroaggression) sowie als verzweifelter Versuch, eine verbesserte Selbstwahrnehmung zu erlangen (Egle, 1994). Bei dem eben beschriebenen Patienten mit den Schmerzen an der Eichel konnte die Symptomatik als Sühnevorgang oder Schuldentlastung gedeutet werden. Die sexuelle Beziehung zu der deutlich älteren Frau war wegen seiner unbewußten inzestuösen Wünsche schuld- und angstbeladen.

5.3 Therapeutische und interaktionelle Aspekte

Am prägnantesten ist die Psychodynamik der Arzt-Patienten-Beziehung bei Männern mit einem psychosomatischen Urogenital-Syndrom (Janssen et al., 1983). Tendenziell spielt sie bei allen Störungen und Erkrankungen des männlichen Urogenitaltrakts eine Rolle. Die Selbstwert- und Identitätsstörung dieser Patienten zwingt sie unbewußt, ihre männliche Unversehrtheit bestätigt zu bekommen. Der neurotische Wiederholungszwang veranlaßt sie jedoch, den Urologen immer wieder in die Position des Schädigers zu bringen, indem sie ihn zu wiederholten diagnostischen Untersuchungen und Therapiemaßnahmen provozieren. Letztlich werden sie jedoch enttäuscht, entwerten ihre Behandler und suchen sich neue Ärzte. Manche dieser Patienten werden zu regelrechten «Koryphäen-Killern».

Jeder diagnostische Eingriff, der invasiven Charakter hat, sollte daher genau indiziert sein, da er unbewußt wieder als genitale Verletzung erlebt wird und zur Chronifizierung der Symptomatik bzw. des gestörten Körpererlebens beitragen kann. Ein Beispiel dafür war der im Kap. II. 5.2.1 vorgestellte Patient mit den rezidivierenden Kondylomen, dem aus prophylaktischen Gründen die Vorhaut entfernt wurde. Darüber hinaus sollten ungerechtfertigte Maßnahmen, wie die Verordnung von Chemotherapeutika bei fehlendem Bakteriennachweis oder die noch von einigen Urologen praktizierte Prostatamassage, vermieden werden, um den Patienten nicht auf eine Organerkrankung zu fixieren. Flankierende Maßnahmen von urologischer Seite, wie die Durchblutung des kleinen Beckens fördernde Ichthyol-Zäpfchen oder heiße Sitzbäder (Günthert, 1983), können durchaus hilfreich sein. Meares (1986) empfiehlt bei den Patienten mit PUS eine *medikamentöse Therapie,* um die Beckenbodenmuskulatur zu entspannen, z. B. soll Prazosin die alpha-adrenergischen Rezeptoren der glatten Muskulatur blockieren. Wirkungsvoll ist seiner Erfahrung nach auch der Einsatz von Diazepam (Valium). Vor der Verabreichung von Tranquilizern in der Urologie ist jedoch wegen der Suchtgefährdung zu warnen. Bei Knispel (1997) findet sich eine übersichtliche Zusammenstellung der *medikamentösen und physikalischen Maßnahmen* bei PUS-Patienten. Beispielsweise empfiehlt er die *Mikrowellen-Thermo-Therapie,* deren symptomatische Wirksamkeit in einer prospektiven Doppelblindstudie nachgewiesen wurde. Hierbei erfolgt die Wärmeapplikation über eine transrektal eingeführte Sonde.

Insgesamt lassen diese unattraktiven, klagsamen Patienten den Arzt mit der Chronizität und der Therapieresistenz ihres Leidens die Grenzen seines medizinischen Wissens und Könnens fühlen, was häufig zu negativen Gegenübertragungsgefühlen führt (s. auch das Zitat von Frankl-Hochwart und Zuckerkandl, 1906, S. 151). Eine Fünf-Jahres-Katamnese über den Krankheitsverlauf bei «chronischer Prostatitis» (Weidner et al., 1999) zeigt, daß das Ausmaß der urologischen Beschwerden von PUS-Patienten über einen längeren Zeitraum nicht abnimmt. Die Persistenz der urologischen Symptomatik beeinträchtigt also unbehandelt die Lebensqualität erheblich.

Hinsichtlich *psychotherapeutischer Maßnahmen* sei angemerkt, daß bei der von mir gesehenen Klientel etwa bei 20 % der Männer mit psychosomatischen Störungen und Erkrankungen des Urogenitaltrakts eine analytisch orientierte, d. h. konfliktaufdeckende Psychotherapie indiziert war. Bei der Mehrheit dieser letztlich an einem strukturellen Ich-Defizit (Ich-Schwäche) leidenden Patienten kommen zunächst nur die oben aufgeführten symptomatischen Maßnahmen in Frage. Letztlich hängt der therapeutische Erfolg von dem Aufbau einer vertrauensvollen Arzt-Patienten-Beziehung ab, wobei diese Patienten – wie schon oben angedeutet – es dem Arzt oder Psychotherapeuten nicht leicht machen. Hinter ihrer klagsamen, mißtrauischen und subtil feindseligen Fassade verbirgt sich aber ein chronischer Mangel an positiver zwischenmenschlicher Erfahrung. Der psychosomatisch orientierte Arzt oder Urologe kann dennoch im therapeutischen Gespräch diesen Patienten wichtige Einsichten in Hintergrundkonflikte und psychosomatische Zusammenhänge vermitteln. Daneben können übende Verfahren, z. B. das *Autogene Training* bei ihnen nicht nur muskuläre Entspannung herbeiführen, sondern darüber hinaus einen Schritt hin zu einer ersten Körper-Selbsterfahrung bedeuten (Günthert und Diederichs, 1995). Erfahrungen mit gezielter Körpertherapie gerade bei Patienten mit PUS liegen meines Wissens bisher nicht vor.

Ein von mir im Rahmen der stationären Psychotherapie behandelter 32jähriger Patient berichtete in einem katamnestischen Gespräch, daß sich eine zusätzliche *bioenergetische Therapie* positiv auf seinen «Unterleib» ausgewirkt habe. Nicht ohne Stolz erzählte er, daß seine Frau inzwischen von ihm schwanger geworden sei.

Empirische Ergebnisse über effiziente therapeutische Strategien für Männer mit Störungen ihres Urogenitalsystems liegen leider noch nicht vor.

5.4 Die Sexualstörungen des Mannes

Das folgende Kapitel beinhaltet keine systematische Darstellung männlicher Sexualstörungen. Nach einigen orientierenden Hinweisen zur Geschichte, Einteilung, Klinik, Epidemiologie und Diagnostik werde ich mich auf die **psychoanalytischen Aspekte**, d. h. unbewußten Konfliktbereiche bei der Entstehung männlicher Sexualstörungen konzentrieren, da sie bis auf die Monographien von Kemper (1974) und Bräutigam (1989) in den Lehrbüchern der Sexualmedizin eher vernachlässigt wurden. Dabei werden die Grundlagen einer genußfähigen Sexualität in der Kindheit gelegt. Entscheidend dafür ist, wie Eltern mit der Körperlichkeit ihrer Kinder umgehen, sie in der Rolle des Jungen oder Mädchen akzeptieren und wie sie ihnen die Beziehung vorleben. Ein gutes Körpergefühl, das die Basis für einen gesunden Narzißmus und eine eindeutige Geschlechtsidentität bereitet, ist also die Voraussetzung für eine angstfrei erlebte Sexualität. Nur wer sich selbst mag, akzeptiert und weiß, wer er ist, kann auch den anderen mögen und lieben und ihn in seiner Individualität belassen. Sexualität oder sexuelle Beziehung ist aber nie konfliktfrei.

Die Entwicklung der männlichen Sexualität muß natürlich vor dem Hintergrund der jeweiligen Sozialisation gesehen werden. Erste Überlegungen hierzu wurden im Kap. II.5.1 ausgeführt. Weitere Anregungen finden sich bei Schmauch (1996). Insgesamt gilt zu berücksichtigen, daß Väter häufig nicht mehr präsent in den Familien sind. Auch die außerfamiliale Sozialisation (Kindergarten und Schule) ist oft frauendominiert.

Monographien zur Sexualmedizin liegen nach den Standardwerken von Masters und Johnson (1967 u. 1973) in letzter Zeit von Bancroft (1985),

Hertoft (1989) und Sigusch (1996) vor. Eine praktische, kurze und klare Übersicht über die *Diagnostik* und *Therapie* von Sexualstörungen des Mannes gibt Kockott (1988). Ausführlicher ist die nun schon 3. Auflage «Sexualmedizin im Grundriß» von Bräutigam (1989) und das Buch von Zilbergeld (1993) über «Männliche Sexualität». Bezüglich *therapeutischer* Aspekte sei auf die Bücher von H. S. Kaplan (1979/1981), Buddeberg (1983) und neuerdings Langer und Hartmann (1992) sowie Strauß (1998) verwiesen. Fachzeitschriften sind im anglo-amerikanischen Bereich das «Archiv of sexual behavior» und «Journal of sexual research». In Deutschland existieren seit 1990 die «Zeitschrift für Sexualforschung» und seit 1994 «Sexuologie».

Da sich in der urologischen Fachliteratur gerade in den letzten Jahren zur Diagnostik und Therapie männlicher Sexualstörungen wesentliche Neuerungen ergeben haben, insbesondere hinsichtlich therapeutischer Aspekte (u. a. Penisprothese, Schwellkörperautoinjektionstherapie und neuerdings die Potenzpille «Viagra»), soll dieses Kapitel mit therapeutischen Hinweisen auch unter Berücksichtigung dieser somatischen Therapiemethoden schließen.

Geschichtliches

Die Entwicklung der Sexualwissenschaft begann anfangs des 20. Jahrhunderts, vor allem in Berlin und Wien. Der Nationalsozialismus vertrieb die Pioniere der Psychoanalyse und psychosomatischen Medizin ebenso wie diejenigen der Sexualforschung, z. B. Freud, Reich und Hirschfeld.

Nach der Ende der 40er Jahre durchgeführten explorativen Studie von Kinsey et al. (1964) über das sexuelle Verhalten der Amerikaner sind ein weiterer Meilenstein in der Sexualmedizin die Untersuchungen von Masters und Johnson (1967) über die körperlichen Funktionsabläufe der menschlichen Sexualität. Die sexuelle Liberalisierung und Neuorientierung im Geschlechterverhältnis in den 60er und 70er Jahren führten zu einer inzwischen weit akzeptierten Entkoppelung von sexueller Lust- und Fortpflanzungsfunktion. Die Einführung der «Pille» hat diesen Prozeß begünstigt. Insofern haben auch immer mehr Menschen mit einer gestörten Sexualität den Mut, einen Arzt oder Psychologen aufzusuchen. Entsprechend entwickelten sich in dieser Zeit (60er und 70er Jahre) die ersten sexuellen Behandlungsstrategien. Großen Einfluß hat das an der Verhaltenstherapie orientierte therapeutische Konzept von Masters und Johnson gewonnen. Zur Beratung und Therapie kommen nach wie vor in erster Linie Mittelschichtpatienten aus der Großstadt. Christmann und Weig (1988) weisen zu Recht darauf hin, daß gerade diese Gruppe von einer starken Erwartungshaltung geprägt ist. Dabei ist der Prozeß der Diagnostik und Beratung sexueller Störungen komplizierter geworden, da sich in den letzten Jahrzehnten «eine rasante Umwertung und Umschreibung der Sexualität» (Sigusch, 1996) eingestellt hat, d. h. mit der ständigen Aushöhlung der traditionellen Ehe- und Sexualmoral haben sich heute vielfältige Beziehungsformen mit sehr individueller Sexualität entwickelt. Eindeutig festgelegte Liebesrituale oder Normen über sexuelle Standards gibt es nicht mehr (falls es sie je gegeben haben sollte). Die Bedeutung der Sexualität unterliegt also einem kulturellen Wandel, der seine Chancen aber auch Risiken (Angst und Verunsicherung) in sich birgt.

Eine aktuelle Standortbestimmung der Sexualmedizin geben Loewit und Beier (1998).

Zur Systematik männlicher Sexualstörungen.

Klinisch ist es sinnvoll, die Sexualstörungen des Mannes inhaltlich danach zu unterscheiden, in welchem Abschnitt der sexuellen Interaktion sie auftreten (s. Tab. 9, S. 169), also nach Störungen der **Fortpflanzungsfähigkeit,** der sexuellen **Appetenz** (sexuelles Bedürfnis, Libido), der sexuellen **Erregbarkeit** (Erektionsfähigkeit), der **Orgasmusfähigkeit** und nach Störungen der **Befriedigungsmöglichkeit.** Sigusch (1996) regt noch an, die beim Geschlechtsverkehr auftretenden **Schmerzstörungen** mit in die Systematik einzubeziehen.

Über Systematisierungen – und ausgerechnet noch im hoch individuellen sexuellen Bereich – läßt sich bekanntermaßen vortrefflich streiten. Diese Übersicht soll weder eine eindeutige krankheitsspezifische Zuordnung von sexuellen Störungen noch klar abgrenzbare, eng umschriebene klinische Bilder vortäuschen (Schmidt u. Arentewicz, 1977). Die gleich noch näher zu beschreibenden sexuellen Symptome können nämlich miteinander vergesellschaftet auftreten oder sich gegenseitig bedingen, z. B. kann eine erektive Impotenz zu einem sekundären Libidoverlust führen, der dann ein Vermeidungsverhalten darstellt. Selbst Sigusch (1996), der ansonsten den «nosomorphen Blick» der Mediziner kritisiert, empfiehlt eine erste Orientierung an den Leitsymptomen. Unter Umständen lassen sich hier schon Hinwei-

Tab. 9   Zur Systematik von Sexualstörungen

1. Störungen der Fortpflanzungsfähigkeit = generative Impotenz, Infertilität
2. Störungen des sexuellen Bedürfnisses (Appetenz) = Alibidimie, Lustlosigkeit
3. Störungen der sexuellen Erregbarkeit = erektive Impotenz, Erektionsstörung
4. Störungen der Orgasmusfähigkeit = orgastische Impotenz, Ejaculatio praecox, retarda u. deficiens
5. Störung der sexuellen Funktion durch Schmerzen (u. a. nach der Ejakulation oder Schmerzen in der Eichel)
6. Störungen der sexuellen Befriedigung (Satisfaktion)
7. Sexuelle Verhaltensabweichungen (ständiger Partnerwechsel, Don Juanismus, sexuelle Sucht)
8. Perversionen, (Paraphilien) z. B. Sadomasochismus, Exhibitionismus oder Fetischismus
9. Störungen der Geschlechtsidentität (Transsexualität)

se für die Differentialdiagnose von Psycho- oder Organogenese finden. Der vorzeitige Samenerguß (Ejaculatio praecox) hat beispielsweise in erster Linie seelische Ursachen.

Die Sexualstörungen von eins bis sechs zeigen vorwiegend einen «Hemmungscharakter»,sieben und acht dagegen einen «Fehlentwicklungscharakter» (Kemper, 1974), d. h., daß die sexuellen Verhaltensabweichungen und erst recht die Perversionen und die Transsexualität häufig mit schwerwiegenderen Störungen oder Veränderungen der Persönlichkeit einhergehen. Die Grenze zwischen sieben und acht ist fließend. Während abweichendes sexuelles Verhalten Teile der genitalen Sexualität sein oder in das Spektrum neurotischer Symptombildungen gehören können, sind Perversionen aus psychoanalytischer Sicht Partialtriebäußerungen und «komplexe psychische Gebilde besonderer Art» (Becker,1996 a).

Ein erster psychodiagnostischer Schritt sollte darin bestehen, zwischen einer psychosomatisch bedingten sexuellen Störung (1–6) und einer Perversion oder Geschlechtsidentitätsstörung zu differenzieren. Diagnostische Hinweise werde ich im Zusammenhang mit der Ätiopathogenese-Diskussion geben.

Zur Symptomatik von sexuellen Störungen

Bei der **generativen Impotenz** ist der Geschlechtsverkehr nicht unbedingt gestört, sie wird also im Gegensatz zu den folgenden Sexual-Symptomen subjektiv zunächst nicht negativ bemerkt. Das Mitteilen der Fertilitätsstörung (z. B. bei wiederholten negativen Spermiogrammen) kann jedoch vorübergehend einen Libidoverlust oder eine Erektionsstörung auslösen. Insgesamt bedeutet die generative Impotenz, also keine eigenen Kinder zeugen zu können, für den Mann (ebenso wie für die Frau) eine enorme narzißtische Kränkung. Da sie keine sexuelle Funktionsstörung im engeren Sinne ist, wird sie gesondert diskutiert (s. Kap. II.5.5).

Bei der **Alibidimie** (Lustlosigkeit) ist immer daran zu denken, daß sie ein erstes Signal einer beginnenden Depression sein kann. Der Sexualtrieb hat zwar seine biologische Wurzel, doch ist die alte naive Theorie vom Triebstau überholt. Das sexuelle Bedürfnis (Libido) hängt weitgehend von seelischen Einflüssen ab. In selteneren Fällen kann sich die Lustlosigkeit zur Abneigung und bewußten **(Aversion)** und bewußten Vermeidung des sexuellen Kontaktes ausweiten. Vermutlich ist die Aversion bei Frauen häufiger als bei Männern.

Bei der *primären Alibidimie* sollte verstärkt nach organischen Ursachen geforscht werden (chromosomalen oder endokrinen, bei älteren Menschen natürlich nach Stoffwechselkrankheiten und Durchblutungsstörungen).

Die Ursachen der **orgastischen Impotenz,** also *der Ejaculatio praecox* und *retarda,* sind – wie eben angedeutet – vorwiegend psychogener Natur.

Bestimmte Psychopharmaka (Antihypertonika, Sympatholytika und Hormone) können allerdings zu einer verzögerten oder ausfallenden Ejakulation führen (Kokott, 1988). Bei Sigusch (1996) findet sich eine systematische Auflistung aller Arzneimittel, welche die sexuelle Funktion beeinträchtigen.

Die *retrograde Ejakulation,* der sogenannte «trockene Orgasmus», ist immer iatrogen, also operationsbedingt. Vor einer Prostataoperation sollte der Patient daher von seinem Arzt darüber aufgeklärt werden.

Die genaue Definition einer Ejaculatio praecox ist schwierig. Hinzu kommt, daß eine Reihe von Männern diese Sexualstörung wegen des Beschämungs- und Kränkungscharakters bagatellisiert oder verleugnet, in seltenen Fällen sogar ins Gegenteil verkehrt: z. B. erleben sich manche Männer mit Ejaculatio praecox als besonders potent, weil sie so «schnell erregbar» sind. Von dieser Sexualstörung ist natürlich differentialdiagnostisch abzugrenzen der schnelle Samenerguß nach längerer sexueller Enthaltsamkeit. Die Sexualmediziner haben sich im DSM IV darauf geeinigt, dann von einem vorzeitigen Samenerguß zu sprechen, wenn der Orgasmus und die Ejakulation bereits bei minimaler sexueller Stimulation vor, bei oder kurz nach der Penetration eintreten und bevor der Mann es wünscht.

Bei der seelisch bedingten **erektiven Impotenz** ist hervorzuheben, daß die Gliedsteife meist nur beim Koitusversuch und nicht bei der Masturbation oder dem Petting gestört ist.

In der sexualmedizinischen Literatur hat sich in den letzten beiden Jahrzehnten der Begriff «erektile Dysfunktion» eingebürgert. Wir haben das an anderer Stelle kritisch kommentiert (Günthert und Diederichs, 1995), da der Begriff impliziert, daß nur eine spezifische Funktion unabhängig von der dahinterstehenden Person gestört ist. Auch Sigusch (1996) problematisiert diesen Terminus, da er schon semantisch eine Unmöglichkeit darstellt: Übersetzt bedeutet erektile Dysfunktion schwellfähige, also potente Fehlfunktion. Auch der alte klare Begriff «Impotenz» hat seine Nachteile, da er mehr oder weniger eine Entwertung enthält.

In der sexualwissenschaftlichen Literatur weniger behandelt und erforscht ist das von einigen Sexualforschern beobachtete Phänomen der Zunahme der **Störung der Satisfaktion:** Der körperliche Erregungsablauf mit Gliedsteife und Samenerguß ist unauffällig, aber es bleibt die entspannende und beglückende Befriedigung beim Höhepunkt aus.

Matussek (1955) hatte schon in einer frühen unbeachtet gebliebenen Arbeit auf diese Form der sexuellen Störung hingewiesen und deutlich gemacht, daß die sexuelle Funktion und die sexuelle Befriedigung nicht übereinstimmen müssen. Er spricht von *Impotentia satisfactionis.* Die Patienten berichten dann über ein kurz nach dem Geschlechtsverkehr auftretendes drückendes Schweigen oder eine quälende Trostlosigkeit. So sagte kürzlich ein Patient nach einem «One night-stand»: «Hinterher war es mal wieder trostlos!»

Nach meinen Erfahrungen handelt es sich hier um narzißtisch gestörte Persönlichkeiten, also um Menschen, die eher eine Oberflächensexualität praktizieren und in der sexuellen Begegnung nicht den tiefergehenden Bezug zum anderen spüren. Sie bleiben letztlich unbefriedigt, weil sie zu sehr um sich selbst kreisen und weil die Eroberung einer Frau – und damit die Aufwertung der eigenen Person – wichtiger ist als der gemeinsam erlebte sexuelle Genuß. Hierzu gehören auch Männer oder Frauen, die ihre Sexualität sozusagen «auf Eis» gelegt haben aus Angst, in Beziehungen gekränkt zu werden. In einer später folgenden Fallgeschichte (S. 182) wird dieser unbewußte Konflikt ausführlicher dargestellt.

Auf die **Perversionen** (z. B. Sadomasochismus, Pädophilie, Exhibitionimus und Voyeurismus) kann in diesem Rahmen nicht weiter eingegangen werden (s. Reiche, 1996 und Becker, 1996 a). Häufig begeben sich diese Patienten erst in Therapie, wenn sie straffällig geworden sind (z. B. die Pädophilen oder Exhibitionisten). Sie gehören in die Hand eines Fachpsychotherapeuten.

Bei der **Transsexualität** handelt es sich nicht um eine Sexualstörung sondern um eine Identitätsstörung (s. Kap. II.6).

Maskierte Sexualstörungen finden sich im Bereich der urologischen und erst recht der gynäkologischen Psychosomatik (Diederichs, 1999), z. B. als chronische Infektionen der Genitalschleimhäute, Schmerzen im Unterbauch oder beim psychosomatischen Urogenital-Syndrom (s. Kap. II 5.2.5 u. II.5.2.6). Es ist daher sinnvoll, auch die schmerzbedingten sexuellen Funktionsstörungen in die Systematik mit aufzunehmen. Schmerzen können sekundär zu Lustlosigkeit, Abneigung oder Erektionsstörungen führen. Einen differentialdiagnostischen Überblick der Kohabitationsschmerzen des Mannes gibt Vogt (1992).

Zusammenfassend sei festgehalten, daß eine genaue Exploration und Deskription der sexuellen Symptome erste diagnostische Hinweise ergeben kann. Eine besonders gründliche Beschreibung und Differenzierung sexueller Funktionsstörungen findet sich inzwischen im DSM-IV. Sie ist aber für den Praktiker meiner Einschätzung nach etwas zu kompliziert.

Diagnostisch aufschlußreich sind noch **formale Beschreibungsmerkmale** sexueller Störungen (Tab. 10)

Formale Beschreibungsmerkmale können einiges über die *Prognose* aussagen, z. B. ist es ein Unterschied, ob eine Sexualstörung *primär* ist, also noch nie ein befriedigender Koitus möglich war, oder ob sie *sekundär* aufgetreten ist, also die sexuelle Befriedigung zu einem bestimmten Zeitpunkt verlorengegangen ist. Letzteres ist für eine Psychotherapie prognostisch günstiger. Desgleichen ist die Prognose hinsichtlich des Behandlungserfolges ungünstiger, wenn eine Sexualstörung *chronifiziert* ist, z. B. schon seit Jahrzehnten besteht. Gelegentlich melden sich Männer mit Mitte 30, die noch nie mit einer Frau geschlafen haben! Aufschlußreich können *situationsbezogene* Sexualstörungen sein. Stekel (1922) berichtete hierzu interessantes kasuistisches Material.

«Es gibt in dieser Hinsicht die merkwürdigsten Tatsachen. Es gibt Männer, die ... nur auf einer Ottomane, auf der Erde, im Freien den Beischlaf ausüben, während sie im Bett absolut impotent sind [...] Es gibt Männer, die nur in bestimmten Wohnungen potent sind. So erzählte mir ein älterer Herr, daß er in Berghütten über 1.000 m potent sei, während ihn im Tale die Impotenz verfolge» (zitiert nach Schmidt und Arentewicz, 1977, S. 2181).

Ich selbst habe ein Paar beraten, das darüber beunruhigt war, am lustvollsten dann miteinander zu verkehren, wenn sie dabei entdeckt werden könnten. Beide waren Hotelangestellte und pflegten lustvoll in bestimmten «toten Winkeln» des Hotels miteinander zu schlafen.

Tab. 10 Deskription sexueller Funktionsstörungen nach formalen Kriterien

Kriterium	Deskription
Beginn	*initial:* nur am Beginn des Sexuallebens
	primär: vom Beginn des Sexuallebens an
	sekundär: nach einer Phase ohne Funktionsstörung
Verlauf	*akut:* plötzlich auftretend, nicht chronifiziert
	chronisch: allmählich auftretend, chronifiziert
Kontinuität	*fakultativ:* nicht immer aufretend
	obligatorisch: immer auftretend
Ausmaß	*partiell:* Funktion beeinträchtigt
	total: Funktion ausgefallen
Praktik	*praktikabhängig:* z. B. nicht bei der Masturbation
	praktikunabhängig: bei allen Praktiken
Partner/Partnerin	*partnerabhängig:* z. B. nur bei Gelegenheitspartner
	partnerunabhängig: bei allen Partnern
Situation	*situationsabhängig:* z. B. nicht im Urlaub
	situationsunabhängig: unter allen Umständen

aus Sigusch (1996)

Präzise Angaben zur **Epidemiologie** männlicher Sexualstörungen fehlen bisher. Sie wurden indirekt aus den empirischen Untersuchungen zum Sexualverhalten oder den Statistiken der Ambulanz-Klientel von sexualwissenschaftlichen Instituten erschlossen. Schnabel fand z. B. für die ehemalige DDR (Christmann und Weig, 1988) den vorzeitigen Samenerguß als die häufigste Sexualstörung des Mannes.

Auch unter den Ejakulationsstörungen der Ambulanz-Klientel des Hamburger Instituts für Sexualwissenschaft findet sich der vorzeitige häufiger als der verzögerte oder ganz ausbleibende Samenerguß. Hierbei ist allerdings zu berücksichtigen, daß die Beeinträchtigung und damit auch der Leidensdruck unter einer Ejaculatio retarda geringer ist, als der unter einer Ejaculatio praecox, d. h., Männer mit ersterer Störung gehen seltener zum Arzt. Wie groß der Anteil von Patienten ist, die wegen einer Sexualstörung die Urologische Praxis aufsuchen, ist unbekannt. Schätzungen sprechen von zwei bis drei Millionen impotenten Männern in der BRD.

Die z. Zt. verläßlichsten Angaben zur *Prävalenz* von Erektionsstörungen (Sigusch, 1996) stammen aus den USA (Boston und Umgebung), wonach 1990 18 Mill. Amerikaner betroffen waren. Einen wesentlichen Faktor stellt verständlicherweise das Alter dar. Bei den 40jährigen sind nur 5 % völlig und 17 % mittelgradig impotent. Bei den 70jährigen sind es schon 15 % bzw. 34 %.

Noch schwieriger sind Aussagen über *Zunahme* oder *Symptomwandel* von sexuellen Störungen.

Schmidt (1996) beobachtete z. B. in der Sexualberatungsstelle der Hamburger Abteilung für Sexualforschung in den letzten zwei Jahrzehnten eine deutliche Zunahme der Lustlosigkeit (Alibidimie), wobei der Anstieg bei den Frauen erheblich größer ist (von 8 % 1975–1977 auf 58 % 1992–1994; bei den Männern von 4 % auf 16 %). Schmidt spricht von einer kollektiven Symptomänderung zumindest bei Frauen. Sie ist seiner Meinung nach zum Teil auf die weniger funktionszentrierte, also auf körperliche Funktionen (Lubrikation, Erregung, Orgasmus, Erektion) eingeengte Wahrnehmung sexueller Probleme sowohl bei Patienten als auch Therapeuten zurückzuführen. Sie korrespondiert andererseits mit Ergebnissen der empirischen Sexualforschung über Jugendsexualität (Schmidt, 1992), daß nämlich für die Jugendlichen die Sexualität nicht mehr das Wichtigste in einer Beziehung ist.

Insgesamt wird angenommen, daß Sexualstörungen zunehmen, was bei der Entpolarisierung der Geschlechterrollen nicht verwundern würde. Die Verunsicherung des Mannes ist vermutlich größer als die der Frau (s. hierzu Hartmann, 1998). Sicherlich suchen heutzutage mehr Menschen den Arzt wegen einer sexuellen Störung auf als früher, wobei letztlich offen bleiben muß, ob die sexuellen Störungen zugenommen haben.

Hinsichtlich der **sozialen Schicht** fällt auf, daß in vielen Untersuchungen sexuell gestörte Männer eher der höheren sozialen Klasse angehören (Schmidt und Arentewicz, 1977), z. B. fand Kinsey ein gehäuftes Vorkommen des vorzeitigen Samenergusses in sozial höheren Schichten, was sich in der sexualmedizinischen Ambulanz des Hamburger Instituts für Sexualforschung dagegen nicht bestätigte. Auch die mir überwiesenen Patienten aus der Urologischen Poliklinik oder der andrologischen Sprechstunde eines Großklinikums stammen eher aus der unteren Mittelschicht bis Unterschicht, diejenigen von niedergelassenen Urologen dagegen aus der Mittelschicht.

Auch **das Alter** ist sehr heterogen, in dem Sexualstörungen aus seelischen Ursachen manifest werden können.

Mein ältester Konsiliarpatient mit einer Erektionsstörung war 65 Jahre alt. Es handelte sich um einen noch sehr rüstigen Schulleiter, der erst kürzlich pensioniert wurde und in dem gleichen Monat sich einer Bandscheibenoperation unterziehen mußte. Für seine Sexualstörung beschuldigte er – genau wie seine Ärzte – nun die Bandscheibenoperation. Gegen Ende des Beratungsgespräches konnte er zulassen, daß auch aktuelle Spannungen mit seiner 22 Jahre jüngeren Frau ursächlich eine Rolle spielen könnten, denn schon in jungen Jahren habe er «nicht so recht gekonnt», sobald es Konflikte mit der Partnerin gab. Um sich einer Frau hinzugeben, brauche er «totale Harmonie». Die Spannungen hatten sich u.a. durch seine Pensionierung ergeben, die den Lebensrhythmus des Paares sehr veränderte.

Mein jüngster Patient war 18 Jahre alt. Bei Jugendlichen ist es schwierig, eine sich anbahnende primäre Sexualstörung von normaler Unerfahrenheit und Verunsicherung bei den ersten Koitusversuchen zu unterscheiden.

Ätiopathogenese aus der Sicht der Psychoanalyse

Die ursächlichen seelischen Faktoren stellen ein Kontinuum dar, das von oberflächlicher Erwartungs- und Versagensangst bis zu tiefgehender psychopathologischer Dynamik reicht. Diese bewirkt dann, daß die sexuelle Reaktion eine gefahrvolle symbolische Bedeutung auf der unbewußten Ebene bekommt.

Im folgenden beschränke ich mich auf die psychoanalytischen Aspekte zur Pathogenese männlicher Sexualstörungen. Weitere Pathogenesekonzepte wie die Lernpsychologie oder dasjenige von Masters und Johnson oder H. S. Kaplan finden sich bei Langer und Hartmann (1992).

Die vier «Theorie-Säulen» der Psychoanalyse sind auch für das Verständnis der Psychodynamik von Sexualstörungen hilfreich, nämlich

1. die Triebtheorie,
2. die Ich-Psychologie,
3. die Objektbeziehungstheorie und
4. die Selbstpsychologie.

Aus didaktischen Gründen werden jetzt die Entwicklungslinien dieser vier psychoanalytischen Theorieelemente für die Sexualität bzw. ihre Störanfälligkeit getrennt diskutiert. Prinzipiell müssen sie zusammen gesehen werden. Die psychosexuelle oder Trieb-Entwicklung des Kindes vollzieht sich im Rahmen einer Objektbeziehung (Mutter-Kind-Interaktion). Das Objekt bzw. die Mutter sorgt zunächst für die Befriedigung vor allem im oralen und narzißtischen Bereich (Liebe, Akzeptanz usw.). «Im Spannungsfeld von Trieb und Objekt entwickelt sich das Ich, das die Kooperation von Trieb (Innen) und Objekt (Außen) organisiert. Die Erfahrungen, die das Ich dabei mit sich selbst und mit dem Objekt macht, wirken sich auf die Triebentwicklung, die Entwicklung der Beziehungen zur Objektwelt und die Entwicklung des Selbsterlebens aus» (Becker, 1996, S. 169).

Zu 1. Triebentwicklung

In der bisherigen – übrigens relativ spärlichen – psychoanalytischen Literatur zur Entstehung von Sexualstörungen wird die gestörte Triebentwicklung im Sinne des *ungelösten ödipalen Konflikts* verantwortlich gemacht. Dieser beinhaltet, daß der Mann wegen seiner inzestuösen Wünsche in der Kindheit Kastrationsängste hat, die ihn in dem befriedigenden Vollzug der sexuellen Handlung als Erwachsener behindern. Die ödipale Entwicklungsstufe ist beim Jungen dadurch charakterisiert, daß er durch die libidinöse Besetzung der Mutter in Konkurrenz mit dem Vater gerät und dessen Bestrafung befürchten muß. Die Angst vor der Bestrafung bzw. «Kastration» beendet normalerweise den ödipalen Konflikt und führt zur Identifikation mit dem Vater. Wird dieser Konflikt nicht bewältigt, kann auch noch im Erwachsenenalter die vermeintliche Kastrationsgefahr weiterbestehen. Um dieser Gefahr aus dem Weg zu gehen, vermeidet der Mann unbewußt die Erektion. Die Hemmung der Potenz kann hier analog einer psychosomatischen Symptombildung mit dem Konversionsmechanismus erklärt werden. Der unbewußte Konflikt wird in das Somatische abgedrängt.

Ich weiß, daß diese, hier sehr verkürzt wiedergegebene, klassische Theorie Freuds immer noch Verwunderung, Kopfschütteln, Abscheu oder Ärger auslöst. Der inzwischen empirisch nachgewiesene – und viel häufiger, als Freud vermutete – auftretende manifeste sexuelle Mißbrauch in der Familie weist auf die erotischen Spannungen zwischen den gegengeschlechtlichen Familienmitgliedern hin. Darüber hinaus steht der Name «Ödipus» symbolisch für eine spezifische Beziehungskonstellation, die nicht nur auf der genital-sexuellen Ebene verstanden werden darf. Es geht insgesamt um die libidinösen und aggressiven Impulse sowie Verstrickungen zwischen den Familienmitgliedern (Vater-Mutter-Kind). Für eine positive Bewältigung des ödipalen Konfliktes ist es wichtig, daß das Kind die Eltern als «liebendes Paar» internalisieren kann und das Ausgeschlossensein in diesem Bereich aushält.

Folgende Kasuistik eines 50jährigen Mannes, der mir wegen einer sekundären Erektionsstörung vom Urologen überwiesen wurde, kann auf dem Hintergrund eines ungelösten oder fixierten ödipalen Konflikts verstanden werden.

Der sexuelle Kontakt zu seiner Ehefrau, mit der er inzwischen 20 Jahre verheiratet ist, war seit zwei Jahren «eingeschlafen». Ansonsten versteht er sich mit ihr weiterhin ausgezeichnet. Sie organisiert den gemeinsamen Alltag, er verdient als höherer Beamter das Geld. Vor einem halben Jahr verliebte er sich in eine wesentlich jüngere Frau, die ihrerseits in einer für sie unbefriedigenden, relativ unverbindlichen Partnerbeziehung lebte. Trotz starker gegenseitiger Verliebtheit und großem sexuellen Bedürfnis blieb er impotent. Das führte ihn zum Urologen, der dem noch jünger, sportlich und stattlich aussehenden Mann organische Gesundheit bescheinigen mußte.
Die Analyse ergab, daß er nur mit Mutter und Großmutter aufgewachsen war. Der Vater, Berufsoffizier, war im Krieg gefallen. Obwohl die Mutter Männerbeziehungen hatte und auch ab seinem 13. Lebensjahr mit einem Partner wieder zusammenlebte, ist er nie eifersüchtig gewesen. Der Patient wörtlich: «Die Männer neben Mutter haben mich nie beeindruckt.» Die Mutter soll übrigens eine attraktive Frau gewesen sein. «Ich war Modeberater meiner Mutter.»
Ihm wurde im Verlauf der Behandlung bewußt, daß sich zu Hause alles nur um ihn gedreht hatte. Bis zu seinem 27. Lebensjahr hatte er zu Hause gewohnt und wurde dann – wie er selbst ironisierend formulierte – «nahtlos von der Ehefrau übernommen». Weiterhin prägte ihn der Umstand, daß Mutter und Großmutter sich nicht verstanden haben, so daß sie oft stritten, was ihm als Kind große Angst machte, und er geschickt vermitteln mußte. Das hat zu einer ausgeprägten Hemmung im agressiven Bereich geführt. So war er ausgesprochen «harmoniesüchtig». Streitigkeiten mit seiner Ehefrau kannte er nicht, selbst als diese nach vier oder fünf Ehejahren nach einem kurzen Londonurlaub für mehrere Wochen in ein fremdes Land entschwand. Offensichtlich hatte sie sich in London verliebt und war einem Mann nachgereist. Sie kehrte aber wieder zurück. Der Patient war heilfroh. Eine Aussprache darüber ist nie erfolgt. Er war zufrieden, daß seine Frau wieder da war, alles andere war für ihn nicht mehr wichtig!

Wie ist die *Psychodynamik* seiner *Sexualstörung* zu verstehen? Während die «eingeschlafene Sexualität» mit der Ehefrau im Rahmen seiner «pazifizierten Beziehung» auf der bewußten Ebene noch nachvollziehbar ist, ist seine Impotenz mit der jüngeren Freundin nur von der unbewußten konflikthaften Dynamik verstehbar: Zum einen bedrohte ihn der Dritte im Bunde, der Freund der Freundin – Konkurrenz oder Geschlechterrivalität kannte er nicht in seinem Leben –, und zum anderen quälte ihn sein Über-Ich mit Schuldgefühlen, der Ehefrau, die ja symbolisch für ihn Mutterersatz geworden war, untreu zu werden. Seine Bestrafungs- oder Kastrationsängste symbolisierten sich in wiederholten Hinrichtungsträumen.

Das Symptom, die Sexualstörung, so ungelegen sie dem Patienten auf der bewußten Ebene kam, hatte eine Schutzfunktion. Es schützte ihn vor der Gefahr, die Beziehung zu riskieren. Die Symptomatik hat also Abwehrcharakter.

Nicht jeder *ungelöste ödipale Konflikt* (Ödipuskomplex) führt etwa zu einer Sexualstörung, wie überhaupt keine klare Korrelation zwischen dem Ausmaß einer seelischen Störung und der gehemmten Sexualität besteht. Auch psychisch schwerkranke Patienten, z. B. Psychotiker, können über eine normale sexuelle Funktion verfügen (soweit sie nicht durch die Neuroleptika-Therapie lahmgelegt ist). Unterschätzt werden meiner Meinung nach die *präödipalen Störungen*, z. B. im *oralen* und *analen* Bereich, die oft die genitale Sexualität beeinträchtigen. Behinderungen der Oralität (depressive Struktur) können das zwanglose Wechselspiel von «Geben» und «Nehmen» in der Partnerschaft einschränken.

So kam ein 47jähriger, groß gewachsener, depressiv und düster dreinblickender Mann zur Beratung, weil sich «mein Glied nicht mehr richtig versteift». Wenn die Gliedsteife mal vorhanden sei, komme es nicht zum Samenerguß. Er habe lange Zeit geglaubt, daß diese sexuellen Schwierigkeiten Folge einer früher erlittenen Nierenbeckenentzündung seien. Er habe nun deswegen einen Urologen aufgesucht, der aber organisch alles in Ordnung gefunden habe. Bei dem Versuch, den Beginn der Sexualstörung auszumachen, wird deutlich, daß hier eine primäre Sexualstörung vorliegt. Als junger Mann hatte der Patient nur Gelegenheitsbeziehungen gehabt und dabei seinen Samen bewußt zurückgehalten. Er kann zugeben, daß er als junger Mann Frauen gehaßt hat und sehr stolz darauf gewesen ist, seinen Samen zurückzuhalten. In seinem 30. Lebensjahr hat er dann eine 15 Jahre ältere Frau geheiratet, die gut für ihn sorgte, aber für die Sexualität nicht so wichtig gewesen ist. Außerdem soll sie die letzten Jahre der Ehe sehr krank gewesen sein (Gebärmutterkrebs), weshalb auch kein Geschlechtsverkehr mehr stattgefunden hat. Erst nach dem Tod der Frau (Pat. Anfang 40) ist ihm bei erneuten sexuellen Versuchen mit Frauen seine Störung aufgefallen. Seine Erektionsstörung hat er dann mit übermäßigem Alkoholgenuß entschuldigt. Im Zusammenhang mit einer neuen Partnerin, die – genau wie der Patient – auf eine intensivere Beziehung und Bindung drängte, ist die Sexualität noch einmal für ihn wichtig geworden. Er ist unter Leidensdruck geraten.

Auf seine traumatisierende Lebensgeschichte kann in diesem Rahmen nicht weiter eingegangen werden. Er gehört zu denjenigen Menschen, die auch real zu kurz gekommen sind (ärmliche Verhältnisse, der Älteste von vier Kindern, der schon in der Jugend mit Geld verdienen oder sich um die kleineren Geschwistern kümmern mußte). Hinzu kam eine strenge Mutter, die z. B. dem Vater das Taschengeld für das Bier zuteilte. Entsprechend ambivalent war sein Frauenbild.

Die Psychodynamik seiner Sexualstörung, insbesondere der Ejaculatio deficiens (Anorgasmie), ließ sich als Folge seiner Retentivität verstehen. Er möchte nichts hergeben, besonders an eine Frau (Mutter), weil er nie etwas bekommen hat. Insofern war er stolz auf das Zurückhalten des Samens, fast triumphierend, weil er endlich etwas für sich behalten konnte. Es gibt depressiv strukturierte Männer, die sogar das Gefühl haben, durch den Geschlechtsverkehr werden ihre Kräfte ausgesaugt. Sie fühlen sich daher nach jedem Koitus tagelang müde und erschöpft. Die erektive Impotenz ist dann eine Form des Protestes, sich den Ansprüchen der Frau passiv zu entziehen. Die Sexualität mit der Frau wird wie ein mühsam zu besteigender Berg erlebt, der Angst macht.

Auch *Behinderungen* in der *analen Phase* können sich später im Erwachsenenalter negativ auf die sexuelle Funktion auswirken. Einschränkungen von Seiten der Umwelt, z. B. in Form einer frühen und rigiden Sauberkeitserziehung auf dieser Entwicklungsstufe, in der das Erleben von Willkür, Expansion und lustvoller Aggression (im Sinne von «adgredi», aktiv an etwas herangehen) eine Rolle spielt, müssen zu Gehemmtheiten im aggressiven Erlebnisbereich führen (zwangsneurotische Strukturanteile).

Auch die Persönlichkeit des eben vorgestellten Patienten war nicht nur durch depressive, sondern auch durch zwanghafte Strukturanteile charakterisiert. Er ist in seiner Kindheit – besonders durch die Großmutter – früh reglementiert worden.

Zwanghafte müssen ihre Ausscheidungen aus Angst vor Beschmutzung, wie überhaupt ihre Gefühle, kontrollieren.

Aggression und Sexualität

Noch wichtiger für das Verständnis der Psychodynamik von Sexualstörungen, insbesondere *Ejakulationsstörungen* ist die Berücksichtigung der zur Triebpsychologie gehörenden Aggression. Dieser Begriff wird umgangssprachlich meist destruktiv, also negativ getönt verstanden. Ich verwende ihn hier – wie eben angedeutet – im Sinne von Aktivsein, Anpacken usw. Ein gelungener lustvoller sexueller Akt setzt sowohl bei dem Mann als auch der Frau positive Aggression im Sinne von Sich-gegenseitig-aktiv-nehmen und für-die-eigene-Lust-benutzen-Können voraus. Im sexuellen Akt werden also auch immer aggressive Wünsche mobilisiert. Libido und Aggression gehen hier eine sinnvolle «Liaison» ein. In einer sexuell befriedigenden Partnerbeziehung sind liebevolle oder libidinöse und aggressive Impulse gleichzeitig möglich. Eine Störung des aggressiven Erlebnisbereiches führt zu einer Spaltung von Libido und Aggression. Die aggressiven Tendenzen verselbständigen sich und sind in der Gefahr, destruktiv zu werden. Manchen Männern mit verzögertem oder ausbleibendem Samenerguß sind solche aggressiv-destruktiven, sogar sadistischen Impulse manchmal bewußt: Sie wollen sich an den Frauen bzw. ihren Müttern rächen und mit ihrem Penis «fertigmachen».

In diesem Zusammenhang sei daran erinnert, daß sich in der Umgangssprache manchmal «psychodynamische Weisheiten» ausdrücken. Mir fiel z. B. auf, daß – zumindest in Berlin – Unterschichtfrauen gelegentlich für den Orgasmus der Männer die Metapher «fertigmachen» benutzen. In der französischen Sprache hört sich das schon zärtlicher oder libidinöser an. Der Orgasmus heißt hier «le petit mort».

Bei dem zuletzt vorgestellten 47jährigen Patienten stellte sich nach mehreren Beratungsgesprächen unter Einbeziehung seiner neuen Partnerin heraus, daß eine Ejakulation beim Koitus doch möglich war und zwar dann, wenn ihn die Freundin im sexuellen Akt körperlich aggressiv attackierte, z. B. heftig in die Brustwarze biß. Der Schmerz, aber auch die entsprechende Gegenaggression, wirkte luststeigernd, so daß er dann «loslassen» konnte.

Kaplan (1979), eine erfahrene analytisch orientierte Sexualtherapeutin, hebt hervor, daß die Pathogenese der Ejakulationshemmung der der Verstopfung, Schluckhemmung (Globus hystericus) und der Harnverhaltung ähnelt. Defäkation, Schlucken, Urinieren und Ejakulation beruhen alle auf Reflexen, die normalerweise unter willkürliche Kontrolle gebracht werden können. Die Ursache des unbewußten Konfliktes scheint unspezifisch zu sein. Die Retentivität, mangelnde Aggression und die unbewußte Feindseligkeit gegenüber Frauen unterscheiden Männer mit Erektions- und Ejakulationsstörung nicht. Unterschiede kann man in den Abwehrmechanismen finden. Der Ejakulationsgehemmte neigt unbewußt mehr zum »Zurückhalten«, d. h.

er vermeidet Angst durch Ausüben von Kontrolle, während der impotente Mann sich eher von Angst überfluten läßt, die dann seine sexuelle Reaktion lähmt (Kaplan, 1979).

Einen historisch interessanten Beitrag zur Ejaculatio praecox unter urethralerotischen Aspekten lieferte Abraham (1917). Nach seiner Erfahrung soll es sich bei den Betroffenen um narzißtische Menschen handeln, die urethral fixiert geblieben sind und bei denen der Sexualakt symbolisch ein Anurinieren des weiblichen Sexualobjekts darstellt, aus Rache am weiblichen Geschlecht. Letztlich bringen sie durch das schnelle Abfließen ihres Samens die Frau um ihren sexuellen Genuß.

Der Mangel an normaler sexueller Aggression erklärt darüber hinaus, warum manche Paare, die besonders ruhig und harmonisch zusammenleben, kaum sexuelle Bedürfnisse bei sich beobachten. Diese Paare versuchen eine Art symbiotische Beziehung zu leben. Der geringste Konflikt, die kleinste Auseinandersetzung wird gefürchtet aus der Angst, die Beziehung zu bedrohen. Aus diesem Grund wird auch die für einen befriedigenden Koitus nötige sexuelle Aggression unterdrückt. Dieses Phänomen könnte erklären, warum ein 34jähriger Patient, der wegen einer primären erektiven Impotenz überwiesen wurde, immer dann leidlich potent werden konnte, wenn es vorher zu aggressiven Auseinandersetzungen mit seiner Ehefrau kam. Insgesamt scheint hier auch die Psychodynamik des Libidomangels oder der Lustlosigkeit zu liegen. Buddeberg et al. (1994) betonen, daß die eheliche Harmonie heute für viele Frauen und Männer als ein Ideal gilt, welches sie sich gegenseitig immer wieder aufs Neue versichern müssen. Paare benötigen aber für ihre erotische Spannung ab und zu Trennendes. Hier reichen auch «Mikrotrennungen», z. B. ohne den Partner ins Kino gehen. Durch Autonomie und Individualität bleibt man attraktiver füreinander. Darüber hinaus bleiben Selbständigkeit und Anziehungskraft eher erhalten, wenn Paare auch die Konfrontation wagen. Konfliktfreie Partnerschaft ist eigentlich ein Paradoxon.

Auch bei dem 50jährigen, nur von Frauen aufgezogenen höheren Beamten, spielte neben dem ungelösten ödipalen Konflikt die enorm gehemmte Aggression bei der Entstehung seiner Sexualstörung sowohl mit der Ehefrau als auch mit der jungen Freundin eine Rolle. Nach dem Beginn der Behandlung bei mir hat er sich bald von der Freundin zurückgezogen und dadurch den «Seelenfrieden» mit seiner Frau wiederhergestellt. Er fühlte sich erst einmal entlastet. Weder ihm noch der Ehefrau ist es aber dann gelungen, über seinen Ausbruchsversuch zu sprechen, analog wie vor Jahren, als die Ehefrau für einige Wochen entschwunden war.

Ein genereller, alle Paare betreffender, systemimmanenter Konflikt
betrifft den Widerspruch zwischen dem Wunsch nach sexueller Leidenschaft und spannungsvoller Erotik einerseits und dauerhafter Bindung, Liebe oder Treue andererseits. Jedes Paar muß diesen Konflikt
für sich individuell bewältigen (Dannecker, 1987). Hierbei sollte aber
die lustvolle genitale Sexualität oder Triebbefriedigung für die Stabilität einer Paarbeziehung nicht überschätzt werden. Die sogenannten
prägenitalen Faktoren wie Geborgenheit, Sicherheit und Akzeptanz
sind für die Beständigkeit von Beziehungen unter Umständen wichtiger.

Zu 2. Ich-psychologische Entwicklung

Die unter 1. beschriebenen entwicklungspsychologischen Aspekte
hängen mit dem im folgenden zu Beschreibenden eng zusammen.
Menschen, die in ihrer Triebentwicklung (libidinöse und aggressive
Impulse) stark eingeschränkt wurden, entwickeln meist nur ein schwa-
ches Ich oder Selbstgefühl. Letzteres kann bei Männern mit sexuellen
Funktionsstörungen ätiologisch eine Rolle spielen, da (sexuelle) Hingabe unbewußt mit der Angst vor Selbstaufgabe gekoppelt sein kann:
Ich-schwache Männer fürchten den sexuellen Kontakt und besonders
den Orgasmus aus Angst vor einem partiellen Ich-Verlust oder Kon-
troll-Verlust. Nur derjenige kann die sexuelle Lust und den Orgasmus
gefahrlos genießen, der ein kohärentes und damit stabiles Ich besitzt.
Er kann seine Ich-Funktionen im Orgasmus, ohne Angst zu bekommen, außer Kraft treten lassen. Der Höhepunkt führt ja zu einer kurzfristigen Einschränkung der Wahrnehmungsfunktionen und Aufgabe
der Ich-Grenzen. Der mit einem fragmentierten und labilen Selbst
oder Ich Aufgewachsene vermeidet mit der sexuellen Hemmung die
für ihn bedrohliche regressive Nähe, wie sie durch den Intimkontakt
hergestellt wird. Er schützt damit sein Selbst oder Ich vor der Auflösung.

Die Ursache für die Störung der Ich- oder Selbstentwicklung liegt, ebenso
wie für die gestörte Triebentwicklung, in der frühen Kindheit. Ohne hier auf
die verschiedenen Selbst-Konzepte und zum Teil komplexen metapsychologischen Ausführungen über den Unterschied von Ich und Selbst eingehen zu
können, sei hervorgehoben, daß schon lange vor der ödipalen Phase die Persönlichkeit formende Entwicklungsschritte vom kleinen Jungen oder Mädchen durchlaufen werden. Für eine positive Selbstentwicklung und damit
Beziehungsfähigkeit ist die frühe Triangulierung der Objektbeziehungen von

enormer Bedeutung, d. h., wenn sich das Kind zwischen dem ersten und zweiten Lebensjahr phasenweise von der Mutter löst, ist der intensive Kontakt zu einer weiteren Beziehungsperson, üblicherweise zum Vater, für sein Bild von sich selbst oder seine Identität sehr wichtig. Insbesondere für den Jungen ist eine klar konturierte Vaterfigur von Bedeutung (s. auch die Ausführungen in dem Kap. II.5.1). So überrascht es nicht, daß viele sexuell gestörte Männer über mangelnde positive Vateridentifikationen berichten oder sich noch zu sehr an die Mutter gebunden fühlen. Die Mutterbindung ist hier nicht primär auf ödipalem Niveau zu verstehen, sondern auf einem früheren dyadischen. Manche Männer fühlen sich noch als verlängerter Arm ihrer Mutter. Entsprechend meiden sie den intensiveren Kontakt zu Frauen, weil sie unbewußt um ihre Identität fürchten.

Zum Beispiel müßte der oben beschriebene ödipale Konflikt des Patienten mehrschichtiger verstanden werden. Da er ohne Vater aufgewachsen ist und immer im Mittelpunkt von Mutter und Großmutter stand (der Großvater war ebenfalls schon lange tot), ist er auch an eine dyadische Beziehungsstruktur gebunden geblieben. Nicht nur mangelnde Aggression und libidinöse Bindung an die Mutter, sondern auch die fixierte frühe dyadische Beziehungserfahrung behindern ihn, sich mit einem «Dritten» (dem Freund der Freundin oder seinem damaligen südländischen Konkurrenten) auseinanderzusetzen, (er habe nie jemandem wehgetan, er war immer der Gute).

Zu 3. Selbstentwicklung

Selbst, Ich und Identität sind fast identische Begriffe. Die gestörte Trieb- und Ich-Entwicklung wirkt sich negativ auf das Selbstgefühl aus. Die Pathologie des Selbst oder Narzißmus (Diederichs, 1996) kann beim Mann klinisch sehr unterschiedlich aussehen. Neben denjenigen, denen man die Selbstwertstörung schon «ansieht», gibt es Menschen, die ihre massiven Minderwertigkeitsgefühle mit Überheblichkeit, Geltungssucht oder Grandiosität, also mit einer narzißtischen Fassade abwehren. Die sexuelle Funktion bei narzißtischen Persönlichkeitsstörungen ist auf den ersten Blick meist nicht gestört. Letztlich bleiben sie aber oft unbefriedigt (Impotentia satisfactionis), weil sie sich nur selbst lieben oder bestätigen können. Hierzu ein Fallbeispiel:

Der 43jährige Patient war ein fließend deutsch sprechender Amerikaner, ein körperlich großer, sympathisch sportlich und gut aussehender Mann (etwa vom Typ des jungen Edward Kennedy). Seine Haltung war souverän und lässig, offenbarte sich aber im Verlauf des Gespräches als subtil arrogant. Da er nebenbei von seinen Studien in Moskauer Archiven sprach, glaubte ich einen Professor für Geschichte oder Politologie vor mir zu haben.

Er wurde mir aus der Urologischen Poliklinik eines Universitätsklinikums überwiesen. Diese hatte er aufgesucht, um seine Geschlechtsorgane untersuchen zu lassen. Er war nämlich sehr beunruhigt, weil er seit zehn Jahren meist nur masturbierte und kein sexuelles Bedürfnis gegenüber Frauen mehr verspürte. Seitdem seine Freundin sich vor zehn Jahren von ihm trennte und einen anderen Mann heiratete, hat er nur Gelegenheitsbeziehungen gehabt. Die Frauen, die er dann kennenlernte, haben nur immer «wie ein Brett» dagelegen (der Patient zeigte dabei eine verächtliche Miene!).

Im letzten Sommer hatte er jedoch ein Erlebnis, das er nicht richtig verstand. Er war gerade müde aus Moskau zurückgekehrt und hatte sich ein paar Tage Urlaub in seinem Lieblingsbadeort St. Malo in Frankreich gegönnt. Dort war am Strand eine junge Frau auf ihn zugekommen und hatte ihn einfach angesprochen. Er schilderte dann sehr eindrücklich, wie er sich von ihr angezogen fühlte, obgleich es sich um eine körperlich eher kleine Frau gehandelt hat (sie soll etwa 1,60 m groß gewesen sein, der Patient dagegen war 1,90 m!). Die Frau muß für den Patienten über bestimmte äußere attraktive Merkmale verfügt haben; sie war die Tochter einer Französin und eines Arabers. Er wurde dann schnell mit ihr intim und erlebte endlich wieder diesen «sexual response», wie er ihn nur von seiner damaligen Freundin kannte.

Im folgenden berichtete er ungefragt und für mein Gefühl etwas zu schamlos die intimen Details der sexuellen Begegnung. Ich gebe sie bewußt wieder, um auf den narzißtischen Charakter seiner vermeintlichen Sexualstörung, der Lustlosigkeit oder der Angst, daß mit seinen Sexualorganen nicht alles in Ordnung ist, aufmerksam zu machen: Es war wie eine sanfte Landung. Er war einfach fasziniert. Sie war enger gebaut als die früheren Frauen. Sie umfaßte seinen Penis wie mit einem Handschuh. So eine muskulöse Bewegung hatte er noch nie bei einer Frau gespürt. Er hat dann genau beobachten können, wie sie gekommen ist. Ihr Gesicht war dabei wie in Trance. Sein eigener Samenerguß interessierte ihn dabei nicht. Früher hatte er immer gleich «mehrmals abgeschossen», mit ihr hatte er aber über eine Stunde gekonnt, ohne ejakulieren zu müssen.

Ich vermute, daß dieser Mann weniger gemeinsame genitale Lust im engeren Sinne als ein isoliertes narzißtisches Hochgefühl erlebt hat. Letztlich hat er sich in der Sinnlichkeit der Frau gesonnt. Offensichtlich wird er nur von denjenigen Frauen sexuell erregt, wie von der früheren Freundin, die ihn in seiner Grandiosität spiegeln. Die Trennung von seiner früheren Freundin muß für ihn eine enorme narzißtische Kränkung gewesen sein. So war seine souveräne und überlegene Haltung kein Widerspruch zu der Tatsache, daß er seit zehn Jahren häufig unter Sinnlosigkeits- und Leeregefühlen litt. Die Grandiosität ist oft nur die Kehrseite der Depression (Miller, 1979).

Im Verlauf der Exploration stellte sich heraus, daß er mit seinen 43 Jahren noch Student war und zur Zeit als Museumswärter seinen Unterhalt verdiente. Seine Kindheitsgeschichte war geprägt von einer hochambivalenten Beziehung zu einer schönen, aber gefühlskalten Mutter, die häufig zwischen Amerika und Europa pendelte und große berufliche Erwartungen an ihren einzigen Sohn hatte. Letztlich ist er in chaotischen Verhältnissen aufgewachsen: Seine Mutter war dreimal verheiratet und obwohl er ihr einziger Sohn war, ist er viel in seiner Kindheit herumgereicht worden, auch in Kinderheimen und später in Internaten. Der Vater hatte sich noch vor dem dritten Lebensjahr des Patienten getrennt. Zu ihm bestand kein Kontakt mehr.

Bei diesem Patienten liegt eine klassische narzißtische Persönlichkeitsstörung – wie sie Kernberg beschrieben hat – vor: Eines der Hauptmerkmale sind Größenphantasien. So sprach der Patient, der sich als Student der Amerikanistik entpuppte, davon, mehrere Bücher vorzubereiten, beispielsweise über die Bedeutung Frank Roosevelts für die Sowjetunion. Weitere Merkmale sind ein überhöhtes Maß an Selbstbezogenheit sowie ein spürbarer Mangel an Empathie und Interesse für Mitmenschen, obwohl nach deren Bewunderung und Anerkennung getrachtet wird. Der Amerikaner erschien mir in Berlin als ziemlich isoliert. Aktuell gab es nur einen Bekannten, einen schwarzen Opernsänger, mit dem er gelegentlich Sport trieb. Ein weiterer Grundzug narzißtischer Persönlichkeiten ist das Fehlen echter Gefühle von Trauer, Sehnsucht oder Bedauern. Zwar können sie, wenn sie von anderen verlassen oder enttäuscht werden, in einen Zustand geraten, der äußerlich wie eine Depression erscheint, bei genauerem Hinspüren zeigt sich jedoch, daß in erster Linie Wut, Empörung und Rachebedürfnisse die Hauptrolle spielen (Kernberg, 1995). So hat auch dieser Patient nach dem Verlassenwerden von der Freundin keine wirkliche Trauer erlebt, sondern nur Leere und Sinnlosigkeit, also den Verlust seines Selbstgefühls. Letztlich rächt er sich an den Frauen, indem er sie permanent entwertet («flach wie ein Brett») oder unbewußt zerstören will («mehrmals abgeschossen»). Die mangelnde Gefühlstiefe manifestiert sich auch in der Sexualität. Wie schon eben beschrieben, ist ihm die Bewunderung wichtiger als die gemeinsame genußvolle sexuelle Begegnung. Entsprechend erleben narzißtisch Gestörte nach dem Höhepunkt auch kein tieferes Gefühl der Befriedigung.

Dieser Patient ist an sein Größen-Selbst fixiert geblieben. Die Traumatisierung in seiner Kindheit durch permanent unempathische oder sich willkürlich verhaltende Eltern haben die normalen Entwicklungsschritte mit ihrer Differenzierung in Real-Selbst, Kern-Selbst und Ich-Ideal behindert. Diese intrapsychischen Konfigurationen sind quasi mit dem Größen-Selbst «verbacken geblieben» (Diederichs, 1996). Eine Modulation des Selbstgefühls ist nicht mehr möglich. Die starke narzißtische Verwundbarkeit wird mit dem Größen-Selbst abgewertet. Diese Menschen wirken nach außen nur noch großartig. Auch andere hatten den Patienten, beispielsweise bei seinem Aufenthalt in Rußland, für einen amerikanischen Professor gehalten. Der pathologische Narzißmus dient also wesentlich der Abwehr unlustvoller Affekte in Richtung Kleinheit, Ohnmacht oder Minderwertigkeit.

Infolge des Fixiertbleibens an sein Größen-Selbst bleibt der Patient abhängig von der Bewunderung und Bestätigung durch andere, insbesondere auch im sexuellen Kontakt durch Frauen. Er sieht sich nur im Spiegel ihrer Leidenschaft. Die sexuelle Erregung kann nicht in erotisches Begehren umgewandelt werden, das den Wunsch nach einer sexuellen Beziehung mit einer spezifischen Person impliziert und mit ihr komplementäre Verschmelzungserfahrungen zuläßt (Kernberg, 1998). Entsprechend blieb auch die Beziehung zu der Französin trotz der «phantastischen Sexualität» folgenlos. Sein rationaler Grund war, daß sie in St. Malo nicht allein, sondern mit ihren Eltern war!

Auch mit mir blieb die Beziehung folgenlos: Als ich ihm zum Abschluß des ersten Gespräches einen zweiten Termin vorschlug und vorsichtig andeutete, daß meiner Einschätzung nach bei ihm weniger eine Sexualstörung als eine Beziehungsstörung vorläge, die einer unter Umständen langjährigen psychotherapeutischen Behandlung bedürfte, reagierte er nur lakonisch: Damit würde ich ihm auch nichts Neues sagen! Er kam dann auch nicht zu dem zweiten angebotenen Termin. Vermutlich hat er etwas von der Skepsis in meiner Gegenübertragung gespürt und sich nicht gleich total angenommen gefühlt. Es war für ihn keine «sanfte Landung». Er wird aber auch große Angst gehabt haben, sich in einen intensiveren Kontakt, wozu auch der therapeutische zählt, einzulassen. Narzißtische Persönlichkeiten haben eine große Angst vor Abhängigkeit, weil es ihr Größen-Selbst bzw. ihre Abwehr bedroht und dahinter die Beschämung und die ohnmächtige Wut über die eigene Wertlosigkeit und das Nichtgesehen-worden-sein lauert. Hinter der Entwertung, auch meiner Person, liegt aber der sehnsuchtsvolle Wunsch nach einer idealisierten oder omnipotenten Elternfigur.

Zu 4. Objektbeziehungspsychologische Entwicklung

In den bisher diskutierten Aspekten der Trieb-, Ich- und Selbstentwicklung ist die Bedeutung der Objektbeziehung und der realen Partnersituation für die Sexualität wiederholt berührt worden. *Sexuelle Störung* und *Beziehung* gehören aus psychoanalytischer Sicht zusammen, was nicht bedeutet, daß nur Paare behandelt werden sollten.

Paarbeziehungen sind meist symmetrisch, auch wenn manche Paare äußerlich nicht gleichwertig wirken, d. h., wenn der Mann unter einer Sexualstörung leidet, spielt dieses Symptom für das Paargleichgewicht eine Rolle, beispielsweise können dadurch die sexuellen Schwierigkeiten der Partnerin verdeckt bleiben. So überrascht es nicht, daß nach einer erfolgreichen Sexualtherapie des Mannes nun die Frau ein sexuelles Symptom entwickelt (und umgekehrt).

Auch die Ehefrau des vorhin ausführlicher vorgestellten 50jährigen Patienten war durch seine psychoanalytische Behandlung sehr beunruhigt. Wiederholt fragte sie bei ihm an, ob denn die Therapie noch nötig sei. Die Sexualität wäre ihr gar nicht mehr so wichtig und seinen Seitensprung habe sie ihm verziehen! Sie befürchtete offenbar, daß ihr Mann sich zu sehr verändern könnte, was das Paargleichgewicht bedroht hätte. Soweit ich den Aussagen des Mannes über seine Frau entnehmen konnte, handelt es sich bei ihr um eine sehr empfindsame und leicht verletzbare Frau. Die gehemmte Aggression des Patienten «paßte» also zu der Verletzlichkeit seiner Partnerin.

Weiterhin können «kaschierte» *Machtkämpfe* des Paares auf der «Bühne» der Sexualität ausgetragen werden, z. B. kann die Frau mit ihrer Anorgasmie indirekt signalisieren, daß er sie an diesem Punkt nicht «überwältigen» kann. Männer fühlen sich schnell in ihrem Narzißmus getroffen, wenn die Frauen mit ihnen keinen «Bombenorgasmus» erleben.

Daneben gibt es Männer, die in Folge frühkindlicher Traumatisierungen, z. B. durch körperliche Gewalt, noch als Erwachsene *tiefsitzende Verletzungsängste* haben und die durch den sexuellen Kontakt ausgelöste regressive Nähe fürchten müssen.

Insgesamt sollen die veränderten Sozialisationsbedingungen (z. B. die reduzierte Kleinfamilie oder die Schwierigkeiten des Jungen, sich von seiner Mutter zu entidentifizieren) dazu geführt haben, daß ein Hauptkennzeichen des modernen Mannes seine *Symbioseangst* ist, deren Verarbeitung oder Abwehr sich als eine Art überkompensierte Pseudoautonomie zeigt (Langer u. Hartmann, 1992).

«Sieht man die gestörte Erektionsfähigkeit nicht als isoliertes Phänomen, sondern als Störung der sexuellen Erregung – zumindest ihrer genitalphysiologischen Komponente –, so erhalten die gerade skizzierten Überlegungen, die vielleicht zunächst etwas spekulativ erscheinen mögen, eine hohe Bedeutsamkeit. Sexuelle Erregung – für uns der Kernvorgang des gesamten psychosomatischen Prozesses des sexuellen Reagierens – oszilliert zwischen den Polen Sicherheit bzw. Bestätigung der eigenen personalen/sexuellen Identität und Risiko. Fehlt der nötige Schuß Risiko, besteht die Gefahr, daß sexuelles Tun zu einem erregungsleeren, faden Körpergeschehen wird. Ist das bewußte oder unbewußte Risiko zu hoch, kann sich sexuelle Erregung nicht aufbauen oder steht zumindest auf so wackeligen Beinen, daß ihr jederzeit der (Angst-)Einbruch droht. Das angesprochene Risiko besteht nun eben in der passageren Entgrenzung, in der erhöhten Durchlässigkeit der psychischen Abwehrformationen und in der damit einhergehenden Verletzlichkeit im Zustand sexueller Erregung, insbesondere im Partnerkontakt. Inwieweit dem Mann ein Mittelweg zwischen den Polen, ein Hin- und Herpendeln zwischen aufregendem Risiko und bestätigender Sicherheit möglich ist, ist zu einem wesentlichen Teil abhängig von der Festigkeit der Geschlechtsidentität und damit von den frühen Erfahrungen mit Autonomie und Symbiose. Die Robustheit von sexueller Erregung und Erektion hat so gesehen also sehr viel zu tun mit der männlichen Identität und den diese bedrohenden geheimen Ängsten. Andererseits dient natürlich sexuelle Erregung gerade der Bestätigung als Mann, ist jeder «gelungene» sexuelle Kontakt eine symbolische Vertreibung der latenten Versagensängste. Die Transformation des Penis in den Phallus (Reiche, 1986), die durch das funktionierende Körperorgan produzierte phallische Gewißheit dient so auch immer der Bewältigung männlicher Ur-Ängste. Ein «Ausfall» dieser Bestätigungs- und Bewältigungsmöglichkeit durch eine sexuelle Funktionsstörung bedeutet somit neben den durch eine solche Störung ausgelösten reaktiven Problemen auf einer tieferen Ebene einen herben Verlust für den Mann und hilft uns, die weitgehenden Auswirkungen einer erektilen Impotenz zu verstehen» (Langer und Hartmann, 1992, S. 8 ff).

Angst und Sexualität

Angst ist die gemeinsame «Endstrecke» für die Ätiopathogenese sexueller Funktionsstörungen. Darin sind sich die meisten wissenschaftlichen Theorien einig. In dem Pathogenesemodell von Kaplan (1979), das ausführlich bei Langer u. Hartmann (1992) diskutiert wird, hat die

Angst eine Doppelfunktion: Zum einen als bahnender ätiologischer Faktor (im Sinne der bisher diskutierten Aspekte der psychoanalytischen Theorie) und zum anderen in Gestalt der Versagens- oder Leistungsangst als «wichtigstes unmittelbar in der Symptomentstehung wirkendes pathogenetisches Moment» (Langer u. Hartmann, 1992, S. 42). Letztere kann einen Teufelskreis in Gang setzen, nämlich die Angst, beim nächsten Mal wieder zu versagen oder den Wünschen der Partnerin nicht nachkommen zu können. Es kann zu wechselseitigen Enttäuschungen und Kränkungen kommen, die schließlich in ein Vermeidungsverhalten münden. Der Mann fürchtet die für ihn beschämende Situation des Versagens, die Frau den Enttäuschungsärger, nicht begehrt und befriedigt zu werden.

Insgesamt sind Leistungs- und Erwartungsangst keine klaren Kategorien. Unter bestimmten Umständen kann Angst die sexuelle Erregung sogar fördern. Langer u. Hartmann, (1992) diskutieren daher differenziert die neuen kognitionspsychologischen Konzepte der Angst in ihrer Bedeutung für die Pathogenese der sexuellen Funktionsstörungen.

Zusammenfassend ist festzuhalten, daß die Psychoanalyse und ihre theoretischen Weiterentwicklungen hilfreiche Konzepte für das klinische Verständnis von Sexualstörungen bereithalten. Die oben beschriebenen Konflikte unter Berücksichtigung der Trieb-, Ich-, Selbst- und Objektbeziehungspsychologie sind jedoch nicht spezifisch für sexuelle Symptome. Langer u. Hartmann (1992) schlagen daher in Anlehnung an Kaplan ein **differenzierteres Verursachungsmodell,** z. B. für die Erektionsstörung vor. Sie unterscheiden darin **vier Ebenen von Kausalfaktoren:**

1. Eine vorgeschaltete Ebene von **dispositionellen Faktoren,** z. B. eine *psychophysiologische Vulnerabilität* des sexuellen Reaktionssystems. Das entspricht dem somatischen Entgegenkommen, dem Konstitutionellem (Freud) oder der Organminderwertigkeit (Adler) in den Theorien der psychosomatischen Medizin.

2. u. 3. Die nächsten beiden Ebenen sind die der **ätiologischen Faktoren** und der **Pathomechanismen.** Zur ersteren zählen die *intrapsychischen und partnerbezogenen Faktoren.* Hierher gehören die oben vor dem Hintergrund einer gestörten Trieb-, Ich-, Selbst- und Objektbeziehungsentwicklung beschriebenen Konflikte. Langer u. Hartmann haben in ihrem Pathogenesemodell die innerseelischen von den partnerbezogenen Konflikten in Anlehnung an Kaplan getrennt, was aber letztlich künstlich ist. Die unbewußten bzw. neurotischen Konflikte, die sie z. B. zu den intrapsychischen Faktoren zählen, äußern sich natürlich auch in den Objektbeziehungen, d. h. die Neurose

eines Menschen «inszeniert» sich überall, insbesondere natürlich im zwischenmenschlichen Bereich.

Die Ebene der Pathomechanismen beinhaltet in erster Linie die neueren Erkenntnisse der *kognitionspsychologischen Angstforschung*. Sie ist zusammen mit den bahnenden Faktoren der Ätiologieebene verantwortlich für die unmittelbare Symptomentstehung der Erektionsstörung, z. B. der Angsteinbruch und das Versagen der Angst- bzw. Aktivierungsbewältigungsmechanismen. Dabei spielen erhöhte Selbstbeobachtung, Aufmerksamkeitsverlagerung und selbstbewertende bzw. Versagungs-Gedanken, welche dann die sexuelle Erregung blockieren, eine Rolle.

4. Sinnvoll ist die Annahme einer vierten Ebene der **chronifizierenden Faktoren.** Hierzu gehören die *Selbstverstärkungsmechanismen* wie der Teufelskreis der Versagensangst mit phobischer Sexualvermeidung und dem anschließenden resignativ-depressiven Rückzug mit seinen Auswirkungen auf die Paarbeziehung wie dem Rückgang der sexuellen Lust der Partnerin.

Langer u. Hartmann (1992) folgern aus ihrem Pathogenesemodell zu Recht, daß die Verursachung der Erektionsstörung ein hochgradig komplexes und individuelles Geschehen ist, «das nur in seiner Mehrstufigkeit und unter Einbeziehung der Zeit und dyadischen Achse zu verstehen ist» (Langer u. Hartmann, 1992, S. 59).

Somato-vs. Psychogenese

Abschließend soll auf den in den letzten 20 Jahren erfolgten überraschenden Paradigmenwechsel hinsichtlich der Ätiologie von Sexualstörungen hingewiesen werden. Während die sexologische Literatur der 60er und 70er Jahre übereinstimmend von höchstens 10 % körperlich begründbarer männlicher Sexualstörungen berichtete, hat sich dieser Prozentsatz in den 80er Jahren wesentlich erhöht, bzw. sogar umgekehrt. Stief (1987) z. B. findet jetzt in seinem Patientenkollektiv 80–90 % somatogene Ursachen der gestörten sexuellen Funktion.

Sigusch (1996) unterzieht diesen Paradigmenwechsel einer kritischen Diskussion. Ein wesentlicher Grund für diesen Wechsel dürfte in der Verfeinerung und Verbesserung der organischen bzw. urologischen Untersuchungsmethoden liegen.

«Je tiefer die Somatologen eindringen und je genauer sie messen, desto mehr organisch bedingte Impotenzen werden zwangsläufig produziert. Von einem bestimmten Alter an dürften beinahe alle Männer (und auch Frauen, die allerdings noch nicht im Zentrum des körpermedizinischen Interesses stehen) endokrine, metabolische, arterielle, venöse, ja sogar nervale Veränderungen aufweisen, die als ätiologisch bedeutsam interpretiert werden können» (Sigusch, 1996, S. 112).

Für die offensichtliche Überschätzung der Somatogenese sprechen auch die Ergebnisse von Buvat-Herbaut et al. (1984), die sieben von sechzehn impotenten Männern mit schweren arteriellen Verschlüssen allein durch Sexualberatung von ihrer Sexualstörung befreiten oder diese deutlich reduzieren konnten (ausführlicher Sigusch 1996). Wie komplex körperliche und seelische Faktoren zusammenhängen und gegen eine einfache Polarisierung von Somato- und Psychogenese sprechen, zeigen auch die Erfahrungen von Buddeberg et al. (1994), daß nämlich Patienten, denen die Diagnose einer körperlichen Ursache ihrer Sexualstörung mitgeteilt wurde, so entlastet waren, daß sie nach der Besprechung des Befundes ohne spezielle Therapiemaßnahmen wieder eine recht gute sexuelle Funktionsfähigkeit erlangten. Darüber hinaus teilen die Autoren noch mit, daß manche Patienten nach erfolgreicher operativer Behandlung eines eindeutigen organischen Befundes weiterhin impotent bleiben. Außerdem zitiert Sigusch (1996) Untersuchungen, daß 30–40 % der Männer, bei denen eine somatogene Impotenz diagnostiziert worden war, durchaus den Geschlechtsverkehr noch ausüben konnten.

Auch gibt es an Diabetes mellitus erkrankte Männer mit hochgradigen Verschlüssen der Penisarterien, die keine Erektionsschwierigkeiten aufweisen.

Insgesamt ist eine deutliche *Medizinalisierung* (Langer u. Hartmann, 1992) vor allem der *Erektionsstörung* zu beobachten, die allerdings dem Bedürfnis vieler Männer nach mechanistischem Funktionieren ihrer Sexualität entgegenkommt. Die Mitteilung, daß keine organischen Ursachen gefunden worden sind, ist immer noch eine enorme Kränkung.

Aus psychosomatischer Sicht stellt sich die Frage, wie aufwendig die organische Diagnostik sein muß, um eine körperliche Ursache der Sexualstörung auszuschließen. Tab. 11 (S. 192) gibt einen Überblick der gegenwärtigen somatischen Untersuchungsmethoden, insbesondere bei Erektionsstörungen.

Diese Frage ist insofern wichtig, weil es sich bei den meisten neueren Untersuchungsverfahren (s. III in der Tabelle 11) um invasive Methoden handelt, welche die Gefahr der «iatrogenen» Fixierung beinhalten. Wiederholte körperliche Diagnostik und Behandlungsversuche – das trifft auf alle psychosomatischen Symptome zu – können das sexuelle Symptom «seelisch organisieren» und damit chronifizieren (Sigusch, 1996).

Tab. 11   Gegenwärtig übliche körpermedizinische Untersuchungen, insbesondere bei chronischen Erektionsstörungen

I.   Basisuntersuchung

Allgemeine Anamnese

Gezielte Anamnese (relevante Krankheiten, Operationen, Unfälle, Medikamente, Nikotin, Alkohol, Rauschdrogen, Kontakt mit Chemikalien usw.)

Allgemeine körperliche Untersuchung mit Inspektion der sekundären Geschlechtsmerkmale, Blutdruckmessung und Abdomen-Becken-Sonographie

Untersuchung der Genitalien mit Ano-Rektalbefund

Labordiagnostik (Blutbild, Blutzuckerprofil bzw. Glukosetoleranztest, Leberstatus, Blutfette, Kreatin usw.)

Hormonstatus (Testosteron, Prolaktin, LH, FSH, Östradiol usw.)

II.   Spezielle, physisch nichtinvasive Untersuchungen

Messung der nächtlichen Penis-Tumeszenz (NPT) im Schlaflabor oder ambulant mit Jonas-Erektiometer, Snap-gauge-band oder RigiScan

Penis-Doppler-Sonographie mit Penis-Arm-Blutdruck-Index (PBPI)

«Psychosexueller Fragebogen», Psychometrie (MMPI, FPI, DSFI usw.)

III.   Spezielle, physisch invasive Untersuchungen

Schwellkörper-Injektionstest (SKIT, auch Papaverin-Test, Pharmakotestung, SKAT-Test genannt) mit vasoaktiven Substanzen wie Papaverin und Phentolamin in ansteigender Dosis, evt. kombiniert mit Visueller sexueller Stimulation (VSS)

Messung der Bulbocavernosusreflex (BCR)-Latenzzeit

Somatosensibel evozierte Potentiale (SSEP) des Nervus pudendus

Spezielle neurophysiologische Untersuchungen

Urethrozystographie und Urethrozystometrie

Arteriographie, z. B. selektive Pharmako-Penis-Arteriographie der A. dorsalis penis und der A. profunda penis

Kavernosographie und Kavernosometrie, z. B. Durchfluß-Kavernosographie über Dialysepumpe mit NaCl-Infusion zur Erzeugung einer Artefiziellen Erektion (AE), Pharmakokavernosographie, «Dynamische» Kavernosographie mit Röntgenkontrastmittel

Single potential analysis of cavernous electric activity (SPACE)

aus Sigusch (1996)

Es gibt keine verläßliche seelische oder körperliche Untersuchungsmethode, die eindeutig differentialdiagnostisch zwischen Somato- und

Psychogenese unterscheidet. Erfahrene Sexualmediziner wie Hertoft (1989), Kockott (1988) oder Sigusch (1996) weisen darauf hin, daß eine psychodynamisch orientierte Anamnese, Direktexploration und die orientierende körperliche Untersuchung meist ausreichen, um eine Somatogenese auszuschließen, womit dann auf invasive diagnostische Methoden verzichtet werden könnte. Liegen labormäßig keine endokrinen oder Stoffwechsel-Krankheiten, Operationen oder Traumata im Urogenitalbereich vor, werden keine Medikamente eingenommen und bestehen nächtliche oder morgendliche Erektionen und ist vor allem die Erektion bei der Masturbation ungestört, liegt mit großer Wahrscheinlichkeit keine somatogene Sexualstörung vor. Bestehen anamnestisch zu dieser Sexualstörung zeitlich korrelierende konflikthafte auslösende Situationen wie Scheidung oder Trennung, Tod eines wichtigen Partners oder Angehörigen sowie Fremdgehen wächst die Wahrscheinlichkeit auf eine Psychogenese. Sigusch (1996) hat für Anamnese und Exploration zehn differentialdiagnostische Leitsätze vorgeschlagen, die auch für jeden Praktiker anwendbar sind.

Zur Therapie von Sexualstörungen

Tiefenpsychologisch fundierte und *analytische Psychotherapie* sind für Sexualstörungen nach Meinung der Sexualmediziner (Buddeberg, 1983; Hertoft, 1989; Kaplan, 1979 und Langer u. Hartmann, 1992) nicht die Methode der Wahl. Warum das so ist, wird selten begründet. Meiner Beobachtung nach sind folgende Faktoren dafür verantwortlich:

1. Die psychoanalytische Methode behandelt nie ein isoliertes Symptom, sondern die gesamte Person mit ihren bewußten und unbewußten Konflikten und den dazugehörigen biographischen Verstrickungen. Das erklärt das vermeintliche Desinteresse (s. der Vorwurf von Sigusch 1996) niedergelassener Psychoanalytiker an den Sexualstörungen. In jeder längerfristigen Psychoanalyse steht auch irgendwann die Sexualität des Patienten im Brennpunkt des analytischen Prozesses.

Beispielsweise war der oben vorgestellte höhere Beamte nach einem Dreivierteljahr klassischer analytischer Einzelpsychotherapie mit der Ehefrau wieder leidlich potent, bzw. konnte er auf ihre Initiative hin, wie früher, die Sexualität einigermaßen befriedigend gestalten, aus sexualtherapeutischer und kassenärztlicher Perspektive ein Erfolg, weil das Symptom deutlich gebessert wurde.

Aus psychoanalytischer Sicht wäre weniger von Erfolg als von Stabilisierung der Abwehr zu sprechen. Der Patient war durch seine Liebesbeziehung zu der jüngeren Freundin und die damit zusammenhängenden Ausbruchstendenzen sehr verunsichert worden, u. a. hatte ihn auch seine Impotenz davor gewarnt bzw. geschützt. Er hatte zwar durch die Behandlung einige Einsichten in seine Biographie und die Ursachen seiner aggressiven Gehemmtheit gewonnen und verstanden, daß er und seine Ehefrau totale Konfliktvermeider sind, doch scheute er das Risiko oder seine Angst war noch zu groß, diese Erkenntnisse umzusetzen und sich weiterhin dem regressiven analytischen Prozeß zu stellen, um auch die präödipalen Wurzeln seiner Ich-Schwäche zu bearbeiten. Neuformierung der Abwehr ist nicht nur negativ zu sehen, sie hat eben auch eine schützende Funktion, die man nicht ungestraft unterlaufen sollte. Da er sowohl keine weiteren Krankheitssymptome hatte als auch beruflich und sozial gut integriert war, bestand auch keine Indikation zur Verlängerung der Kassentherapie. Seine strukturelle Ich-Schwäche und Angst vor Auseinandersetzung und Autonomie bestanden weiterhin, was auch in der kurzen Therapiezeit nicht anders zu erwarten war. Ich riet dem Patienten, sich entweder im Rahmen einer Paar- oder Gruppentherapie mit seiner Ehefrau auseinanderzusetzen, weil sonst wieder ein «Einschlafen seiner Sexualität» zu befürchten sei. Ersteres wurde von der Partnerin abgelehnt, eine Gruppentherapie, die er dann selbst bezahlen müßte, wollte er ernsthaft in Erwägung ziehen. Sein Leidensdruck war allerdings nicht mehr erheblich, obwohl er sehr nachdenklich in Bezug auf seine Persönlichkeit und sein bisheriges angepaßtes Leben geworden ist.

2. Die meisten Männer möchten ihre sexuellen Symptome schnell beseitigt bekommen, analog der Reparatur eines Motors. Weil sie sich hier im Zentrum ihrer männlichen Identität getroffen fühlen, ist der Widerstand gegen eine längerfristige Psychotherapie besonders groß. Hinzu kommt der übliche Widerstand durch den primären (das Symptom entspannt den unbewußten Konflikt) und sekundären Krankheitsgewinn (die Bedeutung des sexuellen Symptoms für das Paargleichgewicht).

Nach meiner Erfahrung hat daher die männliche Sexualstörung als Mono-Symptomatik eine schlechtere Prognose für die analytisch orientierte Psychotherapie als die Polysymptomatik (also noch mit anderen Symptomen oder Problemen kombiniert).

3. Sexuelle Störungen können – worauf Buddeberg (1983) hinweist – durch einen Selbstverstärkungsmechanismus eine funktionelle Autonomie entwickeln. Die Bearbeitung der ursächlichen unbe-

wußten Konflikte reicht dann nicht aus, um das Symptom zu beseitigen.

> So profitierte ein 30jähriger Mann, der wegen psychosomatischer Symptome im Urogenitaltrakt, Depressionen und weil er noch nie mit einer Frau geschlafen hat, zur Analyse kam, von dieser Methode. Nach vierjähriger Analyse hatten sich auch strukturelle Veränderungen seiner Persönlichkeit eingestellt: Sein rigides Über-Ich wurde flexibler, er wurde selbstbewußter und konstruktiver aggressiv, zufriedener in seinem Beruf und schließlich konnte er auch eine Frau für sich gewinnen, mit der er dann zusammenzog. Da die Partnerin sexuell ebenfalls noch unerfahren war, gelang beiden nicht der befriedigende Beischlaf. Dieses Problem spitzte sich dann zu, als bei dem Paar Kinderwunsch auftrat. Obgleich ich ihn gegen Ende seiner Analyse öfter mit seiner unbefriedigenden Sexualität konfrontierte (einer Erektionsstörung?), ist mir nie ganz klar geworden, woran es letztlich lag. Vermutlich hatte die Frau zusätzlich vaginistische Tendenzen. Ich habe ihn dann bei auslaufender analytischer Therapie unter Berücksichtigung des Übertragungswiderstandes noch zu einer Sexualtherapeutin geschickt, die auch die Partnerin miteinbestellte und die offensichtlich sehr genau und konfrontativ sich schildern ließ wie das Paar es «anstellte». Der Erfolg der mehrwöchigen Sexualtherapie zeigte sich bald darin, daß die Partnerin schwanger wurde!

Offensichtlich war hier das sexuelle Symptom sowohl beim Mann als auch der Frau funktionell autonom geworden. Die konfrontierenden, verhaltenstherapeutischen Interventionen der Sexualtherapeutin haben diesen Mechanismus durchbrochen.

Wegen der genannten Gründe verwundert es nicht, daß *Alternativtherapien* entwickelt wurden. Historisch bedeutsam war das *symptomspezifische Behandlungskonzept* sexueller Funktionsstörungen von Masters u. Johnson. Letztlich fußen alle heutigen praktizierten Sexualtherapien auf ihrem Konzept (Buddeberg, 1983).

Die Grundprinzipien ihres Behandlungskonzeptes sind weniger theoriegeleitet als pragmatisch eklektisch (Langer u. Hartmann, 1992). Eine Grundannahme besteht darin, daß es bei einer Sexualstörung keinen unbeteiligten Partner gibt. Der Patient ist immer das Paar. Entsprechend sollte die Sexualtherapie auch von einem Therapeutenpaar durchgeführt werden, ein Anspruch, der natürlich in der psychotherapeutischen Praxis nicht immer realisierbar ist.

Inhaltlich ist die Therapie verhaltens- und kommunikationstherapeutisch orientiert. Das sexuell gestörte Paar soll zu Hause durch bestimmte vorgegebene Übungen körperlich-sexuelle Erfahrungen sammeln, z. B. durch zärtlichen Haut- und Körperkontakt (Sensualitätstraining), wobei die engeren erogenen Zonen, insbesondere die Genitalien, erst einmal ausgespart bleiben. Außerdem wird ein Koitusverbot ausgesprochen. Später erfolgt das «Spiel» mit der sexuellen Erregung (ausführlicher über das Sensualitätstraining bei Hertoft, 1989). In den therapeutischen Sitzungen spricht das Paar mit dem Therapeuten über ihre Erfahrungen mit diesen Übungen.

Aus psychoanalytischer Sicht bewirkt die Technik von Masters u. Johnson, insbesondere das anfängliche Koitusverbot, eine Entlastung des Über-Ich, bzw. von Leistungsdruck oder Erfolgszwang. Das Ich kann dadurch dem Es mehr Raum geben. Die Erfolgsrate dieses Behandlungskonzeptes (Fünf-Jahreskatamnese) war hoch (80 %). Sie konnte aber in anderen Patientenkollektiven nicht wiederholt werden. In der Klientel von Masters u. Johnson haben sich viele religiös gebundene Paare gefunden, also Menschen die in einer triebfeindlichen Atmosphäre aufgewachsen sind, aber vermutlich kein größeres strukturelles Ich-Defizit aufwiesen. Insofern hatten die Paare eine günstige Prognose.

Wesentlichen Einfluß in Deutschland, auch durch die Übersetzung ihrer Bücher durch Langer, hat die von Kaplan entwickelte *«neue Sexualtherapie»* genommen. Sie hat die therapeutische Technik von Masters u. Johnson um psychoanalytische Aspekte erweitert. Dadurch konnte sie differenzierter zwischen eher oberflächlichen Ursachen von Sexualstörungen wie Uninformiertheit oder Unerfahrenheit und tieferliegender psychopathologischer Dynamik unterscheiden. Insbesondere konnte sie auch in der Behandlung auftauchende Widerstände berücksichtigen und behandeln. In Deutschland haben sich vor allem Langer u. Hartmann (1992) an ihr orientiert, aber auch Arentewicz und Schmidt (1980 bzw. 1993). Eine gut verständliche Darstellung der Sexualtherapien findet sich bei Hertoft (1989).

Bei der *Sexualtherapie* handelt es sich um eine zeitlich begrenzte Behandlungsmethode, im Durchschnitt 10–30 Sitzungen. Sie erhebt nicht den Anspruch, alle tieferliegenden Konflikte oder Probleme eines Paares zu behandeln. Aber auch bei neurotischen Paarkonflikten kann eine Besserung der Sexualität erzielt werden. Bei erfolgreicher Behandlung des sexuellen Symptoms – auch bei neurotischen Paaren – muß es nicht, wie nach der Theorie der Psychoanalyse zu erwarten wäre, zu einer Symptomverschiebung kommen (Kaplan, 1981).

Kontraindikationen für eine *Sexualtherapie* sind eine floride psychiatrische Erkrankung und eine zu feindselige Beziehung oder wenn mehr oder weniger latenter Haß die Liebe überwiegt. Dann wird die bewußte Motivation nach guter Sexualität blockiert durch den unbewußten Wunsch zu verletzen und den Partner auf Distanz zu halten. Prognostisch problematisch ist außerdem, wenn die sexuelle Störung sekundären Krankheitsgewinn besitzt, z. B. der Stabilisierung oder dem Gleichgewicht der Paarbeziehung dient (Kaplan, 1981).

Grenzen für eine *Sexualtherapie* stellen darüber hinaus die sprachliche Barriere und der kulturelle Unterschied dar. Mir wurden z. B. hin und wieder türkische Männer mit Potenzproblemen überwiesen. Ich fühlte mich meist hilflos, weniger wegen der sprachlichen Schwierigkeiten, sondern wegen meiner geringen Empathiemöglichkeit und Wissen über diesen anderen Kulturkreis und der vermutlich mehr patriarchalisch strukturierten Beziehung zwischen Mann und Frau. Außerdem wurde die Einbeziehung der Partnerin meist abgelehnt bzw. mein Angebot hierzu erst gar nicht verstanden.

Für die *Ejakulationsstörungen* wurden noch Modifikationen oder spezifische Übungen entwickelt. Während bei Ejakulationshemmung die Sexualtherapie aktiv auf Ablenkung des Mannes von seinem intensiven Kontrollbedürfnis zielt, wird der vorzeitige Samenerguß zusätzlich mit der sogenannten *«Squeeze-Technik»* nach Masters u. Johnson oder der *«Semanschen Stop-Start-Methode»* behandelt.

Bei ersterer (squeeze = quetschen!) stimuliert die Partnerin den erigierten Penis und verhindert mit einem bestimmten Griff die andrängende Ejakulation. Sie legt dabei ihren Daumen auf das Frenulum (Vorhautbändchen) und den zweiten und dritten Finger oberhalb und unterhalb der Kranzfurche und drückt dann kräftig auf die Eichel. Dadurch wird der Ejakulationsreflex blockiert und durch wiederholtes Ausführen des Squeezing schließlich verlängert. Die Stop-Start-Technik besteht nur darin, daß die Frau den Mann bis kurz vor dem Samenerguß stimuliert, wobei dieser ihr ein Zeichen geben muß, damit sie mit der Stimulation rechtzeitig aufhören kann. Der Mann kann aber auch selber diese Technik zur Verlängerung seines Ejakulationsreflexes anwenden, indem er beim Geschlechtsverkehr mit den drei längsten Fingern seiner linken Hand zwischen Hodensack und After Druck ausübt und dabei tief einatmet (Hertoft, 1989). Die Erfolgsquote soll hier sehr hoch sein, sofern die Symptomatik nicht zu sehr mit einer pathologischen Partnerdynamik verbunden ist.

Zusammenfassend ist festzuhalten, daß die *Therapie von Sexualstörungen* fast in allen bekannten Psychotherapiemethoden zur Anwendung kommt, z. B. neben *Psychoanalyse, Verhaltenstherapie, Paartherapie* auch in der *Körper- und Gestalttherapie.* Hoyndorf (1991) berichtet von Erfolgen mit der *hypnobehavioralen Therapie* und *Masturbationsprogrammen.* Kernstück der Sexualtherapie ist die aktive und verhaltensorientierende Haltung des Therapeuten, die aber dringend durch das Verständnis von konflikthaften unbewußten Prozessen ergänzt werden sollte (Langer u. Hartmann, 1992). Der Übergang von Sexualberatung zur Sexualtherapie ist fliessend. Schon ein einzelnes Gespräch über die Sexualität des Patienten kann eine therapeutische Wirkung haben.

Da durch den Paradigmenwechsel auch die somatischen Behandlungsmethoden von Sexualstörungen zugenommen haben, sollen sie abschließend aufgeführt und ihre Probleme aus psychosomatisch-psychotherapeutischer Sicht diskutiert werden.

Die Implantation von Penisprothesen und die Schwellkörperauto-injektionstherapie (SKAT)

Positiv am Paradigmenwechsel war der enorme Erkenntniszuwachs hinsichtlich der Morphologie und Physiologie der Erektion. Die *Erektion* erfordert ein komplexes Zusammenspiel zwischen neuralen, hormonellen und vaskulären Faktoren. Neurale und hormonale Regulation hängen eng zusammen. Viele Hormone sind zugleich Neurotransmitter. Besonders innovativ für die klinische und experimentelle Erforschung der Erektion war die Arbeitsgruppe um LUE der Urologischen Abteilung der Medizinischen Hochschule in San Francisco (ausführlicher bei Langer u. Hartmann, 1992). Die Erektion ist das Resultat dreier unterschiedlicher aber sich ergänzender Wirkfaktoren:

1. erhöhter Bluteinstrom in die Schwellkörper infolge Erweiterung der arteriellen Gefäße,
2. Entspannung der glatten Muskulatur des Schwellkörpergewebes und gleichzeitige Volumen- und Druckzunahme der Schwellkörper, welche für die penile Rigidität (Gliedsteife) verantwortlich ist,
3. Drosselung des venösen Abflusses.

Problematisch an dem Paradigmenwechsel ist andererseits, daß der Beziehungsaspekt der Sexualität ausgeklammert bleibt. Langer u. Hartmann (1992) weisen daher zu Recht kritisch darauf hin, daß aus der Sicht vieler urologischer Veröffentlichungen die Frau auf ein «Penetrationsobjekt» und empfangsbereites «Rezeptakulum» für die Erektion reduziert zu sein scheint.

Penisprothesen

Seit den 70er Jahren werden Erektionsstörungen chirurgisch durch das Einlegen einer Prothese in die beiden Schwellkörper behandelt. Dabei werden entweder *halbstarre* (semirigide) Plastikstäbe oder *aufblasbare* (hydraulische) *Penisprothesen* implantiert.

Erstere unterscheiden sich in *Vollkunstprothesen* und *drahtgestützte Prothesen*. Sie sollen den Vorteil der einfachen Implantationstechnk und des niedrigen Preises haben. Nachteilig sind dagegen die unphysiologische Dauererektion und mechanische Komplikationen wie Drahtbruch mit entsprechenden schwerwiegenden chirurgischen Komplikationen. Die *hydraulischen Prothesen* imitieren den natürlichen Vorgang der Erektion durch Flüssigkeitsverschiebungen von einem Reservoir in die Prothesenzylinder. Hierfür muß ein Flüssigkeitsreservoir (meist vor der Blase) und eine Pumpe im Hoden implantiert werden.

Wagenknecht (1988) gibt einen Überblick der aktuellen Indikationen und Resultate der Implantation von Penisprothesen. Wie häufig diese Methode angewandt wird, bleibt unklar. Laut Sigusch (1996) soll die von Carrion entwickelte Vollkunstprothese bei mindestens 50 000 Männern implantiert worden sein und die von dem deutschen Urologen Jonas entwickelte drahtgestützte Prothese bei etwa 8000 Männern. Schreiter (1997), der deutsche «Papst» der Prothesenchirurgie, der die hydraulische Penisprothese favorisiert, blickt auf über 500 Implantationen zurück.

Die *Indikation* für eine Penisprothese sollte Patienten mit schwerwiegenden organischen Krankheiten (fortgeschrittener Diabetes, Querschnittslähmung, radikale Prostektomie oder Genitaltraumata) vorbehalten bleiben. In der Praxis, insbesondere in bestimmten Privatkliniken, werden immer noch Männer mit seelisch bedingter Impotenz mit dieser Methode behandelt.

Während zahlreiche Untersuchungen von somatischer Seite über Vor- und Nachteile der unterschiedlichen Implantattypen oder Operationstechniken vorliegen und von guten Operationsergebnissen und Akzeptanz durch die Patienten berichten, fehlen systematische psychosomatische Untersuchungen. Eine Ausnahme hiervon stellt die Arbeit von Rentrop (1983/84) dar, der 23 Männer mit psychischer Impotenz und Wunsch nach Penisprothese psychoanalytisch nach triebdynamischen und ichpsychologischen Kriterien untersuchte.

18 Patienten erlebten die Überweisung an den Psycho-Fachmann als notwendiges Übel, um die Operation nicht zu gefährden. In zehn Fällen gelang dem Autor, die unbewußten Motive für den Prothesenwunsch aufzuhellen, wodurch die Patienten Abstand von dem operativen sexualtherapeutischen Eingriff nehmen konnten.

Rentrop (1984) fand besonders bei Patienten mit primärer Impotenz (neun Patienten) narzißtische Persönlichkeitsstörungen. In einem Fall war die Phantasie: «Mit der Prothese kann ich jederzeit, wenn ich will, jede Frau aufreißen und sie extrem gut befriedigen» (Rentrop, 1984, S. 389). Der Patient will omnipotent sein und vor allem unabhängig von den Frauen bleiben. In einem anderen Fall sollte der Anblick des vergrößerten Gliedes narzißtisch stabilisieren und tiefe Kastrationsängste bannen. Auf der bewußten Ebene hatten übrigens viele Männer Ängste, ein zu kleines Glied zu haben.

Eine andere Problematik der Penisprothesenimplantation bei seelisch bedingten Sexualstörungen besteht darin, daß sie tief in das Beziehungsgefüge eingreifen kann:

So kam ein knapp 50jähriger Mann zur Beratung, weil er gegenüber der geplanten Prothetisierung seines Penis Skepsis signalisierte. Seine ersten Worte waren: «Herr Doktor, meine Frau will mich versteifen»! Im folgenden stellte sich ein neurotischer Paarkonflikt heraus: Eine hysterisch strukturierte Frau dominiert einen depressiv-zwanghaften Mann. Das Einbeziehen der Partnerin ergab, daß es sich bei ihr um eine äußerst unzufriedene Frau Mitte 40 handelte. Sie war in jungen Jahren erfolgreiches Model gewesen und nun – auch körperlich – in die Jahre gekommen. Da sie weder einen richtigen Beruf gelernt noch Kinder gewollt hatte, fand sie sich in einer Lebenssituation wieder, wo sie wenig mit sich anzufangen wußte. Darüber hinaus war sie ökonomisch von ihrem beruflich erfolgreichen und in diesem Bereich auch zufriedenen Ehemann abhängig. Die Frau mußte den Einbruch ihres Selbstgefühls mit Sexualisierung kompensieren. Sie setzte den Mann mehr unter Druck, sie häufiger zu befriedigen, worauf er mit beginnender Erektionsschwäche reagierte. Empört klagte sie noch intensiver ihre körperliche Befriedigung ein. Die Impotenz des Mannes verstärkte sich. Er rebellierte unbewußt dagegen, funktionalisiert zu werden. Sie hörte nun von der Möglichkeit der Penis-Prothese und drängte ihren Mann dazu. Ich habe vor dem Eingriff gewarnt und zu einer Paartherapie geraten.

Bei Rentrop (1983) finden sich weitere Beispiele für die Bedeutung der Penisprothese im Paarkonflikt.

Die prognostisch ungünstigen Faktoren für die Penisprothetik finden sich in der nächsten Tabelle (Tab. 12).

Tab. 12 Prognostisch ungünstige Faktoren für die Penisprothese

– Vorliegen hysterischer Persönlichkeitszüge
– Verleugnung der Ambivalenz gegenüber dem Eingriff
– unrealistische Erwartungen an das Operationsresultat
– geringe sexuelle Aktivität vor dem Eingriff
– der Eingriff erfolgte zur Überwindung von Schuldgefühlen.

nach Hertoft (1989)

Zusammenfassend ist festzuhalten, daß dieser irreversible Eingriff (Zerstörung des Schwellkörpergewebes) nur bei schwerer organisch bedingter Impotenz indiziert sein sollte. Denn er fixiert die Sexualstörung auf Dauer.

Eine nicht-operative Alternative zur Penisprothese besteht in der *Vakuumsaugpumpe*. Dieses Erektionshilfesystem (EHS) besteht aus einem Plastikzylinder, der über den Penis gestülpt wird. Mit Hilfe einer Pumpe wird ein Vakuum in dem Zylinder erzeugt, wodurch das Blut in den Penis strömt (Maximierung des arteriellen Einstromes) und die kavernösen Räume gefüllt werden. Durch Abstreifen eines zuvor auf dem Boden des Zylinders applizierten Gummiringes wird der Abfluß des venösen Blutes verhindert und dadurch die Erektion gehalten (Derouet, 1990). Dieser Ring darf allerdings nicht länger als 30 Min. auf dem Penis bleiben. Bei Fedel (1997) findet sich eine Zusammenstellung bezüglich der Nebenwirkungen und der Akzeptanz des EHS.

Die Schwellkörper-Autoinjektions-Therapie (SKAT)

Der Siegeszug von SKAT wurde 1983 durch einen heroischen Selbstversuch eingeleitet. Prof. Brindley, ein englischer Psychiater, ließ gegen Ende seines Vortrages über diese Methode auf dem amerikanischen Urologenkongreß in Las Vegas buchstäblich seine Hosen herunter und injizierte sich eine vasoaktive Substanz in die Peniswurzel. Der Erfolg ließ nicht lange auf sich warten. Er demonstrierte dem überraschten Publikum seinen erigierten Penis (Sigusch, 1996).

Inzwischen stehen viele vasoaktive oder. den Penis versteifende Substanzen mit unterschiedlichen Nebenwirkungen zur Verfügung:

1. die historisch älteste, das Papaverin,
2. ein Papaverin/Phentolamin-Gemisch,
3. Prostaglandin E 1 (PGE 1) und
4. SIN-1 (Stickstoff-Donor)

3. und 4. sollen nur noch wenige Nebenwirkungen haben, z. B. Schmerzen und zu lange Erektionen (Priapismen). SIN-1 soll jedoch im Gegensatz zu PGE-1 nicht sehr wirksam sein. Die Suche nach anderen noch harmloseren Substanzen geht weiter. Bis auf PGE-1 sind diese pharmakologischen Mittel bisher offiziell nicht zugelassen.

Obwohl die Methode zunächst nur für die Diagnostik eingesetzt werden sollte (Schwellkörper-Injektionstest, SKIT oder einfach Pharmakotest) und eine Altersgrenze (65 Jahre) vorgeschlagen wurde, fand sie schnelle Verbreitung als Therapeutikum, insbesondere auch bei psychogener Impotenz (ausführlicher bei Langer u. Hartmann, 1992). Inzwischen ist sie zur häufigsten Therapie-Methode bei Erektionsstörungen, incl. der psychotherapeutischen Verfahren, aufgestiegen. 100 000 Patienten sollen inzwischen weltweit mit SKIT (Intervall-Therapie, wobei die Injektion vom Arzt vorgenommen wird) oder SKAT (Patienten spritzen sich die Substanz selbst) behandelt worden sein. Eine 1988 durchgeführte Umfrage hinsichtlich Akzeptanz und Komplikationsrate von SKIT bzw. SKAT bei 1220 deutschen Urologen (700 antworteten) ergab, daß knapp die Hälfte der Urologen Erfahrung im Umgang mit vasoaktiven Substanzen hat (Porst u. Weller, 1989). Langer u. Hartmann (1992) resümieren, daß die Schwellkörper-Injektion die erektionsgestörten Männer vom Psychiater zum Urologen gebracht hat, was bei den Urologen verständlicherweise (Abwehr gegenüber psychosomatischem Denken) Genugtuung hervorgerufen hat. Das könnte auch erklären, warum 74,4 % der befragten Urologen diese Therapiemethode als segensreich beurteilten, während die Akzeptanz durch die Patienten nur in 53 % als gut angegeben wurde (Porst u. Weller, 1989)!

Bei dieser massenweise angewendeten Methode muß natürlich nach den Nebenwirkungen und Risiken gefragt werden. Sigusch hat die in der Literatur berichteten Komplikationen der Schwellkörper-Autoinjektions-Therapie zusammengestellt (Tab. 13).

Tab. 13   Komplikationen der SKAT

Lokale Komplikationen
– intra- und subkutane Hämatome
– Hodenschmerzen (gehäuft bei PGE_1)
– schmerzhafte Erektionen (gehäuft bei PGE_1)
– prolongierte Erektionen (> 3 bis 4 h, gehäuft bei psychogener und neurogener Erektionsstörung)
– Priapismus (> 6 bis 8 h, gehäuft bei Papaverin)
– Schwellkörperinfektionen (bis hin zum Verlust des Penis)

Systematische Komplikationen
– Blutdruckabfall, Schwindelgefühl, Schweißausbrüche
– allergische Reaktionen
– pathologische Leberwerte (in Funktionstests)
– Entwicklung einer Toleranz gegen die Substanzen

Späte Komplikationen
– kavernöse Fibrosierungen (gehäuft bei Papaverin)
– Penisdeviationen
– Sensibilitätsstörungen

aus Sigusch (1996)

Die gefürchtesten **Nebenwirkungen** von SKIT oder SKAT sind *Priapismus* (schmerzhafte Dauererektion über mehrere Stunden) und *Fibrosierung des Schwellkörpergewebes.*
Bei der oben zitierten Umfrage von Porst u. Weller (1989) hat sich bei einem unselektierten Patientengut ein durchschnittliches Priapismus-Risiko von 6,3 % ergeben. Stief (1992) betont dagegen, daß er in seiner Klientel (120 Patienten) mit der vasoaktiven Substanz SIN-1 bisher keinen Priapismus beobachten konnte, wie überhaupt die Nebenwirkungen und Risiken dieser Substanz sehr gering sein sollen. 25 seiner 120 Patienten haben jetzt über ein Jahr erfolgreich SKAT mit dieser Substanz angewandt.

Die Hoffnung der Urologen, mit SKIT die beste Untersuchungsmethode für die Differentialdiagnose psycho- vs. organogener Erektionsstörung gefunden zu haben, hat sich nicht erfüllt. Schon 1986 haben nach Sigusch (1996) französische Impotenzforscher nachgewiesen, daß ein Drittel der Männer mit psychogener Erektionsstörung selbst auf hohe Dosen von Papaverin negativ reagierten, die Erektion blieb also aus.

Bezüglich des therapeutischen Erfolges müßte nachdenklich stimmen, daß die Drop-out-Quote in allen Untersuchungen relativ hoch ist (zwischen 40 und 50 %). Selbst bei Langer u. Hartmann (1992), die die Patienten psychotherapeutisch begleitet bzw. ein integriertes, auch an der somatischen Seite orientiertes sexualtherapeutisches Konzept haben, betrug die Drop-out-Quote 42 %.

Darüber hinaus werden häufig die Partnerinnen nicht mit einbezogen, was aber zum Teil auf die männlichen Patienten selbst zurückzuführen ist. In einer Untersuchung von Zamel (1994) haben über die Hälfte der Männer direkt abgelehnt, die Partnerin zu beteiligen. Aus der Balint-Gruppenarbeit mit Urologen weiß ich, daß manche Männer sich im Badezimmer vor dem Geschlechtsverkehr heimlich spritzen. Das Ausblenden der Partnerin ist nach meinen Erfahrungen schichtabhängig (eher bei Männern der unteren sozialen Schicht). Dieser Trend ist natürlich zu problematisieren, weil Untersuchungen nachgewiesen haben, daß sich die Diagnostik und damit auch die Therapieempfehlung durch das Einbeziehen der Partnerin sehr verändern kann (Langer u. Hartmann, 1992 und Sigusch 1996). Eine weniger invasive Methode als SKAT ist die intraurethrale Anwendung von Prostaglandin E1. Hierbei wird mit Hilfe eines Applikators die Substanz in die Harnröhre geschoben (s. *Muse* [Alprostadil] der Pharma-Firma Astra).

Operative Therapie (Penile Gefäßchirurgie)

Über die Bedeutung der **penilen Gefäßchirurgie** bei männlicher Impotenz in Folge von Durchblutungsstörungen berichtet Sohn (1997). Dem anfänglichen therapeutischen Enthusiasmus ist Ernüchterung gewichen. Die mit Hilfe der Chirurgie verbesserte arterielle Blutversorgung des Penis *(penile Revaskularisation)* bringt in Einzelfällen subjektive Erfolge, wobei der Wirkmechanismus unklar bleibt. In einer monozentrischen Studie konnte Sohn an 75 revaskularisierten Patienten nachweisen, daß keine Korrelation zwischen subjektivem Erfolg und Shunt-Durchgängigkeit bestand! (s. auch die Ausführungen über Somato-vs. Psychogenese)

Das Langzeit-Follow-up bei zwölf Studien über *venöse penile Sperroperationen* ergab eine Erfolgsrate von ca. 30 %. Bei dieser operativen Methode wird das «venöse Leck» (zu schneller Abfluß des venösen Blutes aus den Corpora cavernosa) repariert. Hierbei ist zu berücksichtigen, daß bei jedem Eingriff am Genitale im Rahmen einer Therapie die Erektionsstörung auch unter Placebo eine Erfolgsrate von etwa 30 % zu erwarten ist.

Viagra (Sildenafil)

Vermutlich sind die bisher beschriebenen somatischen Therapien der männlichen Impotenz bald als überholt anzusehen. Seit März 1998 ist mit der Substanz *Sildenafil,* in den USA als *Viagra* (Citratsalz von Sildenafil) auf dem Markt, die orale Therapie der Erektionsschwäche möglich geworden.

Sildenafil ist ein Phosphodiesterase-Hemmer. Phosphodiesterase wiederum ist ein wichtiges Enzym, das der Entspannung der glatten Muskulatur in den Schwellkörpern bei sexueller Erregung entgegenwirkt. Nur bei entspannten Gefäßwänden der Penisarterie und ihrer Kollateralen kann das Blut in die Schwellkörper fließen und die Erektion bewirken, da es über die eng gestellten Venen nicht abfließen kann. Die Potenzpille wirkt also nur auf die Blutzufuhr und erleichtert die Erektion. Sie kann nicht die Libido oder das sexuelle Bedürfnis steigern.

Der Wirkungsmechanismus von Sildenafil soll erst nach 30 bis 60 Min. einsetzen. Die Tablette gibt es in der Dosierung von 25, 50 und 100 mg. Laut der Produkt-Monografie der Pharma-Firma Pfizer (Stand August 1998) wurde Viagra bisher in 21 randomisierten, doppelblinden, placebokontrollierten Studien von bis zu sechs Monaten Dauer mit unterschiedlichen Designs sowie in zehn offenen Erweiterungsstudien untersucht. In klinischen Studien wurden über 4500 Männer mit Viagra behandelt, über 2000 davon ein Jahr oder länger. Inzwischen soll das Medikament bei mehr als drei Millionen Patienten im Einsatz sein. Nach einem Jahr Therapie berichten 88 % aller Responder über eine verbesserte Erektion und 90 % würden Viagra weiter einsetzen.

Goldstein, Lue et al. haben die ersten Testergebnisse placebokontrolliert an über 500 Männern im New England Journal of Medicine 1998 veröffentlicht. Als *Nebenwirkungen* werden Kopfschmerzen (16 %), Gesichtsrötungen (10 %), Magenbeschwerden (7 %), und bei 3 % der bisher untersuchten Männer leichte Sehstörungen beschrieben.

Zur Zeit wird der Einsatz dieses Potenzmittels auch für sexuell gestörte Frauen geprüft, beispielsweise an der Medizinischen Hochschule Hannover. Weiterhin befinden sich verschiedene Konkurrenzpräparate, u. a. Vasomax der Firma Schering-Plough in der klinischen Erprobung.

Konsens besteht in der klinischen Fachpresse darüber, daß auch sexuell nicht gestörte Männer sich Sildenafil zur Maximierung ihrer sexuellen Leistungsfähigkeit einverleiben werden. Damit ist der Mißbrauch nicht kontrollierbar und das Mittel kann zu einer Mode- oder Lifestyle-Droge werden. Die langfristigen Nebenwirkungen sind noch nicht übersehbar.

Zusammenfassend ist aus psychosomatischer Sicht vor dem unreflektierten Gebrauch alleiniger Organotherapien zu warnen. Zum einen wird der Beziehungsaspekt der Sexualität öfter ignoriert (s. die hohe Aussteigerrate) und zum anderen wird das Erleben wie überhaupt die Qualität des sexuellen Aktes zu wenig berücksichtigt. Genauere Untersuchungen, wie die Frauen die pharmakologische Versteifung ihrer Männer erleben, existieren meines Wissens noch nicht. Es können kuriose Situationen eintreten, wie beispielsweise bei einem türkischen Patienten, der sich am Freitagnachmittag von seinem Urologen die Potenzspritze hat geben lassen. Als er dann mit seinem koitusbereiten Penis nach Hause kam, war unerwarteter Verwandtenbesuch angereist. Darüber hinaus sind die körperlichen Langzeitwirkungen, z. B. auf die Corpora cavernosa noch unklar.

Langer u. Hartmann (1992) haben im Rahmen ihres Konzeptes einer integrierten Sexualtherapie (in Zusammenarbeit mit den Urologen) versucht herauszuarbeiten, daß für eine bestimmte Gruppe auch von psychogener Impotenz diese Methode sinnvoll ist. Ich selbst habe keine systematischen Erfahrungen mit SKAT-Patienten, habe aber gelegentlich bei der Beratung von Paaren mit Impotenz zur kurzfristigen Anwendung geraten, um diesen Selbstverstärkermechanismus (s. S. 190) zu durchbrechen. Auffällig war, daß keines der Paare beim Urologen angekommen ist. Meist hatte sich die Partnerin schon bei der Beratung eher ablehnend hierzu geäußert. Auch bei den ersten impotenten Männern, die vom Urologen Viagra verschrieben bekommen haben und die zusätzlich mit ihren Partnerinnen meine psychotherapeutische Praxis aufsuchten, blieben die Frauen dem Medikament gegenüber skeptisch. Eine hatte trotz bestehenden Kinderwunsches heimlich die Pille eingenommen, weil die Vorstellung eines mit Viagra gezeugten Kindes bei ihr großen Widerwillen auslöste!

Abschließend zur Therapie von Sexualstörungen muß noch darauf hingewiesen werden, daß die Grenzen dieser Therapie nicht nur auf Seiten der Patienten liegen (z. B. in Form von Widerständen oder Abwehr) sondern auch in der Person des Therapeuten (wie bei jeder anderen Therapie auch). Insbesondere wird er dadurch auch mit seiner eigenen Sexualität konfrontiert. Er darf seine eigenen Normen, Wünsche, Vorlieben nicht unreflektiert auf die Patienten übertragen. Die Bemerkung von Balint hat nichts an Aktualität eingebüßt: «Nirgends sind die Schwierigkeiten, denen sich der Arzt gegenübersieht, so groß wie auf sexuellem Gebiet. Sobald er mit irgendeinem damit in Beziehung stehenden Problem zu tun hat, kann er nicht umhin, seine eigenen Ansichten und Überzeugungen darüber zu enthüllen» (zitiert nach Gschwind 1996, S. 92).

5.5 Fertilitätsstörungen

Obwohl die Unfruchtbarkeit des Mannes (Impotentia generandi) in die Systematik der Sexualstörungen mit einbezogen wurde, ist sie keine funktionelle Sexualstörung im engeren Sinne. Sie wird daher – genau wie die im nächsten Kapitel dargestellte Transsexualität – gesondert diskutiert. Die Mitteilung der Diagnose und dann die Fertilitätsbehandlung mit ihren Notwendigkeiten und Zwängen, beispielsweise am Konzeptionsoptimum koitieren zu müssen, können allerdings die Sexualität des Mannes oder des Paares sekundär beeinträchtigen, z. B. nimmt während einer In-Vitro-Fertilisationsbehandlung bei 14 % der

Männer das sexuelle Verlangen ab, bei 42 % sogar die Häufigkeit der sexuellen Kontakte (Goldschmidt et al., 1997).

Krankheitsbild: Die Qualität des Spermas wird in erster Linie nach drei Kriterien beurteilt:

1. Nach der Anzahl der **Samenfäden** oder Dichte in Volumen pro ml; normal sollen mehr als 20 Millionen Spermien pro ml sein. Bei unter 20 Mio./ml wird von einer *Störung der Fertilität* gesprochen.

2. Nach **Beweglichkeit** oder quantitativer Motilität nach 30 Min. in Prozent normaler Beweglichkeit. Unter 40 % besteht Subfertilität. 50 % und mehr entsprechen der Norm.

3. Nach der **Morphologie** (z. B. Größe, Form) nach 30 Min. in Prozent normaler Zellen. Unter 40 % liegt Subfertilität vor, unter 30 % Subfertilität mit ungünstiger Prognose. Von normaler Fertilität wird nur gesprochen, wenn alle drei Parameter im Normbereich liegen. Weiterhin wird mit einem speziellen Test die **Penetrationsfähigkeit** der Spermien geprüft.

Insgesamt soll sich die Spermienqualität und -quantität in den letzten Jahrzehnten, insbesondere wegen zunehmender Umweltgifte verschlechtert haben. Dieser Aussage wurde aus methodischen Gründen widersprochen (Lerchl u. Nieschlag, 1996).

Goldschmidt et al. (1997) weisen in ihrem Übersichtsreferat zur ‹Psychosomatik männlicher Fertilitätsstörungen› zu Recht darauf hin, daß hier – im Gegensatz zu der Frau – nur von Störung der Fertilität oder Infertilität aber nicht von männlicher Sterilität gesprochen wird. Dabei ist der Terminus «Infertilität» für die Frau reserviert, die zwar schwanger wird, also nicht steril ist, aber die Schwangerschaft nicht austragen kann. Vermutlich soll hiermit – analog zur «erektilen Dysfunktion» – semantisch die narzißtische Kränkung des Mannes vermieden werden. So überrascht es nicht, daß gerade bei heterologer Insemination (das Injizieren von Fremdsamen durch den Arzt in die Gebärmutter) die Unfruchtbarkeit des Mannes vom Paar verheimlicht wird. Einen guten Überblick zum Forschungsschwerpunkt «Psychosomatik der Fertilitätsstörungen» geben Brähler et al. (1998).

Epidemiologie: Genaue Prävalenzangaben – und dann noch differenziert nach psychosomatischen Ursachen – sind nicht möglich, da viele Paare entweder phasenweise freiwillig kinderlos bleiben oder in ihrer Lebensplanung ganz auf sie verzichten oder aber ihre ungewollte Kinderlosigkeit akzeptieren und keine Fertilitätsbehandlung in Anspruch nehmen. Nach einer neueren Untersuchung leben 20 % der Paare im gebärfähigen Alter in den alten Bundesländern kinderlos, wobei sechs Prozent der Paare ungewollt unfruchtbar bleiben, vier Prozent gewollt und die restlichen zehn Prozent sind undefiniert, d. h.

zum Zeitpunkt der Untersuchung ohne Kinderwunsch (Goldschmidt et al., 1997).

Während früher bei ungewollter Kinderlosigkeit erst einmal die Frau dafür verantwortlich gemacht wurde, hat sich inzwischen infolge der verbesserten andrologischen Diagnostik herausgestellt, daß mindestens 40 % der Sterilitätsursachen eines Paares zu Lasten des Mannes gehen.

Psychosomatische Aspekte

Systematische Untersuchungen über den Einfluß der Psyche auf die Fruchtbarkeit des Mannes liegen nicht vor, obwohl klinische Beobachtungen einen Zusammenhang nahelegen (ausführlicher hierzu Goldschmidt et al., 1997 und Oberpenning und Muthny, 1996), beispielsweise machte Kemeter (1992) die überraschende Erfahrung, daß vor der Behandlung normale Samenbefunde sich gerade bei der In-vitro-Fertilisation so verschlechtern können, daß die Befruchtung der Eizellen verhindert wird. Darüber hinaus fand er bei einer Nachuntersuchung seiner Paare mit heterologer Insemination, daß fünf Männer (acht Prozent seiner Klientel) inzwischen normal Kinder gezeugt hatten. Die heterologe Insemination wird nur bei absoluter männlicher Sterilität angewandt. Auch die in Reproduktionszentren durch Masturbation gewonnenen spermatologischen Werte können falsch negativ sein, weil die masturbatorische Tätigkeit, an ungewohntem Ort und unter ungewöhnlichen Umständen durchgeführt, zu erheblicher seelischer Anspannung führen kann (Vogt, 1985). Deshalb kann erst in einer zweiten oder dritten Untersuchung mit einem korrekten Ergebnis gerechnet werden. Aus meiner Erfahrung in der Beratung von Paaren mit Kinderwunsch weiß ich, daß bei manchen Männern die Masturbation unter diesen Umständen überhaupt nicht funktioniert. Vor allem wird immer wieder ein Zusammenhang zwischen seelischem Streß, z. B. chronischer beruflicher Beanspruchung und reduzierter Spermienqualität beobachtet.

Eine anregende Untersuchung stammt von Hellhammer et al. (1985), die immerhin bei einer Anzahl von 117 Männern eine Korrelation zwischen andrologischen und psychischen Faktoren fanden: Aktive, handlungsorientierte Männer, die sich als selbstsicher, gesellig (extrovertiert) und dominant einschätzten (analog dem Typ A-Verhalten), wiesen eine signifikant niedrigere Spermienzahl und Testosteronwerte sowie tendenziell erhöhtes LH im Vergleich zu depressiven Männern auf. Man könnte diesen Befund als Abwehrstil von eher narzißtisch gestörten Männern deuten. Dieser nachvollziehbare Kompensationsmechanismus zeigt sich auch in der Selbsteinschätzung steriler Männer in der Klientel von Reproduktionszentren. Diese ordnen sich auf einer Maskulinitäts-Feminitätsskala oder dem Giessen-Test männlicher und sozial potenter ein als Männer mit normalen Spermienbefunden (Christiansen et al. 1997). Bei Oberpenning und Muthny (1996) finden sich weitere Hinweise für streßbedingte Fertilitätsstörung und Coping (Formen der Streßverarbeitung).

Auch relativ kurzfristige seelische Belastungen sollen sich negativ auf die Spermiogenese auswirken. Poland et al. (1986) fanden z. B. bei Medizinstudenten (Samenspender) während der Prüfungszeiten – im Vergleich zu den anderen Jahreszeiten – eine schlechtere Samenqualität. Seikowski und Glander (1995) konnten dieses Ergebnis nicht reproduzieren. Bei 17 Spermaspendern im Alter zwischen 20 und 25 Jahren konnten sie keine eindeutigen Zusammenhänge zwischen Spermaqualität und psychischen Alltagsbelastungen finden. In der Einzelfallanalyse variieren die Zusammenhänge von Person zu Person, d. h. bei einzelnen Spendern korreliert durchaus die seelische Belastung mit ungünstigeren spermiologischen Parametern, bei anderen wieder nicht. In einem Fall wurde sogar eine Korrelation zwischen zunehmender psychischer Belastung und verbesserten Spermienwerten gefunden. Seikowski und Glander (1995) vermuten daher eine *hohe interindividuelle Variabilität des Zusammenhanges zwischen psychologischen und spermiologischen Merkmalen.* Das verlangt letztlich die Annahme psychophysiologischer Reaktionsmuster, wobei man davon ausgehen muß, daß Zusammenhänge zwischen somatischen und psychischen Reaktionen immer individuell geprägt sind und nur aus der Individualgeschichte einer konkreten Person verstehbar werden!

Ätiopathogenese

Um die ätiopathogenetischen Vorstellungen besser verstehen zu können, sollen vorher einige knappe Hinweise zur Anatomie und Hormonregulation des Hodens erfolgen:

Der **Hoden** besteht aus zwei verschiedenen Geweben, nämlich den *Tubuli seminiferi,* in denen die Spermatozoen gebildet werden und dem *interstitiellen Gewebe,* in dem sich die *Leydigzellen* befinden. Die Spermatozoen wandern in den Nebenhoden, wo sie reifen. Ihr Reifungsprozeß ist androgenabhängig. Das in den Leydigzellen produzierte *Testosteron* hält die Spermatogenese aufrecht. Die Testosteronproduktion ist ihrerseits vom LH abhängig.

Auch FSH ist wichtig und wirkt an den Sertolizellen in den Tubuli seminiferi und soll das Transportsystem für aktive Androgene mobilisieren. Die im Hypothalamus sezernierten sogenannten Releasing-Faktoren wirken auf den Hypophysen-Vorderlappen und steuern ihrerseits die LH/FSH-Produktion. Ebenso wie bei der Frau liegt hier ein komplexer Regelkreis vor (Hypothalamus/Hypophyse/Leydigzellen-Achse).

Nach Hellhammer et al. (1985) kann sich die seelische Belastung über folgenden Mechanismus auf die Spermienqualität auswirken: Der Streß führt zu einer Aktivierung des Sympathicus mit folgender Konstriktion der testikulären Blutgefäße. Durch die Minderdurchblutung der Hoden wird die Hormonstimulation durch LH und FSH reduziert. Dadurch werden die Leydigzellen nicht genügend für die Testosteronbiosynthese angeregt. Kompensatorisch erfolgt eine LH-Erhöhung. Dadurch wird die Entwicklung der Spermien in den testosteronabhängigen Phasen der Spermiogenese gestört. Auf einen anderen pathogenetischen Mechanismus, mehr mechanischer Art, macht Vogt (1985) aufmerksam. Treten bei mehreren kurz aufeinanderfolgenden andrologischen Kontrollen schwankende spermatologische Werte auf (wie bei der oben beschriebenen erzwungenen Masturbation), muß es sich um psychogene Samentransportstörungen handeln, da die Spermiogenesedauer zwischen 72 und 76 Tagen beträgt.

Therapeutische Aspekte

Möglichkeiten und Grenzen der Psychotherapie bei ungewollter Kinderlosigkeit zeigen Oberpenning und Muthny (1996) auf. Hellhammer (1985) hat beispielsweise 15 Paare, die seit fünf Jahren infolge der Sterilität des Mannes ungewollt kinderlos waren und die seit über einem Jahr die medizinische Behandlung abgebrochen hatten, mit Paartherapie behandelt. Während der Therapie sind die Testosteron-Werte leicht angestiegen. Die Spermienanzahl, die nach der Therapie vier Monate lang weiter bestimmt wurde, vergrößerte sich sogar signifikant. Sechs der 15 Frauen wurden innerhalb dieser Zeit schwanger. Insgesamt hat sich bei 14 Paaren die Beziehung durch die Therapie verbessert.

Therapeutische Hilfe kann auch bei der seelischen Verarbeitung der Diagnose wichtig sein. Für viele Männer ist die Unfruchtbarkeit verständlicherweise eine narzißtische Kränkung, da sie eine Grenze ihrer kreativen und produktiven Leistung signalisiert. Bei Kühler (1989) findet sich eine Übersicht zur Psychologie des männlichen Kinderwunsches. Die Kränkung wird unterschiedlich verarbeitet. Tab. 14 gibt einen Überblick möglicher seelischer Reaktionen. Die meisten sind nicht gleich als pathologisch anzusehen. Lockeres Übergehen ist genauso auffällig wie in eine schwere Depression zu verfallen.

Tab. 14   Emotionale Reaktionen auf die Diagnose der Fertilitätsstörung

– Schock und Erstaunen
– Verleugnung
– Kontrollverlust (über Körper, Zukunft)
– Wut, Ärger, Angst
– Minderwertigkeitsgefühle, Schuldgefühle
– Hoffnungslosigkeit, Depression, soziale Isolation
– Trauer

nach Goldschmidt et al. (1997)

Diese Reaktionen können auch die Phasen einer Krise sein. Sie müssen jedoch nicht in der Reihenfolge ablaufen wie in der Tabelle aufgeführt. Natürlich hängt die seelische Verarbeitung von der individuellen kognitiven Bewertung der Unfruchtbarkeit oder Fruchtbarkeit ab. Empirisch wurde gefunden, daß 50 % der Paare die seelische Belastung durch die Sterilität als stark bis sehr stark erleben. Operpenning und Muthny (1996) geben eine Übersicht der Studien, die sich mit den Auswirkungen ungewollter Kinderlosigkeit befaßt haben. Eine Zusammenstellung der empirischen Befunde über «Infertilität als Stressor» findet sich bei Pook und Krause (1999).

Insgesamt ist das somatische therapeutische Arsenal der Reproduktionsmedizin in den letzten zehn Jahren sehr gewachsen (Diederichs, 1999 a). Auch Männern mit sehr mangelhaftem Spermiogramm kann mit einer neuen Methode geholfen werden, der intrazytoplasmatischen Spermien-Injektion (ICSI). Dabei können sogar unreife Samenzellen punktiert, aufbereitet und unter optimalen physiologischen Bedingungen in das herausgenommene Ei injiziert werden. Das derart befruchtete Ei wird gleich in die Gebärmutter geschleust. Auch die enormen Fortschritte der Mikrochirurgie helfen bei Verschlüssen der samenableitenden Wege durch entzündliche, mechanische oder angeborene Veränderungen. Normalerweise arrangieren sich Paare nach einer Weile mit ihrer Kinderlosigkeit und können nach einer Phase der Trauer ein neues Selbstbild und eine veränderte Lebensperspektive aufbauen. Es gibt aber auch Paare, die ihre Unfruchtbarkeit nicht akzeptieren wollen und ihre Enttäuschungswut auf die Ärzte projizieren, von einer Koryphäe zur anderen laufen und häufig schon mit einem dicken Aktenordner in die Sprechstunde kommen. Das verlangt vom Arzt eine hohe psychologische Kompetenz, mit diesen Patienten angemessen therapeutisch umzugehen.

6. Transsexualität
Die «Androgynie» als «Sehnsucht nach Vollkommenheit».

Definition: Die Transsexualität ist keine Sexualstörung im engeren Sinne, sondern eine tiefgreifende Störung der Geschlechtsidentität, also der Kernidentität. Das Charakteristische an der Transsexualität ist die totale seelische Identifikation mit dem anderen, dem eigenen Körper widersprechenden Geschlecht. Letztlich geht es hier um ein Überschreiten der Geschlechtergrenze. Viele Transsexuelle geben spontan an, mit dem falschen Körper geboren zu sein. Viele fühlen sich daher in dem eigenen Körper fremd, manche hassen ihn sogar. Einige wenige nehmen destruktive Manipulationen an den Genitalien vor. Ein Beispiel war ein verheirateter Mann, der versuchte, sich mit einem Lötkolben seine Hoden abzutrennen.

Nach dem bisherigen Wissensstand kann die Transsexualität weder auf genetische, anatomische und hormonelle Abweichungen zurückgeführt werden noch auf eine falsche Geschlechtszuschreibung durch die Eltern. Obwohl die Psychiatrie dem Phänomen der Transsexualität hilflos gegenüberstand und die Behandlung der Patienten anderen Fachdisziplinen wie der Chirurgie, Urologie, Gynäkologie und Endokrinologie überließ, wird die Transsexualität als psychiatrisches Krankheitsbild klassifiziert (Pfäfflin, 1993). Bei Pfäfflin (1993, 1994 und Bosinski, 1996) findet sich eine ausführliche Darstellung der historischen Entwicklung des Phänomens Transsexualität.

1980 wurde Transsexualität erstmalig als eigenständige psychiatrische Diagnose in den Diagnoseschlüssel der amerikanischen psychiatrischen Gesellschaft (DSM/III/1980) aufgenommen. Nach einer Revision 1987 (DSM/III/R) wurde in der vierten Ausgabe (DSM/IV/1994) der Terminus Transsexualität zugunsten von Geschlechtsidentitätsstörungen (Gender Identity Disorders) aufgegeben. DSM/IV nennt nun folgende diagnostische Merkmale für eine Geschlechtsidentitätsstörung bei Jugendlichen und Erwachsenen:

«**A.** Ein starkes und andauerndes Zugehörigkeitsgefühl zum anderen Geschlecht (d.h. nicht lediglich das Verlangen nach irgendwelchen kulturellen Vorteilen, die als mit der Zugehörigkeit zum anderen Geschlecht verbunden empfunden werden).

Bei *Adoleszenten* und *Erwachsenen* manifestiert sich das Störungsbild durch Symptome wie geäußertes Verlangen nach Zugehörigkeit zum anderen Geschlecht, häufiges Auftreten als Angehöriger des anderen Geschlechts, das Verlangen, wie ein Angehöriger des anderen Geschlechts zu leben oder behandelt zu werden oder die Überzeugung, die typischen Gefühle und Reaktionsweisen des anderen Geschlechts aufzuweisen.

B. Anhaltendes Unbehagen im Geburtsgeschlecht oder Gefühl der Person, daß die Geschlechtsrolle dieses Geschlechts für sie nicht die richtige ist.

Bei *Adoleszenten* und *Erwachsenen* manifestiert sich das Störungsbild durch Symptome wie die Vereinnahmung durch Gedanken darüber, die primären und sekundären Geschlechtsmerkmale loszuwerden (z. B. Nachsuchen um Hormone, Operation oder andere Maßnahmen, welche körperlich die Geschlechtsmerkmale so verändern, daß das Aussehen des anderen Geschlechts simuliert wird) oder der Glaube, im falschen Geschlecht geboren zu sein.

C. Das Störungsbild ist nicht begleitet von einem somatischen Intersex-Syndrom.

D. Das Störungsbild verursacht in klinisch bedeutsamer Weise Leiden oder Beeinträchtigung in sozialen, beruflichen oder anderen wichtigen Funktionsbereichen" (zitiert nach Bosinski, 1996, S. 99).

In den letzten Jahren haben sich die wissenschaftlichen Untersuchungen und der öffentliche Diskurs zum Thema Transsexualität rapide vermehrt, wobei insbesondere die Medien das Thema gerne aufgreifen. Darüber hinaus häufen sich die autobiographischen Berichte und die Aktivitäten Betroffener in der Öffentlichkeit. So gibt es jetzt auch Selbsthilfegruppen für Frauen und Männer mit Geschlechtsidentitätsstörungen und die neugegründete Bundesvereinigung der Transsexuellen *Transidentitas e.V.*

Hervorzuheben ist noch das 1980 verabschiedete und am 1. 1. 1981 in Kraft getretene Transsexuellengesetz. Es regelt die Vornamens- und Personenstandsänderung.

Meine eigenen klinischen Erfahrungen mit Transsexuellen beziehen sich inzwischen auf etwa 100 Patienten, die ich seit 1975 gesehen habe. Die meisten habe ich zwischen 1978 und 1986 in der Abteilung für Psychosomatik und Psychotherapie des Klinikums Steglitz der Freien Universität Berlin psychoanalytisch untersucht, wohin sie mit dem Wunsch nach einer Geschlechtsumwandlung überwiesen wurden. Seit 1986 bin ich als Psychoanalytiker niedergelassen. Da es in Berlin bisher wenige Fachleute für diese Patientengruppe gibt, werden mir weiterhin Transsexuelle überwiesen, so daß ich immer etwa drei bis fünf Patienten im Rahmen meiner analytischen Praxis betreue. Bisher ist es mir nur bei fünf Patienten gelungen, sie in analytische Psychotherapie zu nehmen, zwei davon in frequente psychoanalytische Behandlung. Alle Patienten, die mit dem Wunsch nach einer Geschlechtsumwandlung kamen, wurden einer ausführlichen psychoanalytisch orientierten Diagnostik unterzogen. Bei den Patienten, die ich damals im Rahmen der Universitätsabteilung gesehen habe - das waren 54 - habe ich das psychoanalytische Interview mit Hilfe des psychischen und sozialkommunikativen Befundes nach Rudolf dokumentiert und quantifiziert (Diederichs, 1991).

Um den Rahmen dieses Lehrbuches nicht zu sprengen, beschränke ich mich auf eine nur knappe Beschreibung dieser Patientengruppe hinsichtlich der Epidemiologie, des Krankheitsbildes, der Krankheitsentstehung und therapeutischen Möglichkeiten.

Epidemiologie

Eine ausführliche Zusammenstellung epidemiologischer Daten zur Transsexualität findet sich bei Pfäfflin (1993) und Bosinski (1996 a). Bis vor kurzem lagen für die alten Bundesländer nur Schätzungen vor (3.000 bis 6.000 Transsexuelle). Eine Anfrage von Osburg und Weitze (1993) an die Amtsgerichte zur Anwendungspraxis des Transsexuellengesetzes ergab, daß von 1981 bis 1990 1.199 Personen Anträge auf Vornamens- und/ oder Personenstandsänderung gestellt haben. Pfäfflin leitet daraus für die alten Bundesländer eine bereinigte Zehn-Jahres-Prävalenz von 2,1 Transsexuellen pro 100.000 volljähriger Einwohner ab, wobei das Durchschnittsalter der Antragsteller bei 33 Jahren lag und das Geschlechterverhältnis von Mann-zu-Frau- und Frau-zu-Mann-Transsexuellen 2,3:1 betrug (Pfäfflin, 1993, S. 11). Berlin und Hamburg haben die höchsten Prävalenzraten für Transsexuelle in Deutschland (9,5 bzw. 8,7 pro 100.000 Einwohner), was nicht verwundert, da in Metropolen eine größere Toleranz gegenüber sexuellen und kulturellen Minderheiten besteht und mehr soziale Nischen im subkulturellen Bereich Existenzmöglichkeiten bieten. Die höchste Prävalenzrate in Europa weisen die Niederlande auf (1 pro 11.900 männliche und 1 pro 30.400 weibliche Einwohner), was wohl auf die Einrichtung eines Lehrstuhls an der Freien Universität in Amsterdam eigens für Transsexualität zurückzuführen ist (Bosinski, 1996 a).

Einig ist man sich über eine Häufigkeitszunahme von Personen, die eine Geschlechtsumwandlung wünschen. Neben soziologischen Ursachen wie die Entpolarisierung der Geschlechterrollen spielen die grandiosen Angebote der chirurgischen Medizin und die Medialisierung der Transsexualität durch Fernsehen, Rundfunk oder Illustrierte eine Rolle (Diederichs, 1996).

Krankheitsbild

Durch das Offenbarwerden der Geschlechtszugehörigkeit in der Pubertät beginnt hier oft für die Transsexuellen der Leidensdruck. Häufig werden die Jugendlichen von der Umwelt als homosexuell Veranlagte eingestuft. Es entstehen entsprechende Familienkonflikte durch das nicht konforme Rollenverhalten. Meist ist der Konflikt mit einem Elternteil, häufig dem Vater, stärker, während die Mutter oder die Großmutter mehr oder minder heimlich die transsexuelle Entwicklung des Jungen duldet. Das Cross-Dressing, das Tragen der Kleider des anderen Geschlechts, kann schon in der Kindheit und Jugend beginnen. Verständlicherweise werden von transsexuellen Jungen zunächst Sachen der Mutter oder weiblicher Geschwister ausprobiert.

Über das Cross-dressing hinaus versuchen einige Transsexuelle perfekt Ausdruck und Verhaltensweisen des begehrten Geschlechts zu imitieren: Von der Miktion bis zum Berufsleben. Z. B. urinieren transsexuelle Männer dann nur noch im Sitzen. Das Imitieren der Weiblichkeit wirkt zum Teil klischeehaft, stereotyp und sehr an den kulturell eingefahrenen Rollenbildern von Frau oder Mann fixiert (Sigusch et al., 1979). Dieses klischeehafte Imitieren der weiblichen Rolle trifft allerdings nur auf eine Untergruppe zu. Zum Teil kann dies groteske Züge annehmen, beispielsweise wenn ein noch insgesamt vom Körperbau und der Muskelverteilung männlicher Typ, unter Umständen auch noch mit Tätowierungen an den Armen, als «Frau verkleidet» kommt (mit Perücke und stark geschminkt). Die so «herausgeputzten» Frauen stoßen natürlich in der Öffentlichkeit auf zwiespältige Gefühle, reinszenieren sich dadurch Kränkungen und bewegen sich bald nur noch in bestimmten subkulturellen Milieus, wo sie unter ihresgleichen sind.

Meist spielt die erlebte genitale Sexualität im Vergleich zur zentralen Geschlechtsidentitätsproblematik eine untergeordnete Rolle. Bei größerer Vertrautheit teilen die Patienten dann aber doch mehr an sexuellen Aktivitäten mit als es zunächst den Anschein hat. So entwickeln einige Masturbationstechniken und -phantasien, welche den Umgang mit den abgelehnten Geschlechtsteilen erleichtern, beispielsweise weichen sie auf eine urethral-erotische Befriedigung aus (Masturbation in der Harnröhre), andere lassen Analverkehr zu.

Wichtig scheint mir in diesem Zusammenhang die Beziehung von **Sexualität und Aggression.** Nach meinen Beobachtungen (s. auch

Langer 1985) scheint bei Transsexuellen eine deutliche Behinderung des konstruktiven aggressiven Erlebnisbereiches vorzuliegen, der sich natürlich auch auf die Sexualität bezieht. Der Penis wird als ein Organ aggressiver Destruktivität mißverstanden. Die nur gute feminine Passivität und Rezeptivität gilt als die höhere und reinere Form der sexuellen Befriedigung. Penetration ist gleich Aktivität und damit männlich destruktiv. So berichten z. B. viele Mann-zu-Frau-Transsexuelle, daß ihnen der Geschlechtsverkehr keinen Spaß mache, mehr ein Pflichtgefühl sei. Zum Orgasmus kommen sie häufig nur mit Hilfe der eben beschriebenen weiblich getönten Phantasien, selbst penetriert zu werden. Umgekehrt mobilisiert das Eindringen des Penis bei weiblichen Transsexuellen und auch manchen homosexuellen Frauen so viel Angst vor Passivität, Hilflosigkeit, Verletzbarkeit und Kontrollverlust, daß sie diese durch eine überkompensierte aggressive Pseudomännlichkeit («die frechen Feger» oder «kessen Väter») abwehren müssen.

In der wissenschaftlichen Literatur wurde zwischen *primärer* und *sekundärer* Transsexualität unterschieden, wobei bei der primären die Identitätsstörung sich bis in die Kindheit verfolgen läßt. Manche männliche Transsexuelle können auf Kinderphotos nachweisen, daß sie mehr einem Mädchen geähnelt haben. Bei sekundärer Transsexualität lassen sich in der Vorgeschichte häufig effeminiert-homosexuelle Verhaltensweisen oder transvestitische Phasen finden, und es kommt erst in bestimmten Konfliktsituationen zu einer Ausprägung der transsexuellen Symptomatik, also der inneren Gewissheit, dem anderen Geschlecht anzugehören.

Die Unterscheidung zwischen *primärer und sekundärer Transsexualität* wäre aus prognostischen Gründen wichtig, weil primär Transsexuelle einen besseren postoperativen Verlauf bezüglich ihrer psychosozialen Anpassung aufweisen sollen. In der klinischen Praxis ist diese Unterscheidung nicht immer einfach zu treffen, zumal Transsexuelle inzwischen präpariert den Fachmann aufsuchen, sich also vorher informiert haben, welche anamnestischen Daten sie angeben sollen, beispielsweise schon als Kind mit Puppen gespielt zu haben oder die Mitteilung, daß sich die Mutter immer ein Mädchen gewünscht hatte. Manche Anamnesen hören sich daher auffällig ähnlich an. Die Hoffnung einen «echten Kerntranssexuellen» zu diagnostizieren ist daher als obsolet anzusehen. Dennoch findet sich die phänomenologische Differenzierung von primärer und sekundärer Transsexualität versteckt in den Spezifikationskriterien des DSM-IV wieder, die auf zwei Entwicklungswege und damit auf zwei Untergruppen hinweisen, nämlich auf eine frühe Verlaufsform (schon seit der Kindheit oder frühen Adoleszenz) und eine späte Verlaufsform (frühes oder mittleres Erwachsenenalter, s. Bosinski, 1996, S. 100).

Je länger und genauer ich mit der transsexuellen Problematik befaßt bin, desto mehr bin ich der Meinung, daß es sich nicht um ein klar eingrenzbares Krankheitsbild handelt sondern oft nur um die gemeinsame pathologische «Endstrecke» ganz verschiedener Verläufe mit dem gemeinsamen Kern gestörter und konflikthafter Geschlechtsidentität. Diese Erfahrung aller intensiver mit dieser Klientel befaßten Kliniker und Forscher spiegelt sich auch in der gewandelten Definition der internationalen Klassifikationssysteme wider. Dieser Wandel erleichtert nicht gerade die Arbeit des Diagnostikers oder Gutachters. Hinzukommt, daß Transsexualität im Transsexuellen-Gesetz als Krankheit definiert wurde, aber ein Großteil der Betroffenen sich nicht als krank erlebt, obwohl sie die medizinischen Leistungen (Hormonbehandlung, Entfernung der Barthaare, geschlechtsumwandelnde operative Maßnahmen) gerne in Anspruch nehmen. In den letzten Jahren ist eine Politisierung und Ideologisierung dieser Patientengruppe erfolgt. Sie wird hierin von prominenter sexualwissenschaftlicher Seite (Sigusch, 1991) unterstützt. Sigusch plädiert für eine «Enttotalisierung» und «Depathologisierung» der Transsexualität und fordert die Akzeptanz dieser Gruppe als soziale Minderheit analog zur Homosexualität. Bei Becker und Hartmann (1994) findet sich eine kritische Auseinandersetzung mit dieser Entwicklung.

Differentialdiagnose

Die wichtigsten Differentialdiagnosen zur Transsexualität sind Transvestitismus, effeminierte Homosexualität, Psychose, Adoleszenz-Krise und chromosomalbedingte Intersexformen. Das Cross-dressing ist natürlich wichtig im Hinblick auf die Differentialdiagnose zum **Transvestitismus.** Der wichtigste Unterschied besteht darin, daß beim echten Transvestiten das Tragen oder Anlegen von Kleidern mit sexueller Erregung und Befriedigung verbunden ist, dagegen beim Transsexuellen das Tragen der Kleider des anderen Geschlechts mit Beruhigung, Sich-besser-und-integrierter-Fühlen, also insgesamt mit einem verbesserten Selbstgefühl.

So berichtete ein transsexueller Patient z. B., daß, wenn er Herrenunterwäsche trage, es ihn kribbele, und er das Gefühl habe als ob er in einem Scherbenhaufen liege. Weibliche Unterwäsche verbessere dagegen sein Körpergefühl, harmonisiere ihn. Der Transvestitismus als Perversion kann als erweiterter oder umfassenderer Kleider- und Wäschefetischismus verstanden werden. Meist tritt er bei heterosexuellen Männern auf, die eine deutliche männliche Kernidentität haben und ihren Penis durchaus schätzen.

Trotz der scheinbar leicht zu stellenden Differentialdiagnose zwischen Transvestitismus und Transsexualität sind hier nicht immer eindeutige Zuordnungen möglich, da auch in der Vorgeschichte von Transsexuellen fetischistische Phasen anzutreffen sind, in denen also das Cross-dressing durchaus auch mit sexueller Erregung und Befriedigung verbunden war. Auf der anderen Seite zeigt eine Untersuchung von Männern (N = 504), die sich selbst als Transvestiten bezeichneten, daß 14% von ihnen transsexuelle Wünsche hatten (Langer, 1985). Darüber hinaus ist das Leitsymptom Cross-dressing nicht bei allen Transsexuellen regelhaft vorzufinden, d. h., es kommen auch Männer, die sich als Frau erleben, aber noch nie weibliche Kleidung angezogen haben, sondern das erst nach der Operation machen wollen. Meist ist jedoch das Cross-dressing in mehr oder minder ausgeprägter Form vorzufinden, oft nur heimlich und abends oder es wird unter der männlichen Oberbekleidung weibliche Unterwäsche getragen. Ein Patient, der sich erst kürzlich bei mir vorgestellt hat, benutzt seit Jahren ein Ballkleid als Nachthemd.

Transvestitismus kommt bei Frauen extrem selten vor, wobei noch unklar ist, woran das liegt. Nicht zu übersehen ist natürlich, daß Frauen Hosen tragen können, Männer dagegen Röcke und Kleider nicht. Ein weiterer Grund könnte sein, daß sowohl nach unseren klinischen Erfahrungen als auch nach den Aussagen der wissenschaftlichen Literatur (z. B. Désirat, 1985) Frau-zu-Mann-Transsexuelle weniger gestört und besser angepaßt sind als Mann-zu-Frau-Transsexuelle.

Homosexualität *ist die zweite wichtige Differentialdiagnose zur Transsexualität.* Transsexuelle zeigen üblicherweise eine Abwehr gegenüber Homosexualität, obwohl sie nach meinen Erfahrungen öfter homosexuelle Kontakte zulassen. Manchen Mann-zu-Frau-Transsexuellen gelingt es, beim analen Verkehr sich als Frau zu phantasieren. Sie sind jedoch gekränkt, wenn der andere sie nicht als Frau, sondern als Mann begehrt. Sigusch (1979) betont, daß Transsexuelle sich als Heterosexuelle erleben und häufig den Wunsch äußern, mit möglichst makellosen heterosexuellen Partnern eine Beziehung einzugehen. Diese Behauptung entspricht nicht meinen klinischen Beobachtungen bzw. solche Äußerungen oder Wünsche können vordergründig in der anamnestischen Situation vorgetragen werden. Nicht selten wird man dann im Rahmen einer längeren Beratungszeit überrascht, daß beispielsweise Mann-zu-Frau-Transsexuelle schon vor der Operation oder erst danach einen weiblichen Partner haben, also dann quasi eine lesbische Beziehung leben.

Außerdem haben manche Homosexuelle eher latent abwertende Gefühle gegenüber Frauen, die effeminierte Haltung entspricht ja einer Karikatur von weiblichem Verhalten. Während Transsexuelle neidisch auf das andere Geschlecht sind und seine Nähe für die eigene Identität und Sicherheit brauchen, sind Homosexuelle eher in ihren Phallus verliebt (eine der Berliner Homosexuellen-Zeitschriften heißt «Siegessäule»). Der Wunsch nach einem makellosen heterosexuellen Partner scheint mir eher einen narzißtischen Hintergrund zu haben: Manche männliche Transsexuelle erleben einen regelrechten «Kick», wenn sie von Fremden spontan als Frau identifiziert werden. Das Hochgefühl ist je intensiver, desto attraktiver der andere ist.

Kompliziert wird die differentialdiagnostische Abklärung dadurch, daß es nach meiner Beobachtung eine Untergruppe von Mann-zu-Frau-Transsexuellen gibt, bei denen der Wunsch nach Geschlechtsumwandlung oder die gegengeschlechtliche Rolle zu leben nach dem Zusammenbruch einer effeminierten homosexuellen Entwicklung auftritt.

Die Homosexualität wird sozusagen verdrängt. Besonders eindrücklich hat sich diese pathologische «Endstrecke» oder der transsexuelle Wunsch als Abwehr von Homosexualität in dem Fall eines 25jährigen effeminiert wirkenden Friseurs gezeigt, der, nachdem er ältere alkoholisierte homosexuelle Männer in einer Bar erlebt hat und sich diese Kränkung ersparen wollte, spontan äußerte: «Lieber als Frau als als Tunte alt werden.» In unserer Klientel betrug der Anteil dieser Gruppe etwa 15%. In einem Fall war sogar die Mutter an diesem Abwehrmanöver beteiligt, die ihren eindeutig homosexuellen Sohn bei einer Fernsehsendung über Transsexualität und deren operativen Möglichkeiten anstieß und sagte: «Wär das nichts für dich?» Probleme oder Konflikte, die sich aus der Homosexualität ergeben können, werden also agiert oder mit Hilfe des Wunsches nach Geschlechtsumwandlung zu lösen versucht. Eine Kollegin berichtete mir von der Psychoanalyse eines transsexuellen Patienten, der schon hormonell behandelt war und kurz vor der Operation stand, daß er nach der Behandlung ein sympathisch junger Homosexueller geworden ist. Désirat (1985) berichtet über einen analogen Fall einer Frau-zu-Mann-Transsexuellen, die nach der analytischen Behandlung zu ihrer Homosexualität stehen konnte.

Zur Psychopathologie und Persönlichkeitsstruktur von transsexuellen Patienten

Sigusch und Mitarbeiter (1979) zeichneten ein relativ negatives Persönlichkeitsbild von transsexuellen Patienten. Sie charakterisierten sie als kühl, distanziert, affektlos, starr, untangierbar und kompromißlos, egozentrisch und demonstrativ sowie nötigend, besessen und eingeengt, merkwürdig uniform und durchtypisiert. Darüber hinaus werden die Patienten als wenig introspektionsfähig und auch nicht übertragungsfähig beschrieben. Konfrontationen oder Probedeutungen gehen oft ins Leere. Sie besitzen auch keine Krankheitseinsicht und neigen zum Externalisieren, d. h., sie beschuldigen die Umwelt, an ihren Problemen Schuld zu sein oder erleben es als Unglück, daß ihre Seele in einem falschen Körper gefangen ist. Obwohl eine Reihe von Transsexuellen auf den ersten Blick so wirkt und sich so verhält, habe ich in der von mir untersuchten und beobachteten Klientel die gesamte Bandbreite der psychoanalytischen Nosologie wiedergefunden: Von den eben beschriebenen sehr starren und sich stereotyp verhaltenden transsexuellen Patienten bzw. schweren narzißtischen Charakterpathologien über Borderline-Patienten bis hin zu nur neurotischen aber hochdifferenzierten und kreativen Persönlichkeiten. Die einseitige negative Psychopathologisierung der Transsexuellen wird auch von Sigusch selbst inzwischen kritisch gesehen. Ich verstehe sie aber zum Teil als Ausdruck einer negativen Gegenübertragung auf diese Klientel (ausführlicher hierzu Pfäfflin, 1994).

Bei den von Sigusch beschriebenen negativen Charakteristika der Transsexuellen ist nämlich bei der Arzt/Patienten-Beziehung zu berücksichtigen, daß diese Patienten, wie schon angemerkt, zunächst mit einer sehr starken Abwehr in die sexualwissenschaftliche Ambulanz oder zum Fachmann kommen. Sie haben eine berechtigte Angst, nicht ernst genommen oder sogar psychiatrisiert zu werden. So ist in einzelnen Verläufen nachzuweisen, daß bei transsexuellen Patienten beim Erstkontakt mit einem Psychiater sofort der Verdacht auf eine Psychose geäußert wird. Darüber hinaus spielt eine Rolle, daß diese Patienten häufig erst eine Odyssee bei verschiedenen Ärzten oder Psychologen hinter sich bringen müssen, bevor sie an einen geeigneten Fachmann geraten. Das Wissen über das Phänomen «Transsexualität» ist noch bei vielen Ärzten und Psychologen begrenzt. Auch Psychoanalytiker haben dieser Klientel gegenüber massive Widerstände. Die Mann-zu-Frau-Transsexuellen machen dabei die Erfahrung, daß sie bei weiblichen Ärzten mit ihrem Anliegen eher auf Verständnis stoßen als bei den männlichen Fachleuten. Auf Übertragungs- und Gegenübertragungsprobleme, die im Umgang mit diesen Patienten eine besondere Rolle spielen, komme ich noch einmal zurück.

Sigusch und vor ihm schon andere weisen auf die Nähe der Persönlichkeitsstruktur von Transsexuellen zur Borderline-Persönlichkeit hin. Diese bewegt sich in dem Grenzbereich von Neurose und Psychose und ist u.a. durch eine pathologische Objektbeziehung charakterisiert, weil bei diesen Persönlichkeiten Empathie und Bindungsfähigkeit eingeschränkt sind und sie außerdem zu frühen oder primitiven Abwehr-mechanismen wie Spaltung oder Idealisierung neigen. Die Berücksich-tigung der neueren psychoanalytischen Persönlichkeitsdiagnostik ist ein Fortschritt, weil sie in der früheren Fachliteratur sehr zugunsten der Geschlechtsdiagnostik vernachlässigt wurde (Langer, 1985). In der Tat findet sich auch in meiner Klientel eine große Anzahl von Borderline-Strukturen. Die eben genannten frühen Abwehrformen wie Spaltung, projektive Identifizierung, Idealisierung oder Verleugnung zeigen sich darin, daß die Erlebens- und Verhaltensbereiche bei Transsexuellen häufig bestimmt sind durch ein Alles-oder-Nichts-Prinzip, Sofort-oder-Nie, Ganz-oder-Gar-Nicht. Nach meinen klinischen Erfahrungen würde ich lieber allgemeiner davon sprechen, daß die Mehrzahl der Transse-xuellen ein strukturelles Ich-Defizit besitzt, das sich u. a. in schwieri-gen Partnerbeziehungen, frühen Abwehrmechanismen und Identitätdif-fusion manifestiert. Hierzu zählen jedoch auch solche Persönlichkeiten, die eine stabile charakterneurotische Ausformung haben, eben nicht borderline-artig sind. Nicht zu übersehen ist bei vielen Verläufen, daß der transsexuelle Wunsch Reparationscharakter hat, z. B. einen Lö-sungsversuch für lebenslange Depressivität, Selbstwertzweifel oder Identitätsdiffusion darstellt. Insofern könnte man auch die transsexuelle Symptomatik als eine «kreative Abwehrleistung» verstehen (Pfäfflin, 1994). Das erinnert an die psychoanalytische Interpretation der Per-version nach Morgenthaler (1984), der ihr die Funktion einer Plombe zuschreibt, welche die Lücke oder das Loch in der gesunden narzißti-schen Entwicklung oder im gestörten Selbst ausfüllt. Dieser theoreti-sche Ansatz macht verständlich, warum eine Reihe von Transsexuellen der Geschlechtsumwandlungsoperation magische Kräfte zuordnen und sich von der Operation die Lösung aller aktuellen, sozialen und seeli-schen Probleme erhoffen. Depressivität sollte nicht vorschnell als Re-aktion auf den noch nicht erfüllten transsexuellen Lebenswunsch zu-rückgeführt werden, sondern man kann auch umgekehrt fragen, ob der transsexuelle Wunsch eben nicht ein Lösungsversuch für chronische Depressivität ist. Ähnliche Überlegungen gelten auch für psychosoma-tische Erkrankungen, die ebenfalls eine Schutzfunktion besitzen kön-nen, nämlich den Patienten vor tiefergehender Depressivität, Leere oder Verzweiflung schützen.

Insgesamt ist die Rolle des pathologischen Narzißmus, also der ge-störten Selbstentwicklung zu wenig bei der Genese dieser Identitäts-störung berücksichtigt worden. Ich werde bei der Ätiologiediskussion noch näher darauf eingehen.

Es gibt aber auch eine kleinere Gruppe von primär Transsexuellen mit einer relativ stabilen Persönlichkeitsstruktur und weitgehend intakten Ich-Funktionen.

Zusammenfassend läßt sich festhalten, daß sowohl die Psychopathologie als auch die Persönlichkeitsstruktur von transsexuellen Menschen heterogener ist als zum Teil in der Fachliteratur angegeben und daß sie, wie Langer (1985) zurecht formuliert, auf der einen Seite nicht so schwer gestört sind wie früher angenommen, aber auch nicht so wenig gestört, wie viele gehofft hatten. Insbesondere fällt der Unterschied zwischen Männern und Frauen auf. Weibliche Transsexuelle, die sich also als Männer fühlen, sind offensichtlich weniger gestört sowohl in ihrer Psychopathologie als auch in ihren Partnerbeziehungen als männliche Transsexuelle (ausführlicher hierzu Désirat, 1985).

Die Standards of Care (Becker et al., 1997, S. 257) fordern daher eine breit angelegte klinisch-psychiatrische/psychologische Diagnostik. Untersucht und beurteilt werden sollen:
- Das Strukturniveau der Persönlichkeit und deren Defizite
- Das psychosoziale Funktionsniveau
- Neurotische Dispositionen bzw. Konflikte
- Abhängigkeiten/Süchte
- Suizidale Tendenzen und selbstbeschädigendes Verhalten
- Paraphilien/Perversionen
- Psychotische Erkrankungen
- Hirnorganische Erkrankungen
- Minderbegabungen

Bei sehr schweren Persönlichkeitsstörungen sollte der transsexuelle Wunsch immer problematisiert werden.

Ätiopathogenese der Transsexualität

Man kann drei unterschiedliche theoretische Richtungen benennen, die sich mit den Ursachen von Identitätsstörungen befassen.

1. Die **biologische Theorie:** Hier wird dem Einfluß von Hormonen auf den Fötus in der pränatalen Zeit Rechnung getragen.

2. Die **Lerntheorie** oder die Geschlechtszuweisung durch die Umwelt: Als Beweis werden die Untersuchungen von Money angeführt,

«daß es immerhin 23 von ihm untersuchten 76 hermaphroditischen Individuen (also echten Zwittern) möglich war, im Widerspruch zur Morphologie der äußeren Genitalien dem Zuweisungsgeschlecht folgend zu leben. Dieses Zuweisungsgeschlecht hatte zumeist auch die volle Entwicklung der sexuellen Rolle und Orientierung zur Folge» (zitiert nach Springer, 1981, S. 38).

3. Psychoanalytische Theorien: Hierunter ist die des Amerikaners Stoller (1979) die ausgefeilteste. Sie bezieht übrigens – zumindest in ihren ersten Ausführungen – auch biologische und lerntheoretische Aspekte mit ein. Transsexualität ist für Stoller die Folge des seltenen Zusammentreffens von verschiedenen Faktoren, von denen jeder einzelne gleich wichtig ist:

a. Die *Mutter* des männlichen Transsexuellen muß *bisexuell* strukturiert sein, wobei sie in ihrer eigenen Kindheit maskuline Tendenzen gezeigt hat. Entsprechend ist ihre weibliche Identifikation nie sehr ausgeprägt gewesen. Sie hat in erster Linie geheiratet, um nicht alleine zu sein.

b. Neben der Bisexualität bzw. der nicht sehr ausgeprägten weiblichen Identifikation der Mütter kommt als zweiter Faktor eine starke *Symbiose* mit dem männlichen Kind hinzu. Stoller hat selbst mindestens 12 Mütter transsexueller Knaben intensiver behandelt. Einige sollen berichtet haben, daß sie ihr Baby zwischen den Beinen hielten, manchmal waren beide nackt. Diese Frauen besitzen nach Stoller einen starken Penisneid und haben den Penis ihres Sohnes sehr bewundert, während sie alle anderen männlichen Glieder als häßlich ablehnten. Für solche Mütter ist der kindliche Sohn zum hochgeschätzten Phallus geworden, den sie begehrten, aber nicht hatten. Dieser unbewußte Wunsch wird aber nur befriedigt, wenn der Sohn ein besonders hübsches Kind ist.

c. Der dritte wesentliche Faktor ist die Rolle des *Vaters,* der entweder fehlte oder häufig abwesend war und deshalb eine derartige pathologische Symbiose duldete.

Stoller bezieht also den Mehrgenerationenaspekt und die Familiendynamik mit ein.

Andere Analytiker (Person und Ovesey, 1974) führen alle Formen von Transsexualität auf unaufgelöste Trennungsangst zurück.

«In den Störungen der Geschlechtsidentität sehen sie reifungsabhängige Weisen des Umgangs mit der Trennungsangst. Der primäre Transsexuelle nehme seine Zuflucht zur symbiotischen Verschmelzung (mit der Mutter), während effeminierte Homosexuelle und Transvestiten (die sekundären Transsexuellen) eine Lösung inform von Teilobjekten oder Übergangsobjekten fänden, bis sie, unter Streßbedingungen, auf die transsexuelle Lösung regredierten» (Langer, 1985, S. 73).

Ein innovatives, auf der Objektbeziehungstheorie von Kernberg aufbauendes psychoanalytisches Modell zur psychodynamisch fundierten

Differenzierung verschiedener Störungen der Geschlechtsidentität findet sich bei Beitel (Becker und Hartmann, 1994).

Meine persönliche Einschätzung geht dahin, daß die bisher entwikkelten psychoanalytischen Modelle nicht ausreichend die Spezifität dieser Identitätsstörung erklären, geschweige therapieren können. Allerdings wissen wir noch zu wenig, welche Auswirkungen bewußte und unbewußte Wünsche der Eltern für das Geschlecht ihrer Kinder auf deren Identitätsentwicklung haben. Das Fazit der Deutschen Sexualwissenschaftlichen Fachgesellschaften lautet:

«Ursachen und Verlaufsbedingungen von Störungen der Geschlechtsidentität sind noch weitgehend ungeklärt und Gegenstand verschiedenartiger theoretischer Ansätze. Ein persistierendes transsexuelles Begehren ist das Resultat sequenzieller, in verschiedenen Abschnitten der psychosexuellen Entwicklung eventuell kumulativ wirksam werdender Einflußfaktoren. Dementsprechend können unterschiedliche Entwicklungswege zur Ausprägung des transsexuellen Wunsches führen» (Becker et al., 1997, S. 256).

Abschließend möchte ich hier auf zwei – in der Fachliteratur bisher vernachlässigte – Aspekte für die Genese und vor allem für den Verlauf dieser Identitätsstörung aufmerksam machen: Den **pathologischen Narzißmus** und die **gehemmte Aggressivität**. In der Arzt/Patienten-Beziehung mit Transsexuellen fällt auf – worauf schon Burzig (1982) hingewiesen hat –, daß man als Arzt oder als eigenständige Person in der Beziehung von dem Transsexuellen selten akzeptiert wird, wenn man nicht sofort und total auf seine Wünsche eingeht. Diese deutliche Forderung nach fragloser Anerkennung könnte ein spezifischer Übertragungsmodus sein. Der transsexuelle Patient zwingt einen zur Anerkennung der von ihm gewünschten Geschlechtsidentität. Nimmt man das Übertragungs- und Gegenübertragungskonzept für die Diagnostik von seelischen Störungen ernst, könnte man rekonstruieren, daß diesen Patienten früher eine derartige Anerkennung ihres vorgegebenen biologischen Zustandes und des Geschlechts gefehlt hat. Den transsexuellen Wunsch kann man daher als einen narzißtischen Stabilisierungsversuch interpretieren.

Die Berücksichtigung des **pathologischen Narzißmus** macht auch eine Reihe von klinischen Phänomenen bei männlichen Transsexuellen psychodynamisch verständlicher, z. B. der glühende Neid auf das weibliche Geschlecht. Entsprechend vergleichen sich auch nach meinen Erfahrungen transsexuelle Patienten mißgünstig untereinander; weiterhin die Tatsache, daß nicht wenige operierte Transsexuelle mit dem kosmetischen Ergebnis ihrer Operation unzufrieden bleiben und operative Nachkorrekturen wünschen. Der pathologische Narzißmus der Transsexuellen korrespondiert mit den Allmachtswünschen einiger Chirurgen, welche die Illusion haben, aus einem transsexuellen Mann operativ eine vollendete Frau machen zu können. Beispielsweise hat Eicher (1984), der lange Zeit in der BRD führend in der Chirurgie der Geschlechtsumwandlung war, in seinem Buch über Transsexualität Fotos von kosmetisch einwandfreien, künstlich angelegten weiblichen Genitalien gezeigt. Dieses Buch empfahl er seinen transsexuellen Patienten, die sich bei ihm zur Beratung meldeten. Die Chirurgen genießen verständlicherweise die Bewunderung und Dankbarkeit, die ihnen diese Patienten zunächst zukommen lassen. Einer der Patienten Eicher's berichtete, daß er dem Operateur sogar die Form seiner Mammaplastik genau vorgeschrieben hätte. Der häufige Wunsch nach operativer Nachkorrektur der Genitalien oder Mammae ohne objektiven Befund müßte jedoch die Operateure nachdenklich stimmen. Mir fällt auch auf, daß immer wieder neue Namen von Chirurgen unter den Transsexuellen gehandelt werden, aber nach einer Weile in der Versenkung verschwinden. Die Operation kann eben nicht den unstillbaren Wunsch, wie eine richtige Frau zu sein, wirklich befriedigen.

Darüber hinaus macht die Berücksichtigung narzimußtheoretischer Aspekte psychodynamisch verständlicher, daß eine Reihe von Mann-zu-Frau-Transsexuellen, in meiner Klientel inzwischen jeder vierte, sich keinen Mann sondern eine Frau als Partner suchen oder schon gewählt haben. Sie brauchen also einen «weiblichen Spiegel». Zitat eines schizoid-narzißtisch strukturierten transsexuellen Patienten:

> «Für mich ist weiblich der Inbegriff des Schönen, Reinen, Sinnlichen, des voll entfaltet Menschlichen, männlich dagegen ein Sammelbegriff für grob, unsinnlich, am Leben und an der Schönheit gehindert, reduziert, verkorkst.»

Neben der Abwehr, als Mann sich minderwertig zu fühlen, spielt hier die schon vorhin erwähnte **gestörte Aggressivität** eine Rolle. Insbesondere erleben Mann-zu-Frau-Transsexuelle den genitalen Akt als etwas Aggressives und den Penis als destruktives Organ. Sie lehnen ihn ab zugunsten einer guten femininen Passivität und Rezeptivität (Langer, 1985). Sie können daher häufig nur dann zum Orgasmus kommen über die Phantasie, weibliche Genitalien zu haben und selbst penetriert zu werden.

Bei einer Untergruppe von Transsexuellen äußert sich der pathologische Narzißmus in der suchtartigen Tendenz, ständig gesehen und
bewundert zu werden. Das führt sie neben realen und sozialen Gründen, im Berufsleben wieder Fuß zu fassen, zu ihrer Affinität zum
Showgeschäft. Wenige werden aber so erfolgreich wie Romy Haag.

Einer meiner Patienten mit narzißtischer Persönlichkeitsstörung pflegte
nächtelang in Berliner Diskotheken zu tanzen und zwar in solchen, die neben der Tanzfläche über große Spiegel verfügten. Ein anderes klinisches
Beispiel ist der Verlauf einer inzwischen operierten 23jährigen Transsexuellen (Mann-zu-Frau). Er wurde als Säugling mißhandelt und deswegen
den Alkoholikereltern weggenommen und in ein katholisches Kinderheim
gegeben. Eine Nonne mochte ihn offensichtlich. Sie ist die einzige relativ
stabile Bezugsperson in seinem Leben geworden, die er internalisieren
konnte. Hier deutet sich die vorhin aufgezeigte ätiologische Komponente
der Transsexualität an, nämlich der Fusionswunsch mit der idealisierten
Mutterimago. Nach der Operation arbeitet sie jetzt in einer Peep-Show,
kann also «von allen Seiten bewundert werden». Zur Zeit tingelt sie durch
Deutschland und unterstützt finanziell ihre Nonne.

Die narzißmustheoretischen Überlegungen zur Genese der Transsexualität möchte ich mit der Äußerung eines Patienten schließen, der
noch auf die Operation wartet. Seine Begründung, warum er lieber
eine Frau werden möchte, lautet:

«Ich will glücklich sein wie eine kleine Prinzessin. Ich will begehrt sein,
ich will geliebt werden. Ich bin mit Liebe nicht aufgewachsen, aber jetzt
will ich Liebe haben. Als Frau habe ich mehr Möglichkeiten. Ich kann
mehrere Männer kennenlernen. Ich kann immer tolle Sachen anziehen.»

Sie spricht zwar von Liebe-haben-Wollen, meint aber letztlich Bewunderung. Als Junge oder Mann sich minderwertig und ungeliebt zu
fühlen, wird mit dem Wunsch kompensiert, wenigstens eine bewun-
derte Frau zu werden. Insofern ist der Wunsch nach Geschlechtsumwandlung ein Reparationsversuch, eine riesige Plombe, um den Defekt im Selbst zu heilen. Es ist der letzte verzweifelte Versuch, ein
Ringen um Empathie, Zuwendung und Akzeptiertsein. Deshalb fällt es
dem Arzt auch so schwer, sich diesem sogartigen Operationswunsch
zu entziehen, obgleich er sich nach einer Weile in seiner Gegenübertragung dem Patienten gegenüber eher schlecht fühlt (Reiche, 1984).
Die Operation kann aber diese tiefe narzißtische Wunde nicht schließen, sondern vielleicht nur etwas verkleinern. Immerhin zeigt die bis-
herige Katamneseliteratur, daß operierte Transsexuelle insgesamt psy-

chosozial integrierter und mit weniger psychischen Störungen leben als vor der Operation. Anhand einer eigenen katamnestischen Untersuchung soll dieser positive Befund noch differenzierter betrachtet werden.

Therapeutische Aspekte

Auf die Schwierigkeit,Transsexuelle für eine konfliktzentrierte Psychotherapie zu motivieren, weisen übereinstimmend alle mit dieser Klientel befaßten Kliniker und Forscher hin. Eine tiefergehende Analyse dieses Phänomens würde den Rahmen dieses Kapitels sprengen (s. hierzu Langer, 1985; Sigusch, 1992 und Pfäfflin, 1994). Insbesondere die Psychoanalyse mit ihren therapeutischen Strategien ist gegenüber der Transsexualität ratlos geblieben, obwohl einige theoretische Konzepte wie das von Stoller, Person und Ovesey und Beitel durchaus wichtige Erklärungsansätze für die Entstehung der Transsexualität bieten.

Meyenburg (1992) gibt einen Überblick der wenigen Versuche, Transsexuelle analytisch zu behandeln. Er selbst stellt die siebenjährige analytisch orientierte Psychotherapie eines Mann-zu-Frau-Transsexuellen vor, der zusätzlich unter schweren Depressionen und Suizidphantasien litt. Das Resultat bestand in einer deutlichen Verbesserung der psychiatrischen Symptomatik und dem Aufgeben des Operationswunsches. Der transsexuelle Patient lebte aber weiter als Frau.

Pfäfflin (1994) macht die gegenseitigen Identitätswiderstände zwischen transsexuellen Patienten und Psychotherapeuten für die Schwierigkeit des Zustandekommens einer Psychotherapie verantwortlich. Das fraglose Akzeptiertwerdenwollen in der Geschlechtsrolle, in der sie sich fühlen, und die Forderung nach körperlicher Angleichung provozieren beim Therapeuten dessen Identitätswiderstand.

Das erklärt, warum z. B. Mann-zu-Frau-Transsexuelle sich bei weiblichen Experten oder Therapeutinnen sicherer fühlen und umgekehrt. Offensichtlich kann es für einen männlichen Therapeuten eine Verunsicherung oder Kränkung bedeuten, wenn der andere (der Patient) das eigene Geschlecht verlassen bzw. verraten will.

Insofern kommt nur dann eine Psychotherapie zustande – meist im Sinne einer Begleitung auf dem Weg zum anderen Geschlecht –, wenn der Therapeut den transsexuellen Wunsch nicht in Frage stellt, also die Abwehr unberührt läßt, was Psychoanalytiker natürlich weniger zu einer Behandlung motiviert. Dennoch sollte die **psycho-**

therapeutische Begleitung in Verbindung mit dem **Alltagstest** einen zentralen Platz in der Behandlung transsexueller Patienten haben (Becker et al., 1997). Dieser beinhaltet, sich im Alltag in der gewünschten Geschlechtsrolle auszuprobieren, sich also mit der Umwelt und dem «Blick der anderen» zu konfrontieren. Darüber hinaus ist es unter prognostischen Gesichtspunkten auch günstiger, wenn es den Betroffenen gelingt, sich gegenüber der Primärfamilie, den Partnern und Freunden zu zeigen. Becker (1998), die sich ausführlich mit der Psychotherapie von Transsexuellen auseinandergesetzt hat und auch auf die enormen Gegenübertragungsprobleme der Behandler hinweist, stellt zu Recht fest, daß der *Psychotherapie* letztlich die Funktion einer selektiven *Verlaufsdiagnostik* bzw. einer Schritt-für-Schritt-Absicherung der Indikation zur somatischen Behandlung zukommt. Wie ich an einem kürzlich publizierten Fall (Diederichs, 1999) aufgezeigt habe, ist aber die Realität dergestalt, daß die meisten transsexuellen Patienten schon hormonell vorbehandelt, entweder durch Eigenmedikation oder durch einen Arzt, der dem Erwartungsdruck sich nicht entziehen konnte, zum Psychotherapeuten kommen. Ich habe also als behandelnder Arzt, Psychotherapeut oder Gutachter nicht mehr die Chance, mich mit der ursprünglichen seelischen und körperlichen Verfassung des Betroffenen auseinanderzusetzen. Damit lassen sich die erst kürzlich ausgearbeiteten Standards of Care (Becker et al., 1997) kaum in der Praxis umsetzen.

Letztlich hat sich die hormonelle und operative Geschlechtsumwandlung der somatischen Medizin als «Psychotherapeutikum» durchgesetzt.

Die hormonelle Behandlung besteht in der Gabe von gegengeschlechtlichen Hormonen (z. B. bei Mann-zu-Frau-Transsexuellen Estripharm und Androcur), die kosmetische und operative Angleichung in Form von Epilation (Entfernunng der Barthaare), logopädischer Behandlung (Beeinflussung der Stimmhöhe) und Penektomie mit Anlegen einer künstlichen Scheide. Hierzu sind inzwischen sehr verschiedene Operationsverfahren entwickelt worden oder sind noch in der Entwicklung. Weitere operative Maßnahmen bei Mann-zu-Frau-Transsexuellen bestehen z. B. im Aufbau einer Brust (Mammaplastik), Verkleinerung des Adamsapfels oder Operation an den Stimmbändern. Ein Patient wollte von der Kasse die Implantation eines Haartoupets erzwingen. Frau-zu-Mann-Transsexuelle wünschen eine Entfernung der Brüste sowie der Eierstöcke und der Gebärmutter. Einige möchten einen Penisersatz, mit dem sie auch im Stehen urinieren können. Der die Geschlechtsumwandlung vornehmende Chirurg trägt auch bei vorliegenden psychologischen Gutachten die volle Verantwortung für den Eingriff (Bosinski et al., 1994).

Die Nachuntersuchungen an derart behandelten Transsexuellen scheinen sowohl in der subjektiven Auffassung der Patienten wie auch der Untersucher einen günstigen Einfluß auf die psychosoziale Situation der Betroffenen zu haben. Pfäfflin und Junge (1992) sprechen sogar von günstigen Langzeitergebnissen, was ich nach meinen Erfahrungen relativieren möchte. In einer eigenen Nachuntersuchung an 40 operierten und nicht-operierten transsexuellen Patienten (Essers und Diederichs, 1996) konnte in Übereinstimmung mit anderen Katamnesen aufgezeigt werden, daß sich die berufliche, soziale und psychische Situation sowohl der operierten als auch *nicht* operierten Transsexuellen nach der Behandlung graduell verbessert hat, trotz zum Teil gravierender Komplikationen der somatischen Behandlung (z. B. unbefriedigende Operationsergebnisse). Der Grad der Verbesserung fiel allerdings deutlich niedriger aus als in vergleichbaren Studien. Vor allem konnte die Behauptung, daß die Operation der entscheidende Wirkfaktor im Rahmen der somatischen Behandlung transsexueller Patienten sei, nicht verifiziert werden. Insbesondere konnte in einzelnen Fällen nachgewiesen werden, daß der von Medizin, Rechtsprechung und Psychologie gestaltete Umwandlungsprozeß mit vielfältigen Problemen und Konflikten für die Betroffenen verbunden war, an dessen Ende oft irreversible körperliche Veränderungen, jedoch keine neuen Menschen standen.

Pfäfflin (1992) hebt bei der Synopsis der Katamneseliteratur hervor, daß Rückumwandlungen selten sind (1–1,5 % bei Mann-zu-Frau-Transsexuellen und weniger als 1 % bei Frau-zu-Mann-Transsexuellen). In meiner Klientel befinden sich vier Patienten (4 %, alle Mann-zu-Frau-Transsexuelle), die sich wieder in ihre alte Geschlechtsrolle zurückwünschten. Zwei davon hatten eine vollständige Geschlechtsumwandlung durchlaufen (Diederichs, 1993 und 1999). Die anderen beiden waren schon jahrelang vorbehandelt, z. B. mit Hormonen, und standen kurz vor der operativen Umwandlung. Darüber hinaus gibt es nicht wenige Transsexuelle, die, wenn sie das Gutachten in der Hand haben, von der chirurgischen Geschlechtstransformation zunächst keinen Gebrauch machen, manche verzichten sogar darauf.

Je genauer und länger man Verläufe von Transsexuellen überblickt – einige Patienten kenne ich jetzt seit bald 20 Jahren – desto mehr zeigt sich meiner Beobachtung nach, daß die Prognose der Behandlung von den Eingangsvoraussetzungen abhängig ist, d. h., daß der- oder diejenige, die schon vor der Behandlung der Transsexualität so- zial, beruflich und beziehungsmäßig einigermaßen stabilisiert war, das auch nach der Behandlung bleibt oder eher davon profitiert.

Insgesamt ist die Behandlungspraxis Transsexueller, insbesondere in Berlin, unbefriedigend, da bisher keine zentrale wissenschaftliche Einrichtung bestand, die sich dieser anspruchsvollen und schwierigen Klientel adäquat therapeutisch widmen konnte. Darüber hinaus sind die schon zitierten Standards der Behandlung und Begutachtung von Transsexuellen erst vor kurzem erarbeitet worden.

Ein Sonderproblem für den Fachmann ist die **Begutachtung** Trans- sexueller, wie sie auch im Transsexuellen-Gesetz gefordert wird. Lan- ger (1995) hat hierzu kritisch Stellung genommen und insgesamt die Entwicklung des juristischen, medizinischen und psychologischen Umgangs mit der Transsexualität problematisiert.

Ich selbst erstelle Gutachten nur nach mindestens einjähriger psychothera- peutischer Begleitung. Der Rahmen einer Kurzzeitpsychotherapie (25 Sit- zungen) bietet Raum und Zeit für eine vertiefte Diagnostik und Beratung und in seltenen Fällen auch für die Einleitung eines analytisch orientierten Psy- chotherapieverfahrens. Dann sollte aber aus Gründen der Abstinenz die Be- gutachtung von der Psychotherapie abgekoppelt werden. Die Patienten soll- ten in der Regel sich zwei bis drei Jahre in der neuen Geschlechtsrolle aus- probiert haben (der sogenannte Alltagstest). Die meisten der von mir begut- achteten Patienten kenne ich über zwei bis drei Jahre.

Komplizierend ist die schon erwähnte Tatsache, daß die Patienten heutzu- tage gut «präpariert» zum Fachmann kommen und die anamnestischen Erhe- bungen zur Frühgenese sich zum Teil sehr ähneln. Erschwerend wirkt wei- terhin, daß eine Reihe von Patienten schon hormonell vorbehandelt zur Be- gutachtung kommen, da es immer wieder Ärzte gibt, die ohne vorherige psychologische Diagnostik gegengeschlechtliche Hormone verordnen, sobald Patienten einen transsexuellen Wunsch andeuten.

Ich selbst setze mich sehr mit den Vorstellungen, Gefühlen, Wün- schen und Größenphantasien der Betroffenen auseinander, die sie mit der Geschlechtsumwandlung verbinden. Dabei geht es viel um Reali- tätsprüfung und Perspektivwechsel («der Blick der anderen»). Der psychotherapeutische Umgang mit dieser Klientel gestaltet sich schwierig wegen der spezifischen Übertragungs- und Gegenübertra- gungsprozesse (das fraglose Akzeptiertwerdenwollen und der Identi- tätswiderstand des Therapeuten) und des häufigen strukturellen Ich- Defizits dieser Patienten. Leider muß ich die Erfahrung von Langer (1995) teilen, daß in den letzten Jahren die Transsexualität als Sym- ptomvariante der sogenannten strukturellen Ich-Störung zugenommen hat und der Geschlechtswechsel als Lösungsversuch intensiv vorangetrieben wird.

In den USA gibt es eine Arbeitsgruppe (Lothstein und Levine, 1981), die stationäre Psychotherapie und chirurgische Umwandlung gleichzeitig anbietet. Die Patienten können sich nach einer Phase intensiver analytisch orientierter Einzel- und Gruppenpsychotherapie frei entscheiden. 70 % der bisher behandelten 50 Patienten verzichteten auf eine Operation.

In der Beratung oder im psychotherapeutischen Prozeß sollte die Spaltung in «total männlich» oder «total weiblich» bearbeitet werden. Es ist nur eine Untergruppe, die darauf drängt, beispielsweise kosmetisch eine perfekte Frau zu werden. Bei längerer klinischer Erfahrung kann man beobachten, daß viele Transsexuelle innerlich und äußerlich auf der langen Palette von typisch «weiblich» bis typisch «männlich» eine ihnen gemäße Position des «between» finden.

In letzter Zeit (zumindest in Berlin) melden sich vermehrt operierte Transsexuelle zu einer Psychotherapie. Die Indikation für eine analytisch orientierte Psychotherapie wird von den psychoanalytischen Gutachtern problematisiert wegen der «Selbstverstümmelung». In der Tat sollte die Einleitung eines regressiven Prozesses sorgfältig indiziert sein. Unter der theoretischen Annahme, daß der transsexuelle Wunsch Reparationscharakter hat, ist es unter Umständen gefährlich, die Abwehr zu lockern. Es sollten daher verhaltenstherapeutische, auf die neue Rolle bezogene, Aspekte im Vordergrund stehen. Ich mache aber auch die Beobachtung, daß manche Transsexuelle erst nach dem «Durchboxen» ihres transsexuellen Begehrens bereit sind, noch einmal über sich und ihren Lebensweg nachzudenken. Wenn sie dann Symptome von Krankheitswert aufweisen, kann ihnen – auch wenn sie Fakten geschaffen haben mit der somatischen Behandlung – eine tiefenpsychologisch fundierte Therapie nicht vorenthalten werden.

7. Vasektomie (Die Sterilisation des Mannes)

Definition: Bei der Vasektomie handelt es sich um eine endgültige Verhütungsmethode durch operative Durchtrennung beider Samenleiter. Bei diesem Eingriff werden aus dem rechten und linken Samenleiter Teilstücke (von etwa 3 cm Länge) entfernt. Die dadurch entstandenen Samenleiterenden werden umgebogen und durch Naht verschlossen, so daß der Transport des Samens unterbrochen wird.

Klinik: Bei dem Eingriff wird der Samenleiter in örtlicher Betäubung an der Stelle freigelegt, an der er dicht unter der Haut des Hodensackes liegt, dann durchtrennt und wie eben beschrieben die beiden Enden zugebunden. Der Hautschnitt hat eine Länge von 1,5 cm. Der Eingriff dauert durchschnittlich 20 bis 30 Min.

Da in dem harnröhrenwärts gelegenen Teil der Samenleiter noch aktive Spermien vorhanden sind, ist der Mann noch für eine bestimmte Zeit (ein bis zwei Monate) zeugungsfähig. Aus diesem Grund sollte sechs bis acht Wochen nach der Operation eine mikroskopische Samenanalyse vorgenommen werden.

Unmittelbare Folge des operativen Eingriffs können *Nebenhodenentzündungen* (in etwa 0,4 bis 6 % der Fälle), *Hodenabzesse* (0 bis 5 %), *Wundinfektionen* verschiedener Schweregrade (0 bis 6 %), *Blutergüsse* (0 bis 18 %) und *Samengranulombildungen* (4 bis 10 %) sein. Letztere sind knotenförmige Bindegewebswucherungen durch Austritt von Samenfäden (zitiert nach dem Einwilligungs- und Verzichtserklärungsformular, das Urologen den Patienten vorlegen, UROLOGE, B. 1991, 31, S. 210). In einzelnen Fällen können über wenige Monate leichte Schmerzen beim Orgasmus auftreten. Die Menge der beim Orgasmus ausgestoßenen Flüssigkeit bleibt unverändert. Wegen der fehlenden Spermien verändert sich etwas die Farbe des Ejakulats.

Die ursprünglich befürchteten somatischen Spätfolgen in Form von Hormonveränderungen und im Plasma von vasektomierten Männern gebildete Antikörper gegen Spermien haben sich nicht bestätigt. Insbesondere durch die entstandenen Autoantikörper war eine Begünstigung der Pathogenese von Autoaggressionskrankheiten befürchtet worden. Während die Weltgesundheitsorganisation noch im Oktober 1991 feststellte, daß auf der Basis des existierenden biologischen und epidemiologischen Wissens keine kausale Beziehung zwischen einer Vasektomie und der Begünstigung eines Tumorwachstums des Hodens oder der Prostata nachgewiesen werden könne, weisen inzwischen zwei Untersuchungen (Giovannucci et al., 1993) auf ein potentielles Risiko zwischen Vasektomie und Prostatakrebs hin. Das Risiko, an Prostatakrebs zu erkranken, soll mit der Zeit, die der Eingriff zurückliegt, steigen. Waren es mehr als 20 Jahre, so lag der Risikofaktor schon bei 1,89. Dieser Befund ist bislang von anderen Forschergruppen nicht bestätigt worden.

Epidemiologie: 1984 sollen weltweit 33 Millionen Paare diese Form der Verhütung gewählt haben. In Deutschland ließen sich 1985 jährlich 13 000 Männer vasektomieren. Im Jahre 1989 waren es bei einer Umfrage von Engelmann et al. (1989) schon jährlich 25 425 Männer.

Obwohl dieser Eingriff beim Mann wesentlich einfacher und komplikationsärmer als bei der Frau durchzuführen ist, unterziehen sich in Deutschland immer noch mehr Frauen als Männer dieser operativen Unfruchtbarmachung.

Natürlich nehmen gesellschaftliche Akzeptanz und ökonomische Faktoren Einfluß auf die Kontrazeption und die Art der endgültigen Verhütung. So überwiegen in den USA die Sterilisationen des Mannes die der Frau. In Deutschland hat sich nach der Wende zunächst die Zahl der Sterilisationsbegehren sowohl bei der Frau als auch dem Mann in den neuen Bundesländern deutlich erhöht. Vasektomie war übrigens in der ehemaligen DDR nicht erlaubt, ein Beispiel für staatliche Steuerung generativen Verhaltens.

Zur psychischen Verarbeitung

Aus psychosomatischer Sicht ist die wichtigste Frage die nach den langfristigen seelischen Folgen der Vasektomie. Der Eingriff kann sich auf die sexuelle Funktion, die Identität und das männliche Selbstbewußtsein auswirken. Da vasektomiewillige Männer meist nicht alleine leben, kann der Eingriff auch Einfluß auf die Beziehung nehmen.

Die internationale Katamnese-Literatur bis 1978 (Recksiek und Wittchen, 1978 und Wurbs, 1981) zeigt nur eine geringe Unzufriedenheit mit diesem Eingriff (1,3 % im Gegensatz zu 5,1 % bei sterilisierten Frauen). In einer schwedischen Katamnese (Ehn und Liljestrand, 1995) bleiben 5 % der vasektomierten Männer unzufrieden. Bei beiden Formen der chirurgischen Kontrazeption, der Vasektomie und Sterilisation, stehen dem 30 % größere Zufriedenheit z. B. im sexuellen Erleben gegenüber.

Petersen (1979) gibt einen wissenschaftskritischen Überblick zur methodischen Qualität der Katamnesen, wobei in erster Linie nur retrospektive Untersuchungen ohne Vergleichsgruppen vorliegen; u. a. weist er auf das Phänomen der kognitiven Dissonanz hin. Männer wie auch Frauen geben bei Befragungen einen auffallend hohen Zufriedenheitsgrad mit dem Eingriff an, der jedoch manchmal im Gegensatz zu den testpsychologisch gemessenen seelischen Labilisierungen und psychosomatischen Störungen steht. Insbesondere fehlen auch Untersuchungen über den Verlauf der seelischen Verarbeitung der Vasektomie. Eine Ausnahme hiervon macht die Untersuchung von Rogers und Ziegler (1974), die in einer Längsschnittuntersuchung 39 Paare, bei denen der Mann sich vasektomieren ließ, mit 22 Ehepaaren, von denen die Frau die Pille nahm, verglichen. Nach einer sublimen seelischen Verunsicherung beider Partner in der Vasektomiegruppe zeigte sich spätestens nach vier Jahren eine Stabilisierung und die Unterschiede (in den standardisierten Fragebögen) zu den Pillenpaaren verwischten sich.

Neue Untersuchungen zur seelischen Verarbeitung der Vasektomie in Deutschland liegen meines Wissens nicht vor. Mitte der 80er Jahre haben Goebel und Ortmann (1987) in Berlin vasektomierte Männer (N = 156) nachuntersucht, wobei sechs Männer unzufrieden mit diesem Eingriff geblieben sind. Als ein Indikator für Unzufriedenheit kann der *Refertilisierungswunsch* verstanden werden. Bei der schon eingangs zitierten Umfrage in der Bundesrepublik Deutschland von Engelmann und Mitarbeitern stellte sich heraus, daß jährlich 6 % der vasektomierten Männer einen Refertilisierungswunsch haben.

Hierzu stehen verschiedene Operationstechniken zur Verfügung (Engelmann et al., 1989). Die Durchgängigkeit der wieder zusammengefügten Samenleiter betrug 75 %. Die Schwangerschaftsrate lag nur bei 54 %. Hierbei hängen die Erfolge weniger von der Operationstechnik als der Erfahrung des Operateurs ab. Weiterhin spielt eine Rolle, wie lange der Eingriff zurückliegt. Es besteht also eine negative Korrelation zwischen der Dauer der Vasektomie und der erreichten operierten Durchgängigkeit der Samenleiter.

Konsequenzen für die Beratung

Insgesamt muß die Vasektomie – wie natürlich jeder Eingriff in die Reproduktion, insbesondere wenn es sich um einen endgültigen handelt – im Kontext der Psychodynamik der Paarbeziehung gesehen werden. Dabei können auch unbewußte Motive für den Vasektomiewunsch eine Rolle spielen.

Z. B. lehnte ein Ehemann den Sterilisationswunsch seiner Ehefrau ab und wollte sich lieber selbst vasektomieren lassen. Bei der eingehenderen Beratung dieses Paares stellte sich heraus, daß hinter der begrüßenswerten und auf der Oberfläche emanzipierten Entscheidung des Mannes eine komplizierte Partnerinteraktion stand. Der eifersüchtige Ehemann vermutete bei seiner Frau außereheliche sexuelle Wünsche. Wenn sie schwanger würde, hätte er den sicheren Beweis für ihre Untreue. Sein Vasektomiewunsch – bzw. die Verweigerung des Eingriffes bei seiner Frau – war also von dem ihm zunächst nicht bewußten Willen nach mehr Macht und Kontrolle über die Partnerin bestimmt.

Eine anregende empirische Arbeit über Vasektomie und Beziehung haben Goebel und Mitarbeiter (1987) vorgelegt. Sie haben bei 156 vasektomiewilligen Paaren verschiedene Paartypen hinsichtlich des interaktionellen Entscheidungsprozesses für den Eingriff herausgefunden. Neben dem «idealen Paar», bei dem der Entschluß zur Sterilisation eine reife Entscheidung war, fanden sie Paare, bei denen der Eingriff auf Seiten des Mannes mit einer altruistischen oder Opfer-Haltung, progressiven und rationalen Einstellung sowie einem Wunsch nach Anerkennung bestimmt war. Das «ideale Paar» wird von den Autoren folgendermaßen charakterisiert:

> Es «kann Aggressionen, Bedürfnisse und Ängste zulassen und Veränderungen der Beziehung und der Wertvorstellungen in der Phantasie durchspielen. Sie haben freundschaftliche Beziehungen zu anderen und müssen nicht alles gemeinsam machen. Sie wechselten nicht vom ‹Schoß der Familie› in den ‹Hafen der Ehe›. Die Beziehungen zu den Eltern/Schwiegereltern sind offen und nicht mehr durch Abhängigkeit geprägt. Der Kinderwunsch ist erfüllt und/oder im gegenseitigen Einverständnis ausdiskutiert. Das Paar befindet sich nicht in einer aktuellen Schwellensituation. Sie kommen mit den verschiedenen Antikonzeptionsmitteln zurecht und sind daher nicht gezwungen, sich jetzt für eine definitive Kontrazeption zu entscheiden. Der Vorschlag zur Vasektomie wird gemeinsam besprochen. Die Frau ist auch bereit, den Eingriff bei sich machen zu lassen. Nach reiflicher Überlegung aller vorliegenden Erkenntnisse kommen sie zu der Entscheidung, daß es besser wäre, der Mann würde es machen lassen» (Goebel et al., 1987, S. 131 ff).

Die psychologische Beratung eines Paares, das operative Fruchtbarkeitsverhütung wünscht, erfordert letztlich hohe Kompetenz des Beraters in Sachen Sexualität, Paarbeziehung und Verständnis für unbewußte Prozesse. Dabei ist zu berücksichtigen, daß sich auf der Verstandesebene immer gute Argumente für den Eingriff finden lassen. Goebel et al. (1985) weisen daher auf folgende Problembereiche bei der Beratung vasektomiewilliger Paare hin:

> 1. «Vasektomie bedeutet freiwilligen Verzicht, mit dem gegengeschlechtlichen Partner ‹Leben› zu zeugen, eine Fähigkeit, die eine Frau mit dem Eintritt in die Menopause verliert, der Mann hingegen vielleicht überhaupt nicht. Leben zu zeugen gehört zu den innigsten Verbindungsformen, die den Menschen zur Verfügung stehen, was in seiner Tragweite nicht unterschätzt werden darf.

> 2. Bei kinderlosen Männern (Paaren) bedeutet die Vasektomie den Austritt aus der Generationenkette und die ‹Fällung› des Stammbaumes. Dieses Verhalten muß im Zusammenhang mit der Herkunftsfamilie gesehen werden.

3. Die Vasektomie kann als progressives Verhalten - entsprechend eines Zeitgeistes - mißverstanden werden. Progressiv heißt, daß die Betroffenen bei neurotischer Konfliktlage aus dem Eingriff eine Stärkung des brüchigen Selbstwertgefühls und/oder Anerkennung von ihrem Beziehungsfeld erhoffen. Eine Erwartung, die wohl nicht in Erfüllung gehen wird.

4. Die Vasektomie ist ein operativer Eingriff, der Ängste,Phantasien und Hoffnungen freisetzt, im sexuellen Erleben und Verhalten positiv und/oder negativ beeinflußt zu werden. Solche Befürchtungen und Hoffnungen stehen in keinem realen Zusammenhang mit dem Eingriff, sind jedoch für den Entscheidungsprozeß von Bedeutung» (Goebel 1985, S. 369).

Aus einer Analyse des Refertilisierungswunsches von 40 vasektomierten Männern wurden folgende **Risikofaktoren** herausgearbeitet (Goebel, 1987): In Ausbildung befindlich, laufende oder geplante Psychotherapie, Ablehnung eigener Kinder aus ideologischen Gründen, Verschweigen des Eingriffs gegenüber den Eltern, keine oder schlechte Beziehung sowie kurz zuvor durchgemachte Trennung, Schwangerschaftsabbruch oder Geburt eines Kindes. Göbel et al. (1985) formulieren aufgrund ihrer Untersuchungen positive Prognosekriterien, die in der Beschreibung des «idealen Paares», das die Vasektomie will, implizit enthalten sind.

Abschließend muß darauf hingewiesen werden, daß diese «idealtypischen» Prognosekriterien nicht ausschließen, auch psychopathologische oder seelisch kranke Männer zu vasektomieren, weil der Entschluß, sich einem Kind als Vater nicht zumuten zu wollen (z. B. bei chronischem Alkoholismus) durch die gesunden Ich-Anteile des Betroffenen entstanden sein kann.

8. Seelische und sexuelle Störungen nach operativem Eingriff in das Urogenitalsystem

Allgemeine Gesichtspunkte: Jeder operative Eingriff, gerade im Urogenitalbereich kann sowohl für die Frau als auch den Mann eine Bedrohung der körperlichen Integrität und Identität symbolisieren und verschiedene seelische Symptome oder Störungen auslösen, denn die psychische Repräsentanz der Genitalregion bzw. ihr Körperbild ist ein wichtiger Baustein der weiblichen oder männlichen Identität.

Natürlich hängt das Ausmaß der Bedrohung von der Schwere der Erkrankung, z. B. Krebs, ab. Krebserkrankungen im urologischen Bereich treten in erster Linie an der Blase, der Prostata, dem Penis und den Hoden auf. Im Extremfall müssen diese Organe chirurgisch radikal entfernt werden (Zystektomie, Prostatektomie, Penektomie und Orchidektomie).

Allgemein liegen für die Manifestation maligner Leiden empirische Untersuchungen über die seelische Belastung, Verarbeitung und Anpassung (Coping) vor. Seit etwa 20 Jahren hat sich hierzu eine neue Spezialdisziplin entwickelt, die *Psychoonkologie*. Ihr Ziel ist eine Entstigmatisierung und Entmythologisierung des Krankheitsgeschehens, vor allem der Metapher «Krebs». Letztlich will sie das Krankheits- und Behandlungstrauma mindern und lindern und den Krebskranken in das soziale Netzwerk reintegrieren (Schwarz, 1995).

Schwarz weist zurecht darauf hin, daß die Beurteilung der im Zusammenhang mit der Krebserkrankung auftretenden psychopathologischen Phänomene eine Differenzierung verlangt zwischen der Belastung durch die Erkrankung und deren Behandlung als äußere Realität, der spezifischen individuellen Bedeutsamkeit dieses Traumas bzw. der Erkrankung als innerer Realität und den Auswirkungen des Damokles-Schwertes des Überlebens im späteren Verlauf.

Bei 40 bis 50 % der Krebskranken insgesamt werden seelische Leiden diagnostiziert, von denen 33 % eine psychosoziale Behandlungsbedürftigkeit aufweisen. Weiterhin sind Belastungsreaktionen von Krankheitswert bei Partnern (25 bis 50 %), oft verbunden mit Beziehungsproblemen, zu berücksichtigen.

Trotz der unleugbaren Fortschritte der *psychosozialen Onkologie* gilt die schon 1984 von Spengler getroffene Feststellung nach wie vor, daß die seelische und sexuelle Dimension von Genitaleingriffen, besonders bei Männern, noch wenig erforscht wurde. Dabei wäre exakteres Wissen für die präoperative Beratung und auch postoperative Rehabilitation wünschenswert.

Zur Systematik seelischer und sexueller Störungen nach operativen urologischen Eingriffen

Eine differenzierte Systematik psychischer Störungen bei Krebskranken insgesamt findet sich bei Schwarz (1995). Wir beschränken uns 1. auf die durch die Erkrankung bzw. urologische Operation ausgelösten allgemeinen psychoreaktiven Störungen und dann 2. auf die tumorlo-kalisationsspezifischen sexuellen Störungen, insbesondere nach Entfernung der Prostata oder eines Hodens.

Zu 1.: Im Vordergrund stehen je nach Schwere des Eingriffs, der Prognose der Erkrankung und je nach ärztlicher und sozialer Unterstützung sowie der eigenen Bewältigungskapazität *Ängste, Depressionen* mit Selbstmordgedanken und *hypochondrische Befürchtungen* (Spengler, 1984). In seltenen Fällen wird durch die Krebserkrankung eine Psychose ausgelöst. Daneben kann eine exogene Psychose durch die Zytostatikabehandlung provoziert werden.

Spengler (1984) fand in einer Klientel von 32 radikal prostatektomierten Patienten postoperativ bei 16 % Suizidgedanken, 22 % wirkten deutlich psychisch belastet, 6 % bedurften einer speziellen psychiatrischen Behandlung. Janssen und Weißbach (1978) beobachteten bei einer Gruppe von 26 Männern mit malignen Hodentumoren (semikastriert, lymphadenektomiert und zytostatisch behandelt) drei verschiedene seelische Reaktionsformen auf die Mitteilung der Diagnose und die Operation, nämlich Verleugnung, Hilflosigkeit und Kampf.

Zu 2.: Tab. 15 (S. 239) zeigt einen Überblick männlicher Sexualstörungen nach urologischen Operationen.

Spengler unterscheidet die psychosexuellen Störungen von den sexuellen Funktionsstörungen im engeren Sinne. Zu ersteren zählt er die Vermeidungsreaktionen wie Unlust (Inappetenz) und aversive Reaktionen, wie sie z. B. bei Stoma-Beutel-Trägern auftreten können.

Ich halte diese Unterscheidung für klinisch sinnvoll, z. B. fanden Janssen und Weißbach (1978) bei ihren operierten Hodentumor-Patienten ein Drittel Sexualstörungen, wobei aber am häufigsten sexuelle Kontakte nur vermieden wurden. Das Offenbarwerden eines Mangels (fehlender Hoden und Infertilität) bedingten eine erneute narzißtische Kränkung. So waren es besonders junge Männer mit labilem Selbstwertgefühl, die auf die Bestätigung durch ihre Partnerinnen angewiesen waren, die sexuelle Kontakte vermieden und auf die Selbstbefriedigung zurückgriffen. Trotz Ejakulationsverlust war übrigens ihr Orgasmuserleben meist erhalten geblieben. Ejakulation und Orgasmus müssen also nicht immer identisch sein.

Auch die Sexualstörungen bei Blasenkarzinom-Patientinnen nach Zystektomie (Jakse et al., 1990) gehen überwiegend auf aversive Reaktionen wegen des Urostoma zurück. Der Urinbeutel wird als Fremdkörper erlebt, weiterhin besteht Angst vor einer Geruchsbelästigung. Dieses Fremdkörpergefühl und das daraus resultierende verminderte Selbstwertgefühl sind für eine Hemmung der Intimkontakte verantwortlich zu machen. Außerdem führt der Urinbeutel zu einer Bewegungsbeeinträchtigung beim Geschlechtsverkehr und verändert insgesamt das körperliche Aussehen. Auch die Partner werden nach Aussagen der Frauen durch das Stoma in ihrer sexuellen Kontaktaufnahme irritiert. Eine andere Untersuchung von Klußmann et al. (1989) über das Leben nach einer Urostomie-Operation ergab, daß die Akzeptanz des Stomas vom Geschlecht (Frauen fühlen sich durch den Urinbeutel beeinträchtigter als Männer), psychosomatischen Vorerkrankungen und Störungen in der frühkindlichen Entwicklung abhängt.

Tab. 15 Symptomatik sexueller Störungen nach urologischen Operationen

1. Psychosexuelle Störungen

  a) Vermeidungsreaktionen
  – Abbruch verbaler Verständigung
  – nicht ansehen, nicht berühren
  – Unterdrückung nicht sexueller Zärtlichkeit
  – Vermeiden sexueller Stimulation der Partnerin
  – Vermeiden von Petting und Geschlechtsverkehr
  – Verändertes Masturbationsverhalten
  b) Inappetenz und aversive Reaktionen
  – völlige Unlust
  – ängstliche Selbstbeobachtung
  – Versagensangst
  – Passivität, Initiativlosigkeit
  – Zwanghaftigkeit
  – Ekel, Widerwillen

2. Funktionsstörungen

  a) Störungen der Erektion
  b) Störungen der Orgasmusauslösung (Ejaculatio praecox, Orgasmusunfähigkeit)
  c) Störungen des Ejakulationsablaufes
  – Emissionsstörungen
  – Ejakulationsstörungen (Symptome: retrograde Ejakulation, fehlende Ejakulation, tröpfelnde Ejakulation)
  d) Veränderungen des Orgasmuserlebens
  e) schmerzhafte Reaktionen (Dyspareunie)

nach Spengler (1984)

Organisch bedingte sexuelle Störungen wie der Verlust der Erektion entstehen meist nach radikalen Operationen im kleinen Becken, z. B. nach Zystektomie oder Prostatektomie (Verletzung des Plexus pelvinus). Die Angaben über erhaltene Erektionen bewegen sich in der Literatur zwischen 5–15 %. Spengler hat sich in seiner Habilitationsschrift intensiv mit den postoperativen sexuellen Störungen nach urologischen Eingriffen auseinandergesetzt. Inzwischen stehen schonendere operative Techniken zur Verfügung. Ihre Auswirkungen auf die Sexualität sind meines Wissens noch nicht genauer untersucht.

Bei Frauen mit Zystektomien ist zu berücksichtigen, daß nicht nur die Blase mit den regionären Lymphknoten entfernt wird, sondern auch das innere Genitale mit der vorderen Scheidenwand und der Harnröhre, woraus eine Verkleinerung, Vernarbung und Trockenheit der Scheide resultiert (Jakse et al., 1990).

Die verschiedenen Operationstechniken bei gutartiger Vergrößerung der Prostata (Prostatahypertrophie bzw. -adenom) können nicht für eine erektile Impotenz verantwortlich gemacht werden. Die hier auftretenden postoperativen Erektionsstörungen, die je nach Stichprobe und Altersverteilung ein unterschiedliches Ausmaß besitzen, können auf bereits präoperative sexuelle Schwierigkeiten zurückgeführt werden. Immerhin entwickelten in einer Untersuchung von Mayer et al. (1983) an 105 operierten Patienten 33 % postoperativ eine Erektionsstörung (Durchschnittsalter 66,5 Jahre). Allerdings muß in den meisten Fällen mit einer Ejakulationsstörung gerechnet werden, weil die Ejakulation nach innen, retrograd erfolgt. Subjektiv wird sie als trockener Orgasmus erlebt. In ca. zwei Drittel der Fälle soll auch das Orgasmuserleben subjektiv beeinträchtigt sein (Spengler, 1984).

Keuler und Altwein (1991) haben die Literatur über erektile Impotenz nach Prostata-Adenonektomie zusammengestellt, wobei von 16 Studien nur eine prospektiv war. Die Ergebnisse schwanken zwischen 0 und 62 % postoperativer Sexualstörungen! Letztlich spielen von der Operation unabhängige Variablen wie Alter, Qualität der präoperativen Sexualität, Partnerbeziehung, gezielte Aufklärung vor dem Eingriff und allgemeine Streßsituation eine Rolle. In verschiedenen Untersuchungen wurde der Wert einer empathischen Aufklärung vor der Operation nachgewiesen. Die Impotenzrate nach dem Eingriff wurde dadurch deutlich gesenkt.

Zusammenfassend fällt auf, daß postoperativ die Berücksichtigung psychodynamischer Aspekte (s. Kapitel über die männlichen Sexualstörungen) bei der Entstehung einer Sexualstörung eher vernachlässigt wird. Gerade der männliche Patient und der Arzt sind hier in der Versuchung, sich schnell auf diese Ursache der sexuellen Schwierigkeiten, nämlich die Operation, zu einigen. In der Tat ist es schwierig, die verschiedenen Ebenen immer auseinander zu halten, da sich hier psychogene und organische Ursachen sowie die selektive Behinderung einzelner Funktionsabläufe überlagern.

Die noch nicht sehr zahlreichen empirischen Befunde weisen darauf hin, daß mit zunehmendem Alter weniger über Sexualstörungen geklagt wird und sie nur dann stärker in den Vordergrund gestellt werden, wenn die Sexualorgane unmittelbar vom Tumor bzw. der Operation betroffen sind. Darüber hinaus nehmen Sexualstörungen mit ungünstiger Prognose der Grunderkrankung zu, vielleicht vermittelt durch die Variable der Depressivität (Sellschopp, 1986).

Therapeutische Aspekte: Einen differenzierten Überblick der psychotherapeutischen Strategien bei Krebskranken gibt Schwarz (1995). In diesem Rahmen kann nur darauf hingewiesen werden, daß das Gespräch mit dem Patienten über die Diagnose Krebs ein Prozeß und kein einmaliges Ereignis sein kann. Bei der Mitteilung der Diagnose geht es auch nicht nur um sachliche, wissenschaftliche, ärztliche Information, sondern um die Fähigkeit des Arztes zu anteilnehmender Kommunikation mit dem Patienten. Grundsatz der Gesprächsführung sollte sein, die Geschwindigkeit einer Konfrontation mit der Diagnose abzubremsen und dadurch ihre affektive Auswirkung aufzufangen (Kappauf und Gallmeier, 1996). Weiterhin ist es wichtig zu wissen, daß es sehr unterschiedliche psychische Bewältigungsformen der akuten Erkrankung gibt. Janssen und Weißbach (1978) fanden z. B. bei den Hodenkrebs-Patienten Verleugnung, oral symbiotische Abhängigkeiten, Verstärkung des Männlichkeits-Ideals hinsichtlich Potenz, berufliche Leistungshaltung, religiöse Idealbildung sowie sekundär-hypochondrische Verarbeitungen.

Männer zwischen 40 und 50 Jahren scheinen eine besondere Risikogruppe zu sein, da sie verstärkt zu Selbstwertkrisen neigen (s. auch S. 161). Überhaupt scheinen Männer, zumindest in ländlichen Gegenden häufiger als Frauen ihre Krebserkrankung zu kaschieren. Der Prostatakrebs wird dann häufig als «Blasenentzündung» oder «Wassergeschichte» ausgegeben (Sellschopp, 1986).

Hinsichtlich der beeinträchtigten Sexualität nach operativem Eingriff in den Genitalbereich ist nach den vorliegenden Untersuchungen und der klinischen Erfahrung die Bedeutung einer ausführlichen präoperativen Beratung nicht zu unterschätzen. Insbesondere vor Prostatektomien sollte eine ausführliche Sexualanamnese erhoben werden, um eine Einschätzung für den postoperativen Verlauf geben zu können. In einer guten Paarbeziehung können die Beeinträchtigungen der sexuellen Funktion normalerweise durch verstärkte Befriedigung prägenitaler Bedürfnisse (nach Zärtlichkeit und Nähe) ausgeglichen werden. In der Psychoonkologie spricht man von «Verdriftung der interaktionalen Beziehungsschwerpunkte». Die Verschlechterung der Sexualpartnerschaft in dieser Situation wird durch eine «schicksals-motivierte Treue und Beziehungsintensivierung» als neue Koexistenz ausgeglichen (Sellschopp, 1996).

Prohaska und Sellschopp (1995) haben zusätzlich die Belastung und Bewältigung bei Partnern von Krebserkrankten untersucht. Sie fanden eine signifikant bessere Bewältigung bei Partnern, die ausreichend soziale Unterstützung besaßen, selbst keine gesundheitlichen Probleme aufwiesen und über flexiblere Abwehrstrategien verfügten. Die Mehrzahl der Partner wünschte sich übrigens mehr Information und Einbeziehung durch den Arzt!

Operative Eingriffe am Penis

Die häufigste Erkrankung bzw. anatomische Abweichung am Penis ist die **Phimose**. Sie ist eine Verengung der Vorhaut mit der daraus resultierenden Unfähigkeit, sie über die Glans penis (Eichel) zurückzuziehen. Unter **Paraphimose** wird eine relative Vorhautverengung verstanden, genauer die Einklemmung der phimotischen Vorhaut im sogenannten Eichelkranz. In der Regel sollte man vor dem dritten Lebensjahr nicht von einer Phimose sprechen, da bei der Geburt nur 4 % aller Jungen infolge der Verwachsung zwischen Präputium und Glans penis eine retrahierbare Vorhaut haben. Nach dem dritten Lebensjahr dagegen läßt sich die Vorhaut schon bei 80–90 % der Jungen zurückziehen (Rathert und Roth, 1992).

Aus diesem Grunde sollten Eltern dahingehend beraten werden, in den ersten Lebensjahren keine übertriebene Genitalhygiene mit gewaltsamer Dehnung der Vorhaut zu betreiben. Sie ist nicht nur schmerzhaft, sondern kann zu Einrissen mit folgender Narbenbildung führen und dadurch eher die Entwicklung einer Phimose fördern.

Obwohl die Operation vorwiegend bei Jungen im Kindesalter durchgeführt wird, gibt es meines Wissens keine neueren Untersuchungen über die psychischen Auswirkungen dieses sehr schmerzhaften Eingriffes. Immerhin beziehen sich die Urologen oder Kinderchirurgen (Rathert und Roth, 1992) auf eine ältere englische Arbeit von 1965, die empfiehlt, den Eingriff unter Berücksichtigung psychosexueller entwicklungspsychologischer Aspekte (phallische Phase bzw. Kastrationsängste) am Ende des dritten Lebensjahres oder dann erst vor Schuleintritt (während des sechsten Lebensjahres) durchzuführen.

Die Traumatisierung durch den Eingriff kann insgesamt unter Berücksichtigung eines tages-chirurgischen Settings oder «Rooming in» gemildert werden. Der Kinderchirurg Meier (1983) aus Münster kritisiert z. B. die durchschnittliche Verweildauer von 9,5 Tagen für eine Phimoseoperation. Für die Tages-Chirurgie beim Kind kommen seiner Einschätzung nach diejenigen operativen Eingriffe in Frage, die nach einem standardisierten Operationsverfahren ablaufen, nur kurze Zeit benötigen, mit wenig Blutverlust verbunden sind und keine Öffung der Bauch- oder Brusthöhle erfordern.

Laut eines Berichts der Ärztezeitung vom 18. Mai 1999 hat die einflußreiche American Academy of Pediatrics (AAP) ihre offizielle Haltung zur routinemäßigen Beschneidung (Zirkumzision) Neugeborener verändert. Sie hat den Eingriff jahrelang aus gesundheitlichen Gründen propagiert (bessere Hygiene, Verringern des Risikos von Harnwegsinfekten und Peniskrebs). Die Beschneidung in den USA war seit Mitte des 19. Jahrhunderts weit verbreitet. Der Hauptgrund bestand in der Einführung der Hygiene. Dieses Argument könnte aber auch auf dem Hintergrund der puritanischen Moral als eine Rationalisierung verstanden werden, d. h., daß hier möglicherweise eine unbewußte kollektive Abwehr der sexuellen Triebkräfte wirksam war!

Eine interessante Untersuchung von psychosomatischer Seite liegt über den subjektiven Erfolg einer operativen Korrektur bei **kongenitaler Penisdeviation (CPD)** vor (Keller et al., 1991).

Bei der CPD handelt es sich um eine angeborene Anomalie des Penis, die durch unterschiedliches Längenwachstum der Schwellkörper entstanden ist. Bei der Erektion kann es dadurch zu Verkrümmungen des Penis kommen. Manche dieser Patienten fühlen sich in ihrer Kohabitationsfähigkeit beeinträchtigt und führen alle ihre seelischen Probleme allein darauf zurück.

Keller und Mitarbeiter haben 33 Patienten sowohl test- als auch tiefenpsychologisch prä- und postoperativ untersucht. Katamnestisch konnten sie zwei Gruppen herausarbeiten, wovon die eine mit dem Operationsergebnis zufrieden, die andere unzufrieden geblieben ist. Die unzufriedene Gruppe unterschied sich schon präoperativ von der zufriedenen durch vermehrte psychopathologische Symptome wie Ängste, Selbstzweifel oder Kontaktstörungen und Organfixierung. Die prognostische Einschätzung bezüglich des Operationserfolges war hier ungünstiger. So haben sich prä- und postoperativ die psychologischen Parameter, z. B. Beziehungsfähigkeit, nicht verändert bzw. sogar verschlechtert. Phänomenologisch scheint zwischen der Psychopathologie der unzufriedenen Patientengruppe und dem Krankheitsbild der Dysmorphophobie eine Verbindung zu bestehen. Diese enthält vergleichbare zwanghafte, depressive und narzißtische Störungsanteile der Persönlichkeit und ein negatives Körperbild. Keller et al. (1991) folgern aus ihren Ergebnissen, daß in der Psychodiagnostik von Männern mit CPD schon präoperativ unterschieden werden sollte zwischen Patienten, die von dem operativen Eingriff profitieren und solchen, die erst eine Psychotherapie benötigen. Abschließend sei noch auf die **operative Therapie zur Penisvergrößerung** hingewiesen. Auf dem letzten Weltkongreß über Impotenz 1996 in San Francisco wurden von brasilianischen Chirurgen erste Ergebnisse über 136 solcher Eingriffe vorgestellt (Santos und Vieira, 1996).

Während die Penisverlängerung (durchschnittlich um 3,4 cm) mit einer Lockerung der entsprechenden Ligamente erzielt wurde, konnte der Penisdurchmesser mit Fettpolstern vergrößert werden (etwa um 2,8 cm). Obwohl noch keine klaren Indikationen und keine etablierte operative Technik für diesen Eingriff vorliegen, propagieren diese Autoren ihre Therapie. Die Komplikationen in Form von Phimosen, persistierenden Schmerzen, Ödemen der Vorhaut, Blutergüssen im Hodensack oder Asymmetrien sollen selten sein.

Es bedarf wohl keiner weiteren Diskussion über die Problematik dieser operativen Therapie. Sicherlich wird sie überwiegend von Männern mit Ängsten, einen zu kleinen Penis zu haben, gewünscht. Die Österreichische Urologische Fachgesellschaft z. B. hat sich daher von dieser Operationsmethode, die nur von Privatkliniken angeboten wird, distanziert.

Auch vor **Penis-Extendern,** die das männliche Glied angeblich bis zu 5 cm verlängern können, wird von urologischer Seite gewarnt.

9. Artifizielle Störungen

Definition: Artifizielle Störungen sind nach Eckardt (1996) Erkrankungen, bei denen es zur heimlichen künstlichen Erzeugung, Aggravation oder Vortäuschung körperlicher und/ oder psychischer Krankheitssymptome kommt, was in der Folge zu oft zahlreichen Krankenhausaufnahmen und medizinischen, insbesondere auch operativen Maßnahmen führt.

Der Begriff der «artifiziellen Störungen», der auch Eingang in die ICD-10 gefunden hat, ist dem in DSM-IV verwendeten Terminus «factitious disorder» (vorgetäuschte Störung/Krankheit) vorzuziehen. Denn obwohl das Produzieren der Symptome willentlich passiert, sind die Betroffenen unbewußten zwanghaften oder suchtartigen Impulsen unterworfen. Insofern ist die artifizielle Störung nicht mit Simulation gleichzusetzen. Diese Patienten verhalten sich aus ärztlicher Sicht höchst paradox: «Sie rufen ihre Krankheit aktiv hervor und behindern die Therapie - beides geschieht in der Regel heimlich» (Eckardt, 1996, S. 1622).

Von einem **Münchhausen-Syndrom** spricht man dann, wenn neben der artifiziellen Störung noch zusätzlich bestimmte psychopathologische Auffälligkeiten wie z. B. zwanghaftes Lügen vorhanden sind. Genaue **epidemiologische Daten** liegen nach Eckardt nicht vor. Artifizielle Störungen können in allen medizinischen Fachgebieten vorkommen, eben auch in der Urologie. Am häufigsten finden sie sich in der Inneren Medizin und in der Dermatologie. Hier wird von 0,5 bis 2 % artifiziellen Störungen bei Hautpatienten ausgegangen.

Klinik: Der Krankheitsverlauf zeichnet sich meistens durch eine Folge vielfältiger medizinischer Eingriffe und zahlloser Krankenhausaufenthalte aus. Patienten mit artifiziellen Störungen können ihre Symptome geschickt und überzeugend präsentieren. Manche täuschen Symptome nur vor, indem sie über Schmerzen klagen oder Fieberthermometer manipulieren. Am häufigsten sollen rezidivierende Abszesse, Wundheilungsstörungen, artifizielle Fieberzustände und Anämien vorkommen. Häufig besitzen diese Patienten medizinische Kenntnisse. So verwundert es nicht, daß sich in dieser Klientel häufig Angehörige paramedizinischer Berufe wie Krankenschwestern oder Röntgenassistenten finden lassen. 80 % der Patienten sollen Frauen sein (Eckardt, 1996). Die richtige Diagnose wird oft erst nach Jahren gestellt.

Janssen (1964) schildert den Fall einer Frau mit schwerer therapieresistenter rezidivierender Zystitis, die sich monatelang heimlich Hühnereiweiß in die Harnröhre spritzte. Häufiger sind im urethralen Bereich mehr oder weniger offene Selbstbeschädigungen, die durch masturbatorische Aktivitäten an der Harnröhre entstehen. So berichtet Rada et al. (1982) über sechs Gefängnisinsassen im Alter von 21 bis 29 Jahren, die sich Bleistifte, Plastikteile und sogar Matratzenspiralfedern in die Harnröhre steckten.

Ein transsexueller Patient, der gleichzeitig eine Psychose hatte, mußte zwangseingewiesen werden, weil er in der Badewanne liegend exzessiv anal und urethral mit Gegenständen masturbierte, sich dabei verletzte und zu verbluten drohte.

Schon bei den Gefängnisinsassen ist davon auszugehen, daß es sich hier nicht um einfache masturbatorische Handlungen handelte, sondern diese mit Depersonalisations- und Derealisationserscheinungen verbunden waren. Erst recht traf das auf den eben zitierten psychotischen Patienten zu. Überhaupt wird der Urogenitalbereich bei Psychotikern nicht selten als Ziel für Selbstbeschädigungsversuche gewählt.

Als typische **artifizielle Störung im urologischen Bereich** gilt noch die *Injektion von flüssigem Paraffin oder pfanzlichen Ölen* in den Penis. Bei Bräuninger et al. (1986) findet sich hierzu eine Literaturübersicht und eine eigene Kasuistik.

> Bei dem Patienten handelte es sich um einen 46jährigen Mann, der zunächst wegen Schmerzen und einer Schwellung im Bereich des linken Samenstranges den Urologen aufsuchte. Nachdem die konservative Behandlung mit der Diagnose Nebenhodenentzündung nicht anschlug, erfolgte die operative Freilegung, wobei sich ein kleinfingerdicker, strangförmiger Tumor fand, der als thrombosierte Vene gedeutet wurde. Dann traten Wundheilungsstörungen auf ! Nach einem halben Jahr stellte sich der Patient erneut wegen plattenartiger Bezirke am Penisschaft vor. Die Histologie ergab nun eine Fremdkörperreaktion vom Typ des Paraffingranuloms. Es stellte sich dann heraus, daß er seit 1 1/2 Jahren mit einer Insulinspritze ca. 1,5 bis 2 ml eines Massageöls fächerförmig in die dorsale Penishaut in Richtung Vorhaut spritzte. Als Grund gab er eine Erektionsschwäche bei Alkoholabusus und eine dadurch entstandene Depression an.

Andere Patienten wollen mit der Injektion ihren Penis prolongieren. Bräuninger et al. (1986) zitieren eine amerikanische Untersuchung, nach der gleich 20 Geschäftsleute während einer Tagung Einspritzungen von einem Heilpraktiker an sich vornehmen ließen. Durch die Fett- oder Öl-Injektion kommt es zwar zu einer Vergrößerung der Vorhaut, die aber mit den Folgen einer Phimose oder Paraphimose, Nekrosen, Geschwüren und Fistelbildungen verbunden sein kann. Vor allem wird die Erektion behindert.

Wieder ein anderer Patient hat Kokain intraurethral gespritzt (Mahler et al., 1988). Der Penis ist schließlich nekrotisiert. Abgesehen von gewissen Modetrends halte ich auch die Tätowierung des Penis für eine Form der Selbstbeschädigung (s. hierzu die Arbeit von Cotterill, 1983).

Strukturdiagnostische, ätiopathogenetische und psychodynamische Aspekte

Zusammenfassend kann hervorgehoben werden, daß Patienten mit artifiziellen Störungen meist ein deutliches strukturelles Ich-Defizit aufweisen. Diese Ich-Schwäche macht sie anfällig bei entsprechenden Belastungen und Konflikten für Fragmentierungserlebnisse (Depersonalisation, Derealisation und dissoziative Zustände). Darüber hinaus fehlt ihnen innere Lebendigkeit, sie fühlen sich oft leer und neigen zu eher frühen Abwehrmechanismen wie Spaltung, primitive Idealisierung und projektive Identifizierung.

«Die Dissoziation wird als ein komplexer psychophysiologischer Prozeß bezeichnet, bei dem es zu einer teilweisen oder völligen Desintegration psychischer Funktionen, wie der Erinnerung an die Vergangenheit, des Identitätsbewußtseins, der unmittelbaren Empfindungen, der Wahrnehmung des Selbst und der Umgebung kommt. Das kann auch erklären, warum manche Patienten die heimliche Selbstbeschädigung offenbar völlig aus ihrem Bewußtsein verdrängt haben, so als ob es um einen ganz abgespaltenen, eben ‹dissoziierten› Teil ihres Selbst ginge» (Eckardt, 1996, S. 1624).

Eckardt, die sich in den letzten Jahren am gründlichsten mit den Phänomen der artifiziellen Störung auseinandergesetzt hat, weist darauf hin, daß diese Patienten in ihrer Kindheit real schwer traumatisiert worden sind, z. B. durch Trennungs- und Verlusterlebnisse sowie körperliche, sexuelle und seelische Mißhandlungen. Die Familiendynamik war meist sehr gestört. Die Entwicklung eines integrierten Körper-Selbst und stabilen Ichs, die Voraussetzungen für Beziehungsfähigkeit, war nicht möglich.

Bei den *Münchhausen-Patienten* handelt es sich psychopathologisch immer um schwer narzißtische, Borderline- oder dissoziale Persönlichkeitsstörungen. Sie kommen aus schwerst gestörten Elternhäusern, z. B. Alkoholiker-Familien.

Die **Psychodynamik der Selbstbeschädigung**, z. B. die Selbstinjektion kontaminierter Lösungen, besteht darin, daß der Körper zu Reaktionen wie Entzündungen, Fieber oder Abszeßbildungen veranlaßt wird.

«Der Körper wird durch diese Reaktionen, die ihm gewissermaßen als Objekt übertragen werden, wieder erfahrbar, wieder in seiner Begrenztheit und Ganzheit spürbar. Nach unserem Verständnis liegt hierin ein – von mehreren möglichen – ‹Sinn› derartiger pathologischer Selbstbeschädigung» (Eckardt und Hoffmann, 1993, S. 291).

Auch die Arzt-Patienten-Beziehung wird unter dieser psychodynamischen Sicht verständlicher: Die vom Patienten provozierten schmerzhaften Eingriffe der Ärzte (z. B. die vielen Operationen) haben die

Funktion, chronische emotionale Leere auszugleichen bzw. Deperso-nalisationszustände zu vermeiden oder zu beenden.

«Diese Patienten lassen ihren Körper gewissermaßen durch die Ärzte sti-mulieren und ihm Schmerzen zufügen, wodurch der Körper in seinen inne-ren und äußeren Grenzen wieder erfahrbar wird: Gleichzeitig kann durch die Bestrafung durch einen Dritten Entlastung von Schuldgefühlen und bedrohlichen Triebimpulsen erreicht werden» (Eckardt und Hoffmann, 1993, S. 291).

Therapeutische Aspekte

Wenn der Arzt endlich die heimliche Selbstbeschädigung entdeckt, ist er verständlicherweise in der Versuchung, sich verärgert und ent-täuscht zurückzuziehen. Genau das wäre Gift für den Patienten, der dann die Behandlung abbricht, sich einen neuen Arzt sucht und «das Spiel von vorne beginnt» (Frau Eckardt kennt einen Fall, bei dem es innerhalb von ein paar Jahren zu 450 Krankenhausaufenthalten ge-kommen ist!). Der Arzt sollte sich Über-Ich-entlastend verhalten, den Patienten also nicht moralisch verurteilen, ihn aber mit der Schwere seiner seelischen Störung konfrontieren. Eckardt macht darauf auf-merksam, daß es sinnvoll ist, den Patienten zunächst in Zusammenar-beit mit einem Konsiliar-Psychiater oder Psychosomatiker mehrere Wochen auf der somatischen Station weiter zu behandeln, um erst einmal eine stabile psychotherapeutische Beziehung herzustellen (und auch um weitere Folgekosten einzusparen). Für die weiterführende psychiatrische oder psychotherapeutische Behandlung regt sie die Einbeziehung körperbezogener Therapieformen an, weil diese Patien-ten an schweren Störungen des Körper-Selbst und -Erlebens leiden. Sie sind oft für verbale Psychotherapiemethoden schwer zugänglich. Prognostisch sehr ungünstig sind die Münchhausen-Patienten, da sie zu permanenten Beziehungsabbrüchen, auch mit den Ärzten, neigen.

10. «Klimakterium virile»

Gibt es ein männliches Klimakterium? Um es vorweg zu nehmen: Genau genommen gibt es keine Andropause des Mannes analog zur Menopause der Frau. Spermatogenese, Fruchtbarkeit, Leydig-Zell- und Nebennierenfunktion nehmen im Alter ab. Lunenfeld (1998) betont aber, daß es sich nur um eine graduelle Abnahme aller biologisch aktiven gonadalen und adrenalen Androgenspiegel handelt. Angemessener ist es von einem *Progressive Partial Androgen Deficiency Syndrom* (PADAM) zu sprechen: Der Serum-Testeronspiegel nimmt im Alter ab, auch der Spiegel an Dehydroepiandrostenon (DHEA). Niedrige DHEA-Spiegel werden mit einer verminderten Lebensqualität in Zusammenhang gebracht (Lunenfeld, 1998). Allerdings sollte der hormonelle Einfluß auf das Befinden des Mannes nicht überschätzt werden. So gibt es keine festen Korrelationen zwischen der Höhe des Testosteronspiegels und der sexuellen Aktivität oder Aggressivität des Mannes (Nieschlag, 1992). Die Sexualität im Alter ist nur ein Spiegel der früheren Sexualität. Außerdem finden sich große interindividuelle Unterschiede innerhalb der Gruppe der alternden Männern, beispielsweise liegen in der Gruppe der 40–60jährigen Männer 7 % unterhalb des unteren Testosteronspiegels, in der Gruppe der 60–80jährigen 20 %. Der beliebte Begriff *«Midlifecrisis»* hat also vorwiegend einen psychosozialen oder psychosomatischen Hintergrund. In diesem Zusammenhang möchte ich auf das anregende Buch von Radebold (1997) über «Altern und Psychoanalyse» hinweisen.

Insgesamt steht die Forschung über den alternden Mann erst am Anfang. Das verwundert, weil die durchschnittliche Lebenserwartung eines Mannes in den westlichen Industrieländern in diesem Jahrhundert von 47 Jahren auf 72 Jahre angestiegen ist, aber immer noch sieben bis acht Jahre unter der Lebenserwartung der Frau liegt (Lunenfeld, 1998).

III. ZU EINER THEORIE DER PSYCHOSOMATISCHEN MIKTIONSSTÖRUNGEN

Die Bedeutung der Libidotheorie *(Urethralerotik)* für die Ätiopathogenese von psychosomatischen Miktionsstörungen habe ich zu Beginn dieses Buches (Kap. I.1.1, S. 15 ff.) aufgezeigt. Auch historisch gesehen war es die Psychoanalyse, die mit ihrer Triebtheorie und der Annahme von Partialtrieben und Fixierungsmöglichkeiten an den erogenen Zonen die ersten Erklärungsversuche für die urologische Psychosomatik geliefert hat. Masturbationspraktiken an der Harnröhre mit ihren Komplikationen (u.a. Entfernung von Fremdkörpern aus der Blase) oder die Wahl des Urogenitalbereiches bei artifiziellen Störungen (Kap. II.9) geben Hinweise für ihre klinische Relevanz.

Folgende *Kasuistik* eines Mannes Mitte 30 ließe sich z. B. libidotheoretisch erklären: Er wurde mir von einem Urologen wegen eines psychosomatischen Urogenitalsyndroms (PUS) überwiesen. Seit über einem Jahr müsse er häufig urinieren, manchmal alle halbe Stunde. Außerdem empfinde er einen unangenehmen Druck zwischen Glied und After: «Wie wenn ein Tennisball da unten sitzt.» Da auch der Beginn der Miktion erschwert ist, uriniere er jetzt am liebsten im Sitzen. Darüber hinaus sei er beunruhigt über Schmerzen beim Samenerguß, ein Symptom, das er allerdings schon lange kenne. Neu sei dagegen, daß er in letzter Zeit beim Geschlechtsverkehr schnell erregbar sei und sein Samenerguß sich schnell einstelle.
Der Patient ist von urologischer Seite genauestens untersucht worden. In der Vorgeschichte fanden sich keine psychopathologischen Auffälligkeiten. In der Kindheit muß er durch eine gewisse Körperfülle imponiert haben, denn die Mutter habe ihn eine zeitlang «Dicker» gerufen.
Neurosenpsychologisch relevant war die Tatsache, daß in seinem fünften Lebensjahr, auf dem Höhepunkt der ödipalen Phase, sich ein Stiefvater in sein Leben und das seiner Mutter «drängelte». Das führte zu einem intensiven ödipalen Konflikt, den der Patient nicht positiv lösen konnte. Er blieb zum einen an die Mutter hochambivalent libidinös gebunden und entwickelte zum anderen unbewußte Schuldgefühle (den ödipalen Rivalen aus dem Felde geschlagen zu haben), weil der Stiefvater sich aus berufli-

chen Gründen bald wieder entfernte. So entwickelte er keine stabile männliche Identität ohne eine rein negative bzw. homosexuelle Lösung des ödipalen Konflikts (Unterwerfung unter den Stiefvater, bzw. die Männer) gewählt zu haben. Er blieb aber abhängig von der Wertschätzung durch «starke Männer».
Die berufliche Entwicklung war für den intelligenten Patienten erfolgreich. *Konfliktauslösend* war eine Veränderung im beruflichen Bereich. Er mußte für einen in der Öffentlichkeit bekannten Mann (potente Vaterfigur) arbeiten. Dieser beanspruchte ihn beruflich über die Maßen, auch am Wochenende, so daß er kaum noch Zeit für sich fand. Aufgrund seiner mangelnden männlichen Identität und Auseinandersetzungsfähigkeit fühlte er sich depotenziert und «versklavt». Anstatt sich konstruktiv mit dem «Angreifer» auseinanderzusetzen, regredierte er auf die urethrale Libidostufe und entwickelte die oben aufgeführte urologische Symptomatik.
Im *Behandlungsverlauf* zeigte sich dann deutlicher eine pathogene Mutter-Kind-Interaktion. Bei der Mutter des Patienten handelte es sich um eine junge attraktive Frau (+20), vermutlich infantil-hysterisch strukturiert, die sich durch die nicht geplante Schwangerschaft und Geburt ihres Sohnes in ihrer persönlichen und beruflichen Entwicklung sehr behindert fühlte. Sie hat das den Patienten immer spüren lassen und gleichzeitig ihre unbefriedigten Wünsche nach Anerkennung an ihn delegiert. Insofern überraschte es nicht, daß nach der Intensivierung des analytischen Prozesses bei dem Patienten hinter der ödipalen Problematik eine tieferliegende narzißtische Störung offenbar wurde, die sich in erheblichen Schwankungen seines Selbstwertgefühls, Neid auf andere, die besser dastanden als er, und einer chronischen Unzufriedenheit mit dem, was er erreicht hatte, manifestierte.

Symptome und Genese des Patienten geben also auch Hinweise auf prädipale Konflikte, die bei der Entstehung seiner psychosomatisch urologischen Erkrankung mitberücksichtigt werden sollten. Im folgenden sollen daher die parallel zur Triebentwicklung laufenden entwicklungspsychologischen Prozesse daraufhin untersucht werden, was sie neben der klassischen Triebtheorie für das klinische Verständnis von Symptomen und Störungen im Urogenitalbereich beitragen können.

1. Triebtheorie und Entwicklung des Selbst

Die anderen entwicklungspsychologischen Prozesse, die in der Zeit zwischen dem ersten und dritten Lebensjahr ablaufen, also in derjenigen Entwicklungsphase, in der die Schleimhaut der Harnröhre (Urethralerotik) – und des Afters (Analerotik) – führende erogene Zone ist, der Geschlechtsunterschied entdeckt wird und die Sauberkeitserziehung beginnt, können hier nur kurz angedeutet werden: In diesem Alter wird z. B. die Sprache entwickelt und damit auch die Symbolisierungsfähigkeit. Es erfolgt eine weitere Differenzierung der Selbst- und Objektrepräsentanzen, d. h, das Kind beginnt zwischen sich selbst und den anderen genauer zu unterscheiden. Primär- und Sekundärprozesse können erstmals auseinandergehalten werden (Lichtenberg, 1991). Insbesondere beginnt der Prozeß der Individuation und Loslösung von den Eltern. Die Beherrschung der Harn- und Stuhlausscheidung als die erste vom Kind selbst verlangte Triebeinschränkung setzt also auf dem Höhepunkt des von Mahler (1978) beschriebenen normalen Entwicklungskonfliktes zwischen Individuation und Separation ein. Kohut (1979) hebt in diesem Zusammenhang hervor, daß die Mutter bei der Sauberkeitserziehung nicht nur einen Triebimpuls einschränkt, sondern sie reagiert eben auch auf das sich bildende Selbst oder Körper-Selbst ihres Kindes. Eine Störung des urethralen Partialtriebes muß also einen Defekt in der entsprechenden Körperrepräsentanz zur Folge haben und umgekehrt: Der unempathische Umgang einer Mutter mit der urogenitalen Körperzone ihres Kindes, z. B. bei der Körperpflege und später der Sauberkeitserziehung, wird auch negative Auswirkungen auf den Partialtrieb haben. Kestenberg (1968) zitiert in ihrer grundlegenden Arbeit «Außen und Innen, Männlich und Weiblich» Beach und Ford mit der Beobachtung, daß junge Katzen, die von ihren Müttern nicht an den entsprechenden Körperzonen beleckt worden sind, nicht defäzieren und urinieren können.

Die Mutter des eben vorgestellten Patienten soll später in der Verwandtschaft damit geprahlt haben, wie früh der Junge schon sauber gewesen sein soll (mit einem Jahr!). Die auf S. 163 kurz skizzierte Szene, in der ein kleiner Junge in der Badewanne eine Erektion bekam, die von der Mutter mit einer strafenden Haltung kommentiert wurde, er müsse wohl urinieren, stammt aus der Analyse dieses Patienten.

Das Zusammentreffen von *Sphinkterkontrolle* und *Selbstentwicklung* weist auf die Bedeutung der *Objektbeziehungen* hin. Eine pathologische Entwicklung des Selbst trifft auch das Körper-Selbst, denn die frühe Mutter-Kind-Interaktion ist trotz des visuellen und vokalen Dialogs (Dornes, 1993) in erster Linie körperorientiert. Schon Spitz wies darauf hin, daß sich die frühe Kommunikation von Mutter und Kind über Gleichgewicht, Spannung (der Muskulatur und anderer Organe), Körperhaltung, Temperatur, Vibration, Haut- und Körper-kontakte, Rhythmus, Tempo usw. vollzieht (Müller-Braunschweig, 1986). *Körpergefühl und Selbst-Gefühl oder körperliche Integrität und narzißtische Stabilität hängen eng zusammen.* Im Kap. II.5.1, in dem die Grundlagen der männlichen Geschlechtsidentität aufgezeigt wurden, habe ich in diesem Zusammenhang auf die präödipalen Wur-zeln der Kastrationsangst hingewiesen.

Die Berücksichtigung dieser entwicklungspsychologischen Prozesse führt zu einem vertieften Verständnis, was bei einem ein- bis dreijäh-rigen Kind psycho-somatisch abläuft, wenn es wiederholt beschämt wird, weil es wieder einmal in die Hosen gemacht hat. Wie ich auf Seite 159 ausgeführt habe, kann dadurch der gesamte urogenitale Be-reich negativ besetzt werden.

Diese Beeinträchtigung des gesamten urogenitalen Körper-Selbst führt zu einer Störung des elementaren Organmodus des Ausstoßens (Elimination) und Zurückhaltens (Retention) (Erikson, 1968).

«Die anale Zone [ebenso die urethrale] eignet sich, mehr als irgendeine andere, für den Ausdruck eigensinniger Beharrlichkeit und sich widerspre-chender Impulse, weil sie erstens einmal die modellhafte Zone für zwei kontradiktorische Modi ist, die zu alternierenden werden müssen, nämlich Zurückhaltung und Ausscheidung. Außerdem sind die Sphinktere nur Teil des Muskelsystems mit seiner allgemeinen Doppeltendenz von Starrheit und Entspannung, Beugung und Streckung. So wird das ganze Stadium al-so zu einem ‹Kampf um Autonomie›. Denn während es sich darauf vorbe-reitet, fester auf seinen eigenen Füßen zu stehen, lernt das kleine Kind auch, seine Welt als ‹ich› und ‹du› und ‹mir› und ‹mein› abzugrenzen» (Erikson, 1968, S. 110).

Das «Zurück- oder Festhalten» kann zu einem zerstörerischen und grausamen Unter-Druck-Setzen (wie bei der Harnverhaltung oder chronischen Obstipation), aber auch zum Grundmuster der Fürsorge führen: «Zu haben und zu halten». Das «Loslassen» wiederum kann sich zu einem lockeren «Laß es laufen» oder Freisetzen destruktiver Kräfte entwickeln.

Hiermit bin ich unter Berücksichtigung *(körper-) selbst-* und *objekt-beziehungspsychologischer* Aspekte zu einer wichtigen *psychosomati-*

schen Basis vorgedrungen, die neben dem Konzept der *erogenen Zonen* (Urethralerotik) eine hinreichende Erklärung für *psychosomatische Fixierungsstellen* mit einer *Symptombildung im Urogenitaltrakt* liefert. Durch zu frühe und rigide Sauberkeitserziehung kann es im kleinen Becken und Enddarmbereich zu einer Störung des biologischen Rhythmus von «Loslassen» und «Festhalten» mit der entsprechenden zentral-nervösen Koppelung kommen. Diese Störung führt auf dem Hintergrund eines defekten Körperschemas zu Verspannungen der Sphinkter- und gesamten Beckenbodenmuskulatur und beeinträchtigt die normale Kontraktion des Blasenmuskels (Musculus detrusor). Letztere wird dann als Detrusordyssynergie, Urgeinkontinenz, instabile Blase usw. beschrieben. Bei Männern mit PUS kann zusätzlich ein erhöhter Tonus des Anal-Sphinkters nachgewiesen werden (Günthert und Diederichs, 1995).

Offen bleibt die Beantwortung der wissenschaftlich wichtigen Frage, warum es zu unterschiedlichen Miktionsstörungen kommen kann, warum z. B. bei manchen Frauen das «Festhalten» oder «Zurückhalten» wie bei der Reizblase, der chronischen Blasenentzündung und vor allem der Harnverhaltung im Vordergrund steht, bei anderen dagegen das ständige «Los- und Laufenlassen» wie bei der Harninkontinenz.

Bei meinem Patienten hat der triebfeindliche und unempathische Umgang der Mutter mit dem Urogenitale ihres Sohnes zu einem basalen Zurückhalten-Wollen geführt (seine Startverzögerung beim Urinieren und die Schmerzen bei der Ejakulation als Ausdruck des Nicht-loslassen-Könnens). Mit diesem lädierten urogenitalen Körperselbst trat dann der Patient in die ödipale Phase ein und mußte sich gerade in dieser Zeit mit dem Auftauchen des Stiefvaters auseinandersetzen.

Bei diesem Patienten deutet sich also eine *Verschränkung* von *präödipalen* und *ödipalen Konflikten* bzw. *Trieb-* und *Selbstpathologie* an.

2. Exkurs zur Verschränkung von Trieb- und Selbstpathologie

Für Kohut (1979) sind Triebfixierungen nicht mehr der alleinige Brennpunkt der Psychopathologie.

«Es ist das Selbst des Kindes, das infolge der schwer gestörten empathischen Reaktionen der Eltern nicht sicher etabliert wurde, und es ist das schwache und von Fragmentierung bedrohte Selbst, das (in dem Versuch, sich selbst zu vergewissern, daß es lebendig ist, ja, daß es überhaupt existiert) sich auf defensive Weise durch die Stimulierung erogener Zonen Lustzielen zuwendet und dann, sekundär, die orale (und anale) [bzw. urethrale] Triebfixierung und die Versklavung des Ich an die mit den stimulierten Körperzonen verbundenen Triebziele herbeiführt» (Kohut, 1979, S. 75).

Im folgenden hebt er hervor, daß die traditionelle Betonung der triebpsychologischen Elemente der Mutter-Kind-Interaktion, beispielsweise bei der Sphinkter-Kontrolle während der analen oder urethralen Phase, kein befriedigendes Erklärungsmodell dafür liefert, daß das Kind urethral oder anal fixiert bleibt. Eine umfassendere Erklärung bietet unter Berücksichtigung der Triebe das Schutzbedürfnis des Selbst in der analen bzw. urethralen Phase, eines Selbst, das sich natürlich noch in einem frühen Stadium der Konsolidierung befindet.

«Wenn eine Mutter das fäkale [bzw. urethrale] Geschenk stolz annimmt - oder wenn sie es zurückweist oder daran uninteressiert ist - so reagiert sie nicht nur auf einen Trieb. Sie reagiert auch auf das sich bildende Selbst ihres Kindes» (Kohut, 1979, S. 76).

Der Patient hat also in den ersten vier bis fünf Lebensjahren nicht nur eine Triebeinschränkung erfahren (rigide Sauberkeitserziehung, kastrierende Mutter und ungelöster ödipaler Konflikt), sondern auch eine Behinderung seiner beginnenden Autonomieentwicklung und seines sich konsolidierenden Selbstgefühls. Seine Minderwertigkeits- und Kleinheitsgefühle mußte er abwehren, indem er sich auf sein Größenselbst zurückzog, was sich charakterologisch in seiner subtilen überheblichen Haltung, in seiner zu lauten Stimme und in seinem Hang, sich an starken Männern oder charismatischen Persönlichkeiten zu orientieren, kristallisiert hat.

Für das Verständnis der Psychodynamik einer ganzen Reihe von klinischen Phänomenen und eben auch von psychosomatischen Störungen im Urogenitaltrakt ist es nützlich, neben der Triebregulation noch ein eigenständiges Regulationsprinzip vorauszusetzen, das eben nicht

Triebbefriedigung, sondern ein narzißtisches Gleichgewicht zum Ziel hat. Die hierzu gehörige Gefühlsdimension reicht von einem intensiven Hochgefühl über ein Wohlbefinden oder Sich-aufgehoben-Fühlen bis hin zu beschämenden und schmerzhaften Minderwertigkeitsgefühlen (Schumacher, 1970). Die affektive Seite der Philobathie (Balint, 1970) oder das von Freud (bzw. Romain Rolland) beschriebene ozeanische Gefühl deuten ebenfalls auf ein neben den Trieben bestehendes Gefühlssystem hin.

Henseler (1973) hat in Anlehnung an Joffé und Sandler herausgearbeitet, daß das *Lustprinzip* eigentlich zwei *Funktionsziele* hat, nämlich die Aufrechterhaltung des *triebenergetischen Gleichgewichts* (also die Lust/Unlust-Regulation, die Triebbefriedigung) und eben auch die Aufrechterhaltung des *narzißtisches Gleichgewichts* (also die Wert/Unwert-Regulation, die narzißtische Befriedigung im Sinne eines positiven Selbst- und Sicherheitsgefühls).

Die Triebbefriedigung kann nun durch narzißtische Befriedigung ersetzt werden, was für den Übergang des Kindes vom Lust- zum Realitätsprinzip wichtig ist, z. B. verzichtet das Kind eines Tages auf die willkürliche Miktion- oder Stuhlentleerung zugunsten der durch das Lob der Mutter bedingten narzißtischen Gratifikation. Aber auch umgekehrt kann eine Triebbefriedigung an die Stelle einer ausbleibenden narzißtischen Befriedigung treten, beispielsweise das Phänomen, sich einen «anzusaufen», um eine Kränkung zu kompensieren. Die Beeinträchtigung des positiven Selbstgefühls wird hier mit einem oralen Impuls ausgeglichen, was typisch für viele Alkoholiker ist und meiner Erfahrung nach auch für den Adipösen oder Eßsüchtigen. In diesem Zusammenhang möchte ich auf die von Sadger (1910) erwähnte Beziehung von Miktion und Tröstung zurückkommen (Kap. I.1.1, S. 18 ff.). Diese war mir wichtig wegen der wechselseitigen Kompensationsmöglichkeiten der Triebdynamik und der Dynamik des narzißtischen Systems oder der Homöostase des Selbstgefühls Die Regression auf die urethrale Libidostufe – und die damit erlangte Triebbefriedigung – gleicht die durch Frustration und Kränkung passager gestörte Selbstwertregulation aus. Weiterhin hatte ich hervorgehoben, daß der Miktionsimpuls auch noch den Charakter des sich Vergewisserns, «ob noch alles dran ist», besitzt.

Die Psychodynamik der auslösenden Konfliktsituation, in der unser Patient urologisch erkrankte, könnte jetzt komplexer verstanden werden: Der stadtbekannte Chef stellte unbewußt nicht nur eine potente Vaterfigur mit entsprechenden Kastrationsängsten für den Patienten dar, sondern durch die Art der Vereinnahmung an den Wochenenden wurde vermutlich auch eine negative Mutterübertragung mit den prägenitalen Wurzeln der Kastrationsangst mobilisiert. Sein Rückzug auf die urethrale Stufe hat demnach auch Reparationscharakter. Gleichzeitig erlaubt das Urinieren (s. die aggressive Seite des Miktionstriebes, die «Uropolemie») eine Entlastung seiner Enttäuschungsaggression oder narzißtischen Wut.

3. Geschlechtsspezifische Unterschiede im Miktionsverhalten und ihre Bedeutung für die männliche und weibliche Identitätsentwicklung

Wegen der Nähe des Selbstkonzeptes zum Identitätsbegriff soll noch die Rolle der Miktion für die Geschlechtsidentitätsentwicklung (in Ergänzung zu Kap. II.5.1) herausgearbeitet werden, zumal sie, meiner Beobachtung nach, in der Theorie der Psychoanalyse vernachlässigt wurde. Insgesamt ist in den letzten Jahren die psychosexuelle Entwicklung unter dem Aspekt der Geschlechterdifferenz in den Brennpunkt psychoanalytischen Interesses gerückt (Benjamin, 1990; Fast, 1991; Friedmann u. Lerner, 1991; Mertens, 1992; Person u. Ovesey, 1993; Poluda, 1999 und Rohde-Dachser, 1991).

Die urethrale Phase gestaltet sich für Jungen und Mädchen unterschiedlich: Das kleine Mädchen uriniert im Sitzen und erlebt im Normalfall das Fließenlassen lustvoll. Der Junge steht und kann noch zusätzlich seinen Urinstrahl in verschiedene Richtungen lenken. Ein weiterer Unterschied besteht darin, daß der Junge den besseren Einblick besitzt, an welcher Stelle seines Genitale der Urin austritt. Außerdem fällt auf, daß die Geschlechtsteile häufig erst einmal nach ihrer urethralen Funktion benannt werden. Das gilt vom «Kleinen Hans» (sein «Wiwimacher», Freud, GW. VII, S. 245) bis heute. Nach eigenem «Brain-storming» war ich überrascht, in erster Linie nur männliche Bezeichnungen zu finden (u. a. «Puller», «Struller» oder «Pipihahn») und nur eine einzige weibliche («Pipibüchse»)[*]. Offensichtlich zeichnet sich die urethrale Seite des weiblichen Genitale eher durch Nicht-Benennungen aus (s. auch Lerner 1980). Hierzu könnte passen,

---

[*] Bei Bernstein (1993, S. 537) findet sich noch der Begriff «boopee».

daß bei Mädchen der Urin leicht mit etwas «Schmutzigem» assoziiert werden kann, weil es früh angehalten wird, sich hinterher abzutupfen. Der Junge kann dagegen stolz sein «Wasser abschlagen» und wird zu keinerlei Säuberung hinterher genötigt.

Nach der Geschlechtszuweisung durch die Eltern ist für die Entwicklung der Geschlechtsidentität die Entdeckung des eigenen Genitale wichtig. Junge und Mädchen müssen eine dauerhafte seelische Repräsentanz ihrer Genitalien mit der entsprechenden urethralen Funktion erlangen und diese – als das *urogenitale Körper-Selbst* – in ihre Gesamtkörperrepräsentanz integrieren. Die Entdeckung des eigenen Genitale und seine Integration in das Körperbild beginnt in der zweiten Hälfte des ersten Lebensjahres (Tyson, 1991). Nach den Forschungen von Roiphe u. Galenson (1981) wird Kindern ihr urethraler Bereich zwischen dem 11. und 14. Monat bewußt. Die Selbststimulation und wohlwollende Anteilnahme durch die Eltern begleiten die Entdeckung der Genitalien. Die *frühe Interaktion* zwischen *Mutter* und *Kind* ist insgesamt für das Festlegen der Körpergrenzen und der Ausbildung eines *genitalen Bewußtseins* von großer Bedeutung. Für die Entwicklung der männlichen Geschlechtsidentität ist z. B. wichtig, daß der Junge während des zweiten Lebensjahres zunehmend die Kontrolle und damit Spaß an seinen körperlichen Funktionen, eben auch dem Urinieren, gewinnt. Darum wendet er sich verstärkt dem Vater zu. Das aufrechte Urinieren in Identifikation mit dem Vater kann somit (wie schon im Kap. II.5.1 angedeutet) als ein früher Schritt bei der Übernahme einer männlichen Geschlechtsrolle angesehen werden (Tyson, 1991). Entsprechend wird eine zeitliche Verzögerung der Entwicklung des urethralen Interesse des Jungen beobachtet, wenn der Vater weitgehend fehlt.

Der schon mehrfach vorgestellte Patient mit dem psychosomatischen Urogenitalsyndrom und der instabil gebliebenen männlichen Identität ist die ersten Lebensjahre in enger räumlicher und seelischer Nähe zur Mutter und ohne Vater aufgewachsen. Wie Tyson (S. 133 ff.) zu Recht darauf aufmerksam gemacht hat, müssen die genitalen Ereignisse in den ersten Lebensjahren auf dem gemeinsamen Hintergrund von Trieborganisation und Objektbeziehungen verstanden werden. Auf die strukturbildende Rolle des Vaters für den Übergang von der dyadischen zu einer triadischen Objektbeziehung ist schon hingewiesen worden (S. 136 ff.).

Hinsichtlich der *geschlechtsspezifischen Unterschiede* gilt zu berücksichtigen, daß die Entdeckung des eigenen Genitale und seine Integration in das Körperbild wegen der verdeckten topographischen Lage für das Mädchen vermutlich schwieriger ist (ausführlicher hierzu

Kestenberg, 1968 und Bernstein, 1993). Darüber hinaus ist es beim Urinieren auf eine geschütztere Örtlichkeit und Intimität als der Junge angewiesen, weil es den ganzen Unterleib entblößen muß.

Insgesamt ist die Bedeutung der Miktion für die Entwicklung eines stabilen urogenitalen Körper-Selbst und der weiblichen Identität noch wenig erforscht. Kestenberg (1988) macht darauf aufmerksam, daß sich Mädchen benachteiligt fühlen, nicht wie die Jungen im Stehen urinieren und mit dem Anhalten und wieder Fließenlassen des Urins spielen zu können. Dabei gilt zu bedenken – worauf schon Horney (1923) hingewiesen hat –, ob nicht der sogenannte Penisneid der Frau durch die unterschiedliche Art des Urinierens bedingt wird. Sie beneidet den Mann um die narzißtische und exhibitionistische Seite des Urethralen (s. das Manneken-pis). So berichtet Christoffel (1944) in seinem Buch über die «Harntriebhaftigkeit» von einem Mädchen, dem es durch geschickten Zug auf seine Harnröhre gelang, in einem weiteren Bogen als die Jungen in ihrem Alter zu urinieren. Auch in Kinderläden werden Urinierwettkämpfe zwischen Jungen und Mädchen beobachtet. Bertin erwähnt in ihrer Monographie über Marie Bonaparte von deren Großmutter, der Prinzessin Pierre, daß sie aufrecht stehend wie die Männer urinieren konnte:

> «[...] mitten in einer Menschenmenge, indem sie einfach die Beine spreizte und die Röcke öffnete, etwas was Mimi [Marie Bonaparte] auch gerne lernen wollte!» (Bertin, 1989, S. 95).

Einen mutigen Deutungsversuch unternimmt Katharina Rutschky (1992) hinsichtlich der Namensgebung von «Wildwasser e. V.», einem Verein, der sich sexuell mißbrauchter Mädchen annimmt.

> «Meine Vermutungen kreisen um das Wissen, daß Wildwasser ungezähmtes Wasser ist; im Zusammenhang mit Sexualität ist dann weiter an die Urethralerotik zu denken, deren Aggressivität vom enttäuschten penislosen Kind regressiv besetzt wird» (Rutschky, 1992, S. 85).

Die fixierte weibliche Urethralerotik als regressive Abwehr des Penisneides zu verstehen, ist in neuerer Zeit meines Wissens nur von Bass (1994) weiterverfolgt worden. An dem klassischen Triebkonzept und der Freud'schen Strukturtheorie orientiert versucht er, die Bedeutung des Urethralen für die psychosexuelle Entwicklung der Frau zu spezifizieren. In Anlehnung an Richards (1992) geht er davon aus, daß die Miktion oder das «Zurückhalten» und «Loslassen» des Urins die ersten genitalen Empfindungen des kleinen Mädchens auslöst (s. auch kinderurologisches Kapitel). Damit nimmt die Blasenfunktion besonderen Einfluß auf die innere Körperwahrnehmung im Urogenitaltrakt und kleinen Becken der Frau. Bass berücksichtigt auch die Erfahrungen von Kaplan De Nour (1969) mit Dialyse-Patienten, wonach Frauen der Verlust des Urinierens mehr belasten soll als Männer. Männern bleibt ja der Penis und meist auch die Möglichkeit der Ejakulation erhalten. Auch ist die anatomische Differenz zwischen urethralem und genitalem Auslaß (urethral and genital release) bei der Frau größer als bei dem Mann. Bei letzterem erfolgt die Ejakulation direkt durch die Harnröhre. Auf der anderen Seite überlappen sich Urethralität und Analität mehr bei der Frau als beim Mann. Diese unterschiedlichen Differenzen erschweren unter Umständen die Ausbildung klarer innerer Repräsentanzen des Körperbildes im Urogenitalbereich der Frau und prädestinieren sie beispielsweise eher für die Harnverhaltung.

Die unklaren Körperrepräsentanzen können die Verarbeitung der ödipalen Phase behindern. Bass (1994) beruft sich auf Kestenberg bei der Überlegung, daß durch das Verbot des ödipalen Wunsches, den väterlichen Penis in sich aufzunehmen, der urethrale und klitoridale Bereich regressiv besetzt und vom Eingang der Vagina abgezogen wird (ausführlicher hierzu Moré, 1997).

Schnack und Neutzling (1990) bringen den potentiellen «Penis- bzw. Pinkelneid» der Frauen in ihrem Buch «Kleine Helden in Not. Jungen auf der Suche nach Männlichkeit» etwas flapsig formuliert folgendermaßen auf den Punkt:

«Die einzige Überlegenheit des männlichen Geschlechtsorgans bezieht sich auf einen, vor allem für Kinder durchaus wichtigen Nebenaspekt: Männer verfügen über eine überlegene Pinkeltechnik (vgl. Simone de Beauvoir, 1968, S. 267 ff). Sie bestimmen beim Pinkeln die Richtung, können einen Bogen machen und mit ihrem Strahl die Schwerkraft überwinden. Kreuzbrunzen ist für Mädchen oder für Mütter und Töchter nur unter wenig animierenden Bedingungen möglich. Männer können ein Feuer auspinkeln, ohne sich den Hintern zu verbrennen. Im Freien müssen sich Mädchen hocken, Jungen können stehen. Daß dieser Unterschied durchaus eine Bedeutung hat, werden all die Männer bestätigen können, die in den siebziger Jahren die Hochphase der Frauenbewegung in einer gemischtgeschlechtlichen Wohngemeinschaft oder mit einer feministischen Partnerin zusammengelebt haben, als nämlich die Hauptfront des Geschlechterkampfes vorrangig in das Badezimmer verlegt war und jeder aufrechte Freund der Frauen beim Barte der Göttin zu schwören hatte, fürderhin ausschließlich im Sitzen zu pinkeln. Daß dieser Streit auch an den Männern nicht spurlos vorübergegangen ist, hat uns ein überzeugter Feminist und Anhänger der weiblichen Art des Pinkelns gezeigt. Wir erwischten ihn dabei, wie er ins Waschbecken pißte.» (Schnack und Neutzling, 1990, S. 39 ff.).

Aus dem bisher Beschriebenen sowie der Beobachtung kleiner Kinder und auch Erwachsener geht hervor, daß die Genitalien mit ihrer urethralen Funktion eine Quelle des Interesses, der Freude, aber auch der Angst, des Ärgers und des Neides (s. der «urethrale» Geschlechterkampf) sein können. Die positive Integration mit einer entsprechenden stabilen Kerngeschlechtsidentität hängt wesentlich von der liebevollen Widerspiegelung durch die Elternfiguren ab, z. B. bei der Körperpflege und später der Sauberkeitserziehung. Aufgrund der noch fehlenden zentralen Kontrolle können beispielsweise neugeborene Jungen beim Entfernen der Windeln reflektorisch einen hohen Urinstrahl abgeben. Wie enthusiastisch oder erschreckt kann die Mutter oder der Vater darauf reagieren? Welche Folgen hat die Haltung einer Mutter, die – nachdem der kleine Sohn beim Spielen in der Badewanne eine Erektion bekommen hat – ihm mit strenger Miene bedeutet, daß er wohl urinieren müsse (s. S. 163)! Weiterhin wichtig sind neben den Doktorspielen und den schon erwähnten Urinierwettkämpfen voyeuristische Aktivitäten, z. B. das Interesse an den Toiletten- und Badegewohnheiten der Eltern (Tyson, 1991).

In der Abb. 3 (s. S. 263) habe ich die bisherigen theoretischen und kasuistischen Ausführungen zu den Entstehungsbedingungen von Miktionsstörungen vereinfacht zusammengefaßt. **Bei dem urogenitalen Körper-Selbst** handelt es sich in erster Linie um die intrapsychischen Repräsentanzen von Blase, Harnröhre, Prostata, Beckenboden und Genitalien. Sie haben bewußte und unbewußte Anteile. Die biologische Matrix entspricht dem somatischen oder konstitutionellen Faktor.

Am Beispiel der *chronischen Blasenentzündung* der Frau, einer häufigen psychosomatisch-urologischen Erkrankung, habe ich aufgezeigt (s. Kap. II.2.7), wie sich *trieb-, selbst-* und *objektbeziehungspsychologische Theorieelemente* neben der Berücksichtigung eines *somatischen* oder *biologischen Faktors* für ein differenzierteres Pathogeneseverständnis dieser Miktionsstörung aufeinander beziehen lassen.

Sowohl in der eben dargestellen Krankengeschichte eines Mannes als auch der einer Frau (in dem Kapitel über Harnretention s. S. 56 ff.) habe ich genauer die *frühe pathogene Interaktion* zwischen Kind und Eltern aufgezeigt.

Von urologischer Seite werden die Störungen des Urogenitaltrakts endlich auch im Zusammenhang mit der Pathophysiologie des kleinen Becken, z. B. bei der Schmerzentstehung, gesehen (Zermann et al., 1999), wobei nur implizit angedeutet wird, daß diese Art von Schmerzen im «Kopf» (also im seelischen Zentrum) und nicht in der Peripherie

Abb. 3

Pathogenese-Modell der psychosomatischen Miktionsstörung

frühe Eltern-Kind-Interaktion
(u. a. über Körperpflege, Sauberkeitserziehung bzw. Sphinkterkontrolle, emotionale Resonanz auf die Kernidentität des Kindes

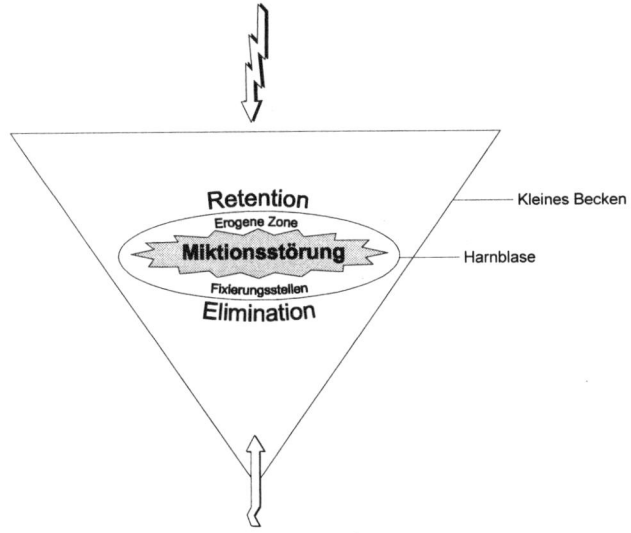

Biologische Matrix
Urogenitales Körper-Selbst

(im Becken) entstehen. Die psychosomatische Ätiopathogenese wird also weiterhin verleugnet («Die Ätiologie bleibt unbekannt»):

«Der nicht durch ein Malignom bedingte chronische Beckenschmerz (Pelvic Pain) ist ein Oberbegriff für Schmerzsyndrome, empfunden im Becken- und unteren Urogenitalbereich. Hiermit kausal verbunden werden gegenwärtig die chronische abakterielle Prostatitis, die Prostatodynie, die Orchalgie, das Urethralsyndrom, die Trigonitis, die interstitielle Zystitis, die Endometriose, Vaginismus, Vulvodynie und viele weitere beschreibend klassifizierte Entitäten. Eine klare und wissenschaftlich basierte Pathophysiologie konnte allerdings bis jetzt keinem der vorgenannten Krankheitsbeschreibungen zugeordnet werden. *Die Ätiologie bleibt unbekannt.*»! (Zermann et al., 1999, S. 92).

IV. Einige Schlußfolgerungen für die psychotherapeutische Praxis

Daß die Blase manchmal der «Spiegel der Seele» ist, läßt sich in der alltäglichen psychotherapeutischen/psychoanalytischen Praxis auch an Patienten beobachten, die nicht an einer psychosomatisch-urologischen Erkrankung leiden. Es gibt immer wieder Frauen und Männer, die quasi als Widerstandsphänomen entweder vor oder nach den Stunden ihre Affekte über den «urethralen Weg» beseitigen. Ferenzci (1925) hat daher bei der «Analyse urethro-analer Gewohnheiten» im Rahmen seiner aktiven Technik den Patienten vorgeschlagen, den Miktions- oder Stuhldrang zu unterdrücken. Nach seiner Erfahrung wurde dadurch interessantes frühes genetisches Material erinnert. Auch im Rahmen der üblichen klassischen Technik werden urethral getönte infantile Inhalte und Phantasien reproduziert:

So erinnerte eine Patientin, wie sehr sie als Mädchen von der Macht ihres Urinstrahles beeindruckt war, weil er ein tiefes Loch in den Sand zu bohren vermochte. Eine andere Patientin, die als Mädchen die Jungen um ihre Art des Urinierens beneidete, verbot als erwachsene Frau dem Ehemann, nachts auf der neben dem Schlafzimmer liegenden Toilette zu urinieren. Um ihren Schlaf nicht zu stören, mußte er immer in den Garten gehen.

Harnblase und inneres weibliches Genitale sind Hohlräume, die unbewußte Phantasien begünstigen, z. B. das Gleichsetzen genitaler und urethraler Funktionen wie in der kindlichen Koitustheorie. Anatomisch-physiologisch ist ja auch objektiv bei beiden Geschlechtern eine enge Verbindung zwischen sexuellen, generativen Vorgängen und Ausscheidungsprozessen vorhanden. Gerade beim Urogenitaltrakt liegt eine Interdependenz als Lust-, Reproduktions- und Produktionsorgan vor, «zwischen Urin und Kot werden wir geboren» schreibt Mester (1975). In der «Kloakentheorie» (also dem Nicht-differenzieren-Können zwischen Lust-, Reproduktions- und Produktionfunktion) spiegelt sich das als archaische Körperphantasie wider. Manche in ihrem Körpererleben gestörte Patienten nehmen daher einen sexuellen Reiz zunächst als Harndrang wahr oder mißverstehen das Einsetzen der Lustphysiologie (vermehrte Durchblutung des kleinen Beckens) als urethral.

Patienten mit urethralen Perversionen suchen selten den Psychotherapeuten oder Psychoanalytiker auf, eher schon die unter der Perversion leidenden Partner.

Eine mir vom Urologen wegen einer Reizblase überwiesene 42jährige Frau teilte unter erheblichen Schamgefühlen mit, daß ihr Freund sie schon seit Jahren festhält, wenn sie nötig auf die Toilette muß. Offensichtlich zieht er aus ihrem Miktionsdrang und dem Umstand, daß sie sich dann auch manchmal «in die Hose macht» einen sexuellen Lustgewinn. Der Urologe hatte bei der – aus psychoanalytischer Sicht – masochistisch strukturierten Patientin eine Balkenblase (Verdickung der Harnblasenmuskulatur mit entsprechender Einschränkung der Füllungskapazität) diagnostiziert, die er sich nicht erklären konnte. Die Tatsache, daß die Patientin immer wieder ihren häufigen Miktionsdrang (s. ihre Reizblase) unterdrücken mußte, führte vermutlich zu einer organischen Veränderung der Harnblase. Der Arzt sieht also manchmal nur die (organ-)pathologische «Endstrecke» einer Beziehungsstörung.

Aus einer Supervision kenne ich den psychoanalytischen Behandlungsverlauf eines 45jährigen Mannes, der sehr früh (nach der 11. Stunde) urethral- und analerotische Phantasien auf die Mutter und dann die Psychoanalytikerin entwickelte, z. B. phantasierte er die Therapeutin in allen Einzelheiten bei der Miktion und Defäkation. Außerdem lieh er sich Pornofilme aus, in denen gutgekleidete Frauen vor ihren Partnern urinierten. Er quälte die Analytikerin regelrecht mit diesen Phantasien. Erst um die 150. Stunde wurden sie als Übertragungswiderstand (Angst vor einer vereinnahmenden Mutter) bearbeitbar.

Insgesamt sind meiner Einschätzung nach die Triebschicksale des urethralen Partialtriebes (von Christoffel vielleicht abgesehen) nicht ausreichend untersucht und für die psychoanalytische Praxis fruchtbar gemacht worden. Wie manifestiert er sich z. B. in der Charakterbildung? Im Gegensatz zum oralen und analen Charakter ist in der Psychoanalyse ein typisch urethraler Charakter nicht herausgearbeitet worden. Hoffmann (1979) spricht daher nur von «urethralen Charakterzügen» und ist der Ansicht, daß der Versuch, einen vom Analcharakter abgrenzbaren Urethralcharakter zu umreißen, gescheitert ist. Unabhängig von der Problematik charaktertypologischer Zuordnungen an sich halte ich dieses Resümee von Hoffmann für verfrüht, denn die Psychoanalyse hat sich – aus welchen Gründen auch immer – nicht die Mühe gemacht, die Urethralität als psychosexuelle Entwicklungsstufe weiter auszubauen. In diesem Zusammenhang wäre überlegenswert, die von Edgcumbe u. Burgner (1975) vorgeschlagene phallisch- narzißtische Phase, die noch vor der eigentlichen phallischen oder ödipalen Phase anzusetzen ist, mit der Urethralerotik zu verbinden. Hinsichtlich der Genitalien stehen in dieser Zeit exhibitionistische und narzißtische Wünsche im Vordergrund, die u.a. auch mit der Miktion («wer kann den größten Bogen») verbunden werden, symbolisiert beispielsweise in dem berühmten «Manneken-pis» in Brüssel. Der Trieb kann sich in der Charakterentwicklung sowohl direkt als auch indirekt durchsetzen, indirekt in sublimierter Form und als Reaktionsbildung. Sozusagen unverblümt setzt sich die exhibitionistisch-verströmende Seite der Urethralität bei solchen Frauen und Männern direkt durch, die «ohne Punkt und Komma» reden, einen quasi «überschwemmen» wollen. Schon Ferenczi (1925) führte den «unhemmbaren Rededrang» als urethralen Charakterzug auf. Die Sprechlust scheint energetische Zuschüssse aus der unterdrückten Harnlust zu beziehen (Christoffel, 1944). Es war ebenfalls Ferenczi, der vom «leicht entflammbaren Urethralcharakter» sprach, womit er die Unfähigkeit meinte, eine Spannung ohne sofortige Entladung auszuhalten.

Als sublimierte Form der Urethralität könnte man bestimmte «nasse Berufe» oder Sportarten aufführen (Hoffmann, 1979). Weitere urethrale Triebabkömmlinge, z. B. im Spielverhalten, wie das beliebte Spritzen mit dem Gartenschlauch hat Mertens (1992, S. 90) zusammengestellt. Eine Reaktionsbildung auf die exhibitionistische Seite des Urethralen ist die Scham.

«Der Ehrgeiz, der oft als Ergebnis urethral-erotischer Konflikte beschrieben wird, stellt den Kampf gegen die Scham dar» (Fenichel, 1974, S. 104)

oder an anderer Stelle:

«Es ist eine interessante aber schwer zu erklärende Tatsache, daß die Scham auf besondere Weise mit der Urethralerotik zusammenzuhängen scheint. Daß die besonders beschämende Bestrafung durch eine Anprangerung gewöhnlich gegen Bettnässer verwandt wird, beweist nur, daß dieselbe Verbindung zwischen Scham und Urethralerotik bereits in der vorausgehenden Generation wirksam war. Ziel des Ehrgeizes, der in der Urethralerotik gründet, ist es zu beweisen, daß man sich nicht mehr zu schämen braucht» (Fenichel, 1974, S. 200).

Hier zeigt sich wieder die komplexe Verschränkung von Trieb- und Selbstpathologie: Nur derjenige schämt sich, der sich klein und minderwertig fühlt, ein zu kleines oder unvollkommenes Genitale hat oder sich in seiner Geschlechtsidentität verunsichert (vermeintlich «kastriert») fühlt. Die Scham kann also auch verstanden werden als die «Signalangst» vor dem Offenbarwerden der eigenen Kleinheit oder Minderwertigkeit. Ehrgeiz und Leistung sind sozial legitimierte Kompensationsmöglichkeiten.

Die psychoanalytische und psychotherapeutische Praxis zeigt zwingend, daß psychisch und psychosomatisch erkrankte Menschen nicht nur vor dem Hintergrund einer triebunterdrückenden Erziehung verstanden werden können, sondern ihre Symptome und Probleme auch als Folge früher seelischer Kränkungen und ihres Nicht-angenommen-worden-Seins durch die primären Bezugspersonen gesehen werden müssen. Seit dem wichtigen Werk von Anna Freud (1936) über die Abwehrmechanismen hat sich an der psychoanalytischen Abwehrtheorie wenig verändert. Das Ich entwickelt die Abwehrmechanismen gegen bedrohliche Triebimpulse. Ein Großteil der Abwehrvorgänge dient aber auch dazu, den Einzelnen vor Kränkungen, Verletzungen oder Einbrüchen seines Selbstgefühls zu schützen (Hoffmann, 1987). Auch Thomae und Kächele (1985) gehen von einer wechselseitigen Abhängigkeit von Selbstgefühlsregulation (als Ich- oder Selbst-Identität) und Triebbefriedigung aus.

«Sie [die Annahme einer wechselseitigen Abhängigkeit] führt auch aus dem Dilemma heraus, in das Kohut durch seine zweigleisige Entwicklungstheorie mit voneinander unabhängigen Prozessen der (narzißtischen) Selbst- und der (libidinösen) Objektentwicklung hineingeriet. Daß es ein Unding ist, die (narzißtische) Selbstentwicklung von der (triebhaften) Objektbeziehung zu trennen, läßt sich leicht beweisen: Es gibt keine Störungen der Objektbeziehungen ohne Selbststörungen und umgekehrt" (Thomae und Kächele, 1985, Bd 1, S. 108).

Das hat Konsequenzen für die analytische Haltung und Behandlungstechnik. Viele an psychosomatischen Störungen oder Erkrankungen des Urogenitaltrakts leidende Patienten können aufgrund ihrer strukturellen Ich-Defizite nur analytisch modifiziert behandelt werden. Für die Gruppe der Frauen mit chronischer Blasenentzündung ist dagegen nach meiner Erfahrung die frequente Langzeitanalyse die Methode der Wahl. Nur in diesem Setting ist der zentrale unbewußte Beziehungskonflikt mit Hilfe der konsequenten Übertragungs- und Gegenübertragungsanalyse zu deuten und zu bearbeiten. Im Behandlungsverlauf dieser Patientinnen stellt sich bald heraus, daß hinter dem vordergründigen ödipalen Beziehungskonflikt die Auseinandersetzung mit einer mächtigen Mutter-Imago steht. Letzteres traf auch für den hier beispielhaft vorgestellten Patienten zu.

Im Laufe der Analyse hatte er vertiefte Einblicke in die Dynamik seiner Primärfamilie unter Berücksichtigung des Mehrgenerationsaspektes (Großeltern mütterlicherseits) gewonnen. Dadurch konnte er besser die Konflikte und Probleme seiner Mutter verstehen und sich leichter von ihr abgrenzen. Insbesondere hat er Kontakt zu seinem leiblichen Vater aufgenommen, den er seit der Pubertät (damals hatte er erst von ihm erfahren) idealisiert hatte, zumal dieser in einem von ihm beneideten außereuropäischen Staat lebte. Ihn hatte jahrelang die Phantasie gequält, bessere Lebensbedingungen gehabt zu haben, wenn er in dessen neuer Familie aufgewachsen wäre. Nach dem Besuch des Vaters und Kennenlernen dessen realer Lebensbedingungen wandte er sich enttäuscht und erleichtert wieder ab. Diese «Vergangenheitsbewältigung» befähigte ihn, sich mehr der Gegenwart zuzuwenden und positiver in die Zukunft zu blicken.

Auf dem Hintergrund seiner gewachsenen männlichen Identität nahm er eine Liebesbeziehung zu einer etwas älteren Frau auf und konnte zum ersten Mal eine lustvolle Sexualität leben. Der Ejakulationsschmerz verschwand, ebenso die urologische Symptomatik. Er urinierte wieder im Stehen. Sein kohärentes Selbstgefühl oder Abbau der Diskrepanz zwischen Ich-Ideal und Real-Selbst befähigte ihn zu konstruktiveren Formen der Auseinandersetzung mit Vorgesetzten, was bei dem begabten Patienten den beruflichen Aufstieg förderte. Im Beziehungsbereich wurde ihm allerdings zunehmend bewußt, daß seine Lebenspartnerin in bestimmten Bereichen seiner Mutter ähnelte. Trotz der gelungenen Durcharbeitung seiner Triebkonflikte, Beziehungspathologie und Abbau seines Größenselbst (Patient wirkt weniger arrogant, spricht adäquater und entwickelt mehr Empathie für andere Menschen) leidet er noch an Einbrüchen seines Selbstgefühls. Vermutlich wird seine «narzißtische Wunde» nie ganz «verheilen»

V. Zusammenfassung und Ausblick

Die urologische Psychosomatik ist ein Stiefkind der Psychosomatischen Medizin geblieben. Einige der Gründe habe ich im Kapitel I.2 genannt. Es war daher an der Zeit, die bisher bekannten klinischen Beobachtungen, Befunde und Ergebnisse der empirischen Untersuchungen in diesem Bereich in Form einer Monographie zusammenzutragen.

Zu Beginn des Buches (Kap. I.1) bin ich den Ursprüngen dieses Bereiches der speziellen Psychosomatik nachgegangen und konnte den kreativen Einfluß der klassischen Psychoanalyse für die Theorie und Praxis der urologischen Psychosomatik aufzeigen. Paradigmatisch war das bis heute noch klinisch fruchtbare Übersichtsreferat des Urologen Schwarz (1925), der darüber hinaus als Herausgeber des ersten wichtigen Standardwerkes der psychosomatischen Medizin fungierte.

Im folgenden (Kap. II) habe ich dann, den anatomischen Strukturen folgend (Niere, Harnblase und Harnröhre), die wichtigsten Erkenntnisse zur Diagnostik, Ätiopathogenese und Therapie sowohl nephrologischer als auch urologischer Symptome und Krankheitsbilder aus psychosomatischer Sicht zusammengestellt. Einen besonderen Raum nehmen das kinderurologische Thema (Kap. II.4) und das Kapitel (II.5) über die psychosomatischen Erkrankungen des männlichen Urogenitaltrakts ein. Hierin wiederum habe ich auf eine ausführliche Darstellung der Psychodynamik der Sexualstörungen des Mannes Wert gelegt, da seine *Sexualität* zunehmend *medikalisiert* wird.

Im Kapitel III habe ich anhand einer Kasuistik ein integratives psychosomatisches Pathogeneseverständnis für die urologische Psychosomatik entwickelt und im Kapitel IV einige Schlußfolgerungen auch für die psychotherapeutische Praxis aufgezeigt.

Das nun vorliegende Buch soll aber nicht darüber hinwegtäuschen, daß weiterhin bei einer Reihe von urologischen Symptomen und Erkrankungen die wissenschaftliche Untersuchung der Beteiligung psychosomatischer Faktoren bei der Ätiopathogenese fehlt. Das gilt in erster Linie für die Infektionen des männlichen Urogenitaltrakts (z. B. die Entzündungen der Genitalschleimhäute, der Nebenhoden und vor allem der Vorsteherdrüse (Prostatitis). Eine positive Ausnahme hiervon bildet die Arbeitsgruppe um den Medizinpsychologen Brähler, der in Zusammenarbeit mit dem Gießener Urologen Weidner die Symptomatologie des komplexen Prostatitis- bzw. Urogenitalsyndroms eingehender psychometrisch untersucht und den Gießener Prostatitis-Symptom-Score entwickelt hat (Brähler et al., 1998).

Aber auch für die Psychosomatik des weiblichen Urogenitaltrakts besteht weiterer Forschungsbedarf, zumal die gleichen klinischen Symptome wie beispielsweise Harndrang, häufiges Wasserlassen oder Schmerzen bei der Miktion zum Teil unterschiedlich diagnostisch bewertet werden (Reizblase, Harninkontinenz, Urethral-Syndrom oder Zystitis bzw. Urethrozystitis). Neuerdings wird auch bei der interstitiellen Zystitis ein verursachender psychosomatischer Faktor vermutet. Insgesamt gewinnt die Rolle der (Psycho- ?)Immunologie gegenüber der Infekursache an Bedeutung.

Bei der kinderurologischen Psychsomatik fällt auf, daß Olbing (1993) in seinem Standardwerk der Kindernephrologie die Vererbung als alleinigen pathogenetischen Faktor für das nächtliche Einnässen verantwortlich macht. Das ist ein bedauerlicher Rückschritt gegenüber den schon 1925 von Schwarz aufgezeigten psychologischen Einsichten zu der Entstehung dieses urologischen Symptoms.

Dieser Mangel an Wissen (und das «Vergessen», s. die ältere urologische Literatur) um die genaueren psycho-somatischen und somato-psychischen Zusammenhänge ist um so bedauerlicher, weil selbst bei den inzwischen bekannteren psychosomatischen Störungsbildern in der Urologie wie der weiblichen Reizblase, der chronischen Blasenentzündung, der Harninkontinenz und dem psychosomatischen Urogenital-Syndrom des Mannes (PUS) zu schnell invasive Diagnostik und operative therapeutische Maßnahmen erfolgen, was die iatrogene Fixierung an das urologische Symptom verstärken kann.

Wie ich bei den therapeutischen Aspekten, gerade im Umgang mit an einem psychosomatischen Urogenitalsyndrom (PUS) leidenden Männern aufgezeigt habe (Kap. II.5.3), liegt hier nicht etwa leichtfertiges ärztliches Handeln auf Seiten der Urologen vor, sondern es handelt sich um einen gemeinsamen unbewußten interaktionellen Prozeß. Ein vertieftes psychodynamisches Verständnis der Arzt-Patientenbeziehung in der Urologie liegt mir daher besonders am Herzen.

Noch offensichtlicher sind die Defizite in der Überprüfung der Effektivität psychotherapeutischer Methoden in der urologischen Psychosomatik. Loew et al. (1998) weisen daher zurecht auf das Fehlen kontrollierter Studien der Psychotherapie somatoformer autonomer Funktionsstörungen des Urogenitaltrakts hin (Csef, 1997 hat kürzlich die somatoformen bzw. psychosomatischen Störungen des Urogenitaltrakts unter den Aspekten des DSM-IV diskutiert).

Eine Ausnahme bildet die Erforschung der erektiven Potenz bzw. Impotenz, was nicht weiter verwundert, da es sich hier um das «Herzstück» des männlichen Urogenitaltrakts handelt. Zu beobachten ist in den letzten 20 Jahren eine Dominanz der an den somatischen Ursachen orientierten Forscher. Sie wurden beflügelt durch die differenzierter gewordenen diagnostischen Methoden und die Entwicklung operativer (Penisprothesen, penile Gefäßchirurgie) und pharmakologischer (SKAT und Viagra) therapeutischer Maßnahmen der erektiven Impotenz. Bedingt durch die negativen katamnestischen Ergebnisse der operativen Therapie und der hohen Aussteigerquote mit der Schwellkörper-Autoinjektionstherapie (über 50 %) breitet sich, wenn auch erst langsam, Ernüchterung über die Effektivität dieser therapeutischen Strategien aus. Der durch «Viagra» wieder entfachte therapeutische Enthusiasmus scheint z. Zt. schon gedämpfter. Der «männliche Sturm» auf die Apotheken blieb vorerst aus.

In der urologischen Forschung fällt immer wieder die Überbewertung der Funktion des Penis auf. So sind Urologen, beispielsweise Knispel (1997), in der Versuchung, psychosomatische Störungsbilder wie PUS nur als Folge einer Sexualstörung zu interpretieren. Sie sehen zu wenig den gesamten Mann mit seiner Seele, seiner Identität und seiner Beziehungsfähigkeit. Entsprechend werden auch die Partnerinnen in den empirischen Untersuchungen zu selten mit einbezogen. Das spiegelt sich u. a. auch im Umgang mit operativen Eingriffen im Urogenitaltrakt in der Praxis wider (Fröhlich, 1999).

Ein intensiverer fachlicher Austausch und eine verbesserte Kooperation zwischen Urologie und Psychosomatischer Medizin ist daher dringend notwendig.

Insofern hat Freuds Vorwort zur Monographie von Steiner im Jahre 1913 (s. Eingangszitat) nichts an Aktualität eingebüßt.

Literatur

Abelin, E. L. (1986): Die Theorie der frühkindlichen Triangulation. In: J. Stork (Hg.), Das Vaterbild in Kontinuität und Wandlung, S. 45–72. Stuttgart-Bad Cannstatt: frommann-holzboog.

Abraham, K. (1917): Über Ejaculatio präcox. In: Psychoanalytische Studien Band 1, S. 43–60. Frankfurt/M.: S. Fischer (1971).

Abraham, K. (1920): Zur narzißtischen Bewertung der Exkretionsvorgänge in Traum und Neurose. Intern. Z. Psychoanal. 6, 64–67.

Adam, R. (1955/56): Psychische Faktoren bei Blasen- und Nierenerkrankungen. Z. Psychosom. Med. 4, 261–272.

Adler, E. (1932): Ein Fall von psychogener Anurie. Zentralbl. Psychother. 5, 131–135.

Alken, C. E. und W. Staehler (1973): Klinische Urologie. Stuttgart: Thieme.

Alken, C. E. und J. Sökeland (1979): Urologie. Stuttgart: Thieme.

Allen, T. D. (1972): Psychogenic urinary retention. Sth. med. J. 65, 302–304.

Allen, T. D. (1977): The non-neurogenic neurogenic bladder. J. Urol. Vol. 117, 232–238.

Anders, D. (1984): Mädchen mit rekurrierenden Harnwegsinfektionen. Therapiewoche 34, 907–919.

Anders, D. und D. Bölter (1984): Blasenkontrolle und Harnwegsinfektionen bei Mädchen im Vorschulalter. In: H. Wolf (Hg.), Das Kind im Vorschulalter. Schriftenreihe der Landesärztekammer Hessen, Akademie für ärztliche Fortbildung, Band 13, 97–117.

Anders, D., K. Gahlen, H. Hess und V. Klingmüller (1994): Entstehung und Spätfolgen der Blasendysfunktion im Kindesalter. In: H. Kentenich, M. Rauchfuß und P. Diederichs (Hg.), Psychosomatische Gynäkologie und Geburtshilfe 1993/94, S. 59–72. Berlin, Heidelberg, New York: Springer.

Anderson, M. (1946): Diuresis by suggestion. Br. med., J. 1, 776.

Apley, J., R. MacKeith und R. Meadow (1983): Das Kind und seine Symptome. Stuttgart: Hippokrates.

Arentewicz, G. und G. Schmidt (1980): Sexuell gestörte Beziehungen. Stuttgart: Enke (3. bearb. Aufl. 1993).

Auerback, A. und D. R. Smith (1952): Psychosomatic problems in urology. Calif. Med. 76, 23–26.

Balck, F., U. Koch und H. Speidel (1985): Psychonephrologie. Berlin, Heidelberg, New York: Springer.

Balint, M. (1970): Therapeutische Aspekte der Regression. Stuttgart: Klett.

Bancroft, J. (1985): Grundlagen und Probleme menschlicher Sexualität. Stuttgart: Enke.

Bandhauer, K. (1985): Die postcoitale «Urethritis» der Frau. In: Verhandlungsbericht der Deutschen Gesellschaft für Urologie 1984, S. 321–322. Berlin, Heidelberg: Springer.

Barbalias, G. A. (1990): Prostatodynia or painful male urethral syndrome? Urology 36, 146–153.

Barinbaum, M. (1930): Zur differentialdiagnostischen Abgrenzung der Pollakisuria nervosa gegen organisch bedingte Pollakisurien. Z. Urol. 24, 110–114.

Barinbaum, M. (1932): Zur Inkontinenz der weiblichen Harnblase. Zentralbl. Psychother. 5, 9–12.

Barlow, E. D. und H. E. De Wardener (1959): Compulsive water trinking. QJ Med. 28, 235–258.

Bass, A. (1994): Aspects of urethrality in women. Psychoanal. Quarterly 63, 491–517.

Bechterew, W. v. (1899): Über unwillkürlichen Harnabgang beim Lachen. Neurol. Zentralbl. 18, 447–448.

Bechterew, W. v. (1905): Der Einfluß der Hirnrinde auf die Tränen-, Schweiß- und Harnabsonderung. Arch. Anat. Physiol. 297–305 (zitiert nach Huppertz, 1983).

Beck, D. (1981): Krankheit als Selbstheilung. Frankfurt/M.: Insel.

Becker, H. und U. Hartmann (1994): Geschlechtsidentitätsstörungen und die Notwendigkeit der klinischen Perspektive. Fortschr. Neurol. Psychiat. 62, 290–305.

Becker, N. (1996): Psychogenese und psychoanalytische Therapie sexueller Störungen. In: V. Sigusch (Hg.), Sexuelle Störungen und ihre Behandlung, S. 166–179. Stuttgart: Thieme.

Becker, N. (1996 a): Psychoanalytische Theorie sexueller Perversionen. In: V. Sigusch (Hg.), Sexuelle Störungen und ihre Behandlung, S. 222–240. Stuttgart: Thieme.

Becker, S., H. A. G. Bosinski, U. Clement, W. Eicher, T. M. Goerlich, U. Hartmann, G. Kockott, D. Langer, W. F. Preuss, G. Schmidt, A. Springer und R. Wille (1997): Behandlung und Begutachtung von Transsexuellen. Standards der Deutschen Gesellschaft für Sexualforschung, der Akademie für Sexualmedizin und der Gesellschaft für Sexualwissenschaft. Psychotherapeut 42, 256–262.

Becker, S. (1998): Psychotherapie bei Transsexualität. In: B. Strauß (Hg.), Psychotherapie der Sexualstörungen, S. 139–151. Stuttgart, New York: Thieme.

Benedek, T. (1951): Die Funktionen des Sexualapparates und ihre Störungen. In: F. Alexander (Hg.), Psychosomatische Medizin, S. 170–210. Berlin, New York: De Gruyter.

Benjamin, J. (1990): Die Fesseln der Liebe. Basel, Frankfurt/M.: Stroemfeld/Roter Stern.

Bernstein, D. (1993): Weibliche genitale Ängste und Konflikte und die typischen Formen ihrer Bewältigung. Psyche 47, 530–559.

Bertin, C. (1989): Die letzte Bonaparte. Freiburg/i. Br.: Kore.

Bieck, E. (1913): Prostata und Psyche. Arch. Dermatol. Syph. 113, 129 (zitiert nach Brunner und Girshausen, 1989).

Binét, A. (1979): Zur Genese von Störungen der Sphinkterkontrolle. Psyche 33, 1114–1126.

Bird, J. R. (1980): Psychogenic urinary retention. Psychother. Psychosom. 34, 45–51.

Bitzer, J. und D. Richter (1989): Zur Psychosomatik von Miktionsstörungen. Gynäkologe 22, 77–82.

Bitzer, J. (1994): Zur Therapie psychosomatischer Miktionsstörungen. In: H. Kentenich, M. Rauchfuß und P. Diederichs (Hg.), Psychosomatische Gynäkologie und Geburtshilfe 1993/94, S. 73–80. Berlin, Heidelberg, New York: Springer.

Blacklock, N. J. (1986): Urodynamic and psychometric observations and their implication in the management of prostatodynia. In: W. Weidner, H. Brunner, W. Krause und C. F. Rotauge (eds.), Therapy of prostatitis, S. 201–206. München, Bern, Wien, San Francisco: Zuckschwerdt.

Blanck, G. und R. (1974): Angewandte Ich-Psychologie. Stuttgart: Klett-Cotta (1981).

Blomstrand, R. und F. Löfgren (1956): Influence of emotional stress on the renal circulation. Psychosom. Med. 18, 420–426.

Blos, P. (1990): Sohn und Vater. Stuttgart: Klett-Cotta (1985).

Bolland, G. (1957): Experimentelle Untersuchung über die psychische Beeinflußbarkeit der Nierenfunktion in Hypnose. Z. Psychother. 7, 109–116.

Borzyskowski, M., H. M. Saxton, R. K. Tu und K. A. Scanlan (1992): Psychogenic urinary retention in a child. Amer. J. Roentgenol. 159, 677–678.

Bosinski, H. A. G., M. Sohn, D. Löffler, R. Wille und G. Jakse (1994): Aktuelle Aspekte der Begutachtung und Operation Transsexueller. Dt. Ärztebl. 91, 726–732.

Bosinski, H. A. G. (1996): Nosologie der Geschlechtsidentitätsstörungen – Historischer Hintergrund und aktuelle Klassifikationssysteme. Sexuologie 2, 92–105.

Bosinski, H. A. G. (1996 a): Sexualmedizinische Untersuchungen zu Ursachen und Verlauf transsexueller Geschlechtsidentitätsstörungen. Habilitationsschrift, Medizinische Fakultät der Christian-Albrecht-Universität Kiel.

Brähler, E. und W. Weidner (1986): Testpsychologische Untersuchungen zum Beschwerdebild von Patienten mit chronischer Prostatitis oder Prostatodynie. Urologe A 25, 97–100.

Brähler, E. und W. Weidner (1989): Psychosomatische Aspekte der chronischen Prostatitis. Psychomed. 1, 244–247.

Brähler, E., J. Würz, M. Ludwig und W. Weidner (1999): Der Gießener Prostatitis-Symptom-Score. Urologe A (im Druck).

Brähler, E., H. Felder und B. Strauß (1998): Psychologie der Sterilität: Forschungsergebnisse und praktische Umsetzung. In: D. Richter, W. Schuth und K. Müller (Hg.), Psychosomatische Gynäkologie und Geburtshilfe. Beiträge der Jahrestagung 1997, S. 19–34. Gießen: Psychosozial.

Bräuninger, W., U. Rauher, N. Hoede und K. Bork (1986): Paraffingranulom des Penis. Der Hautarzt 37, 618–621.

Bräutigam, W. und U. Clement (1989): Sexualmedizin im Grundriß. Stuttgart: Thieme (3. erweiterte Aufl.).

Briel, R. C. und K. Gassner (1980): Erste Erfahrungen mit Flavoxat bei blasenbedingten Inkontinenzformen in der Gynäkologie. Geburtsh. u. Frauenheilk. 40, 242–245.

Brodehl, J. (1985): Nephrologie – Urologie. Berlin, Heidelberg, New York: Springer.

Brundig, P., W. Berg und H.-J. Schneider (1979): Untersuchungen zum Bildungsrisiko von Kalziumoxalatharnsteinen unter besonderer Berücksichtigung von Stressmomenten. Urol. int. 34, 105–113.

Brundig, P., W. Berg und H.-J. Schneider (1981): Streß und Harnsteinbildungsrisiko. Urol. int. 36, 199–207 u. 265–273.

Brunner, A. und C. Girshausen (1989): Die Erfassung von Beschwerdekomplexen bei Patienten mit chronischer Prostatits und Prostatodynie. Inaugural-Dissert. der Justus-Liebig-Universität Gießen.

Buchner, G. (1935): Über psychisch bedingte Eiweißausscheidung. Münch. med. Wschr., 50, 1988.

Buckley, R. M., M. McGuckin, R. R. MacGregor (1978): Urine bacterial counts after sexual intercourse. N. Engl. J. Med. 298, 321–324.

Buddeberg, C. (1983): Sexualberatung. Stuttgart: Enke.

Buddeberg, C. (1985): Fokussierte psychotherapeutische Intervention bei postoperativer Harnverhaltung. In: O. Jürgensen und D. Richter (Hg.), Psychosomatische Probleme in der Gynäkologie und Geburtshilfe 1984, S. 94–98. Berlin, Heidelberg, New York, Tokio: Springer.

Buddeberg, C., B. Bass und R. Gnirss-Bormet (1994): Die lustlose Frau, der impotente Mann. Familiendynamik 19, 266–280.

Burzig, G. (1982): Der Psychoanalytiker und der transsexuelle Patient. Psyche 36, 848–856.

Buvat-Herbaut, M. et al. (1984): Résultats du traitement non chirurgical d'impuissances érectiles associées à des anomalies sévères des artères sexuelles. Contracept. Fertil. Sexual. 12, 501–506 (zitiert nach Sigusch, 1996).

Campbell's Urology (1978): Harrison, J. H., R. F. Gittes, A. D. Perlmutter, T. A. Stamey und P. C. Walsh (eds.). Philadelphia: Saunders Comp.

Cannon, W. B. (1920): Bodily changes in pain, hunger, fear and rage. New York: Appleton.

Cardozo, L. D., P. D. Abrams, S. L. Stanton und R. C. L. Feneley (1978): Idiopathic bladder instability treated by biofeedback. Br. J. Urol. 50, 521–523.

Casper, L. (1910): Lehrbuch der Urologie. Berlin: Urban & Schwarzenberg.

Chapdelaine, A. und A. Lanthier (1963): Compulsive polydipsia with defective renal concentraiting capacity. Canad. Med. Association 88, 1184–1192.

Chapman, A. H. (1959): Psychogenic urinary retention in women: Report of a case. Psychosom. Med. 21, 119–122 (zitiert nach Huppertz, 1983).

Chertok, L., O. Bourguignon, F. Guillon und P. Aboulker (1977): Urethral syndrome in the female («irritable bladder»). Psychosom. Med. 39, 1–10.

Christiansen, K., M. Seeler und H. G. Bohnet (1997): Geschlechtsrollenidentifikation bei Paaren mit unerfülltem Kinderwunsch. In: E. Bauer, M. Braun, U. Hauffe und M. Kastendieck (Hg.), Psychosomatische Gynäkologie und Geburtshilfe. Beiträge der Jahrestagung 1996, S. 247–253. Gießen: Psychosozial.

Christmann, F. und W. Weig (1988): Einführung. In: F. Christman (Hg.), Hetero-Sexualität, S. 1–10. Berlin, Heidelberg: Springer.

Christoffel, H. (1935): Harntriebäußerungen, insbesondere Enuresis, Urophilie und Uropolemie. Intern. Z. Psychoanal. 21, 374–388.

Christoffel, H. (1944): Trieb und Kultur. Basel: Schwabe & Co.

Christoffel, H. (1955/56): Physiognomische Gesichtspunkte für die Psychosomatik des menschlichen Harnapparats (Urophysiognomik). Z. Psychosom. Med. 2, 273–280.

Cotterill, J. A. (1983): A psychodermatologic miscellany. Seminars in dermatology Vol. 2, 223–226.

Csef, H. (1997): Somatoforme Störungen in der Urologie. Urologe A 36, 87–99.

Dannecker, M. (1987): Das Drama der Sexualität. Frankfurt/Main: Athenäum.

Daudert, M., P. Diederichs, J. Pachaly und P. Carsten (1982): The frequency of psychosomatic disorders in a gynecological university clinic. In: H. J. Prill und M. Stauber (eds.), Advances in psychosomatic obstetrics and gynecology, S. 75–76. Berlin, Heidelberg, New York: Springer.

Davison, J. M., M. S. Sprott und J. B. Selkon (1984): The effect of covert bacteriuria in schoolgirls on renal function at 18 years and during pregnancy. Lancet 8404, 651–655.

Degenhardt, W. und J. Sökeland (1983): Die Senkniere – operative Behandlung selten notwendig. Dt. Ärztebl. 80, 31–38.

Deindl, F. M., B. Schüßler, D. B. Vodusek und U. Hesse (1995): Neurophysiologic effect of vaginal cone application in continent and urinary stress incontinent women. International Urogynecology J. and Pelvic Floor Dysfunction 6, 204–208.

Demyttenaere, K., C. Vrancken, P. Nijs, A. Devreeze, R. Vereecken und F. de Wolf (1991): Body image and sexuality in urinary incontinence. In: D. Richter, J. Bitzer und P. Nijs (eds.), Advanced Psychosomatic Research in obstetrics and gynecology, 103–109. Berlin, Heidelberg, New York: Springer.

Derouet, H. (1990): Erektionshilfesystem (EHS) – nicht-operative Alternative zur Penisprothese? Akt. urol. 21, 194–197.

Désirat, K. (1985): Die transsexuelle Frau. Beiträge zur Sexualforschung, Band 60. Stuttgart: Enke.

Deter, H. C. (1997): Angewandte Psychosomatik. Stuttgart, New York: Thieme.

Diederichs, P. und R. Kinsky-Krüger (1983): Urologische Psychosomatik. In: H. H. Studt (Hg.), Psychosomatik in Forschung und Praxis, S. 359–376. München, Wien, Baltimore: Urban & Schwarzenberg.

Diederichs, P. (1983): Zur Psychosomatik der Miktionsstörungen. Habilitationsschrift, Freie Universität Berlin.

Diederichs, P. (1984): Psychosomatische und psychiatrische Aspekte in der Urologie und Nephrologie. Urologe B 24, 121–126.

Diederichs, P. (1985): Psychosomatische Miktionsstörungen bei der Frau. In: O. Jürgensen und D. Richter (Hg.), Psychosomatische Probleme in der Gynäkologie und Geburtshilfe 1984, S. 74–83. Berlin, Heidelberg, New York: Springer.

Diederichs, P. (1986): Körpererleben von Männern mit Prostatopathie. In: E. Brähler (Hg.), Körpererleben, S. 125–136. Berlin, Heidelberg: Springer.

Diederichs, P. (1986 a): Psychosomatische Störungen in der Urologie. Urologe A 25, 76–81.

Diederichs, P. (1986 b): Sexualität und Miktionsstörung. Gynäkologe 19, 37–41.

Diederichs, P. (1987): Zur Relevanz narzißmustheoretischer Aspekte in der psychosomatischen Medizin. In: G. Rudolf, U. Rüger und H. H. Studt (Hg.), Psychoanalyse der Gegenwart, S. 223–234. Göttingen: Verlag Med. Psychol. im Verlag Vandenhoeck & Ruprecht.

Diederichs, P. (1988): Psychosomatische Störungen des männlichen Urogenitaltrakts. In: E. Brähler und A. Meyer (Hg.), Partnerschaft, Sexualität und Fruchtbarkeit, S. 207–216. Berlin, Heidelberg, New York: Springer.

Diederichs, P. (1991): On the wish to become an «admired» child: Psychoanalytical aspects of man-to-woman transsexuality. In: D. Richter, J. Bitzer und P. Nijs (eds.), Advanced psychosomatic research in obstetrics and gynecology, S. 117–125. Berlin, Heidelberg, New York: Springer.

Diederichs, P. (1991 a): Recurrent cystitis – new psychosomatic aspects. In: P. Nijs, B. Leysen und D. Richter (eds.), Advanced research in psychosomatic obstetrics and gynecology, S. 108–116. Leuven: Uitgeverij Peeters.

Diederichs, P. (1993): Der eigene Körper als «Fremder». Psychoanalytische Aspekte der Transsexualität. In: U. Streeck (Hg.), Das Fremde in der Psychoanalyse, S. 324–336. München: Pfeiffer.

Diederichs, P. (1994): Zur Psychosomatik der Miktion. In: H. Kentenich, M. Rauchfuß und P. Diederichs (Hg.), Psychosomatische Gynäkologie und Geburtshilfe 1993/94, S. 49–58. Berlin, Heidelberg, New York: Springer.

Diederichs, P. (1996): Gesunder und pathologischer Narzißmus. In: H. Kentenich, M. Rauchfuß und J. Bitzer (Hg.), Mythos Geburt und weitere Beiträge der Jahrestagung Psychosomatische Gynäkologie und Geburtshilfe 1995, S. 59–68. Gießen: Psychosozial.

Diederichs, P. (1997): Psychoanalytische Aspekte der erektilen Dysfunktion. In: H. H. Knispel und R. Schmedemann, Blickpunkt Medizin, (Hg.), Erektile Dysfunktion, S. 36–48. Bad Wörishofen: Verlagsbüro Hoffmann.

Diederichs, P. (1999): Transsexualität: Über einen Fall von Rückumwandlung. Sexuologie 6, 99–105.

Diederichs, P. (1999 a): Gynäkologische Störungen. In: H. H. Studt und E. R. Petzold (Hg.), Psychotherapeutische Medizin. Psychoanalyse – Psychosomatik – Psychotherapie. Ein Leitfaden für Klinik und Praxis, S. 220–237. Berlin, New York: De Gruyter.

Diederichs, P. (1999 b): Urogenitalstörungen. In: In: H. H. Studt und E. R. Petzold (Hg.), Psychotherapeutische Medizin. Psychoanalyse – Psychosomatik – Psychotherapie. Ein Leitfaden für Klinik und Praxis, S. 203–211. Berlin, New York: De Gruyter.

Diederichs, P. (1999 c): Theoretische Grundlagen. In: M. Stauber, H. Kentenich und D. Richter (Hg.), Psychosomatik in Geburtshilfe und Gynäkologie. S. 1–22. Berlin, Heidelberg, New York: Springer.

Diederichs, P. und E. A. Günthert (1986): Psychosomatische Aspekte in der Urologie. In: T. von Uexküll (Hg.), Lehrbuch der psychosomatischen Medizin (3. Aufl.), S. 1038–1044. München, Wien, Baltimore: Urban & Schwarzenberg.

Dimitrov, C. T. (1973): Psychische Faktoren bei Herpes Simplex Recidivans Genitalis. Z. Psychsom. Med. 19, 279–287.

Dobreff, M. (1926): Experimenteller Beitrag über den Einfluß von Affekten und Muskelarbeit auf die Urinausscheidung. Arch. Ges. Physiol. (Pflüger).. 213, 511–534.

Dornes, M. (1993): Der kompetente Säugling. Frankfurt/M.: Fischer Taschenbuch.

Dührssen, A. (1975): Psychogene Erkrankungen bei Kindern und Jugendlichen. Göttingen: Verlag Med. Psychol. im Verlag Vandenhoeck & Ruprecht.

Dunbar, F. (1954): Emotions and Bodily Changes (4th ed.). New York: Columbia University Press.

Dunlop, J. L. (1979): Psychiatric aspects of urology. Brit. J. Psychiat. 134, 436–438.

Dziobek, A. (1986): Blasenentzündung als Symtom von verdrängten soziopsychischen Konflikten. Unveröff. Diplomarbeit am Psychologischen Institut der Universität Hamburg.

Eagle, M. N. (1988): Neuere Entwicklungen in der Psychoanalyse. München, Wien: Verlag Internationale Psychoanalyse.

Ebert, D. und C. Schmidt (1991): Polidypsie und Hyponatriämie bei psychiatrischen Patienten – Kasuistik und offene Fragen. Nervenheilkunde 10, 23–25.

Eckhardt, A. (1996): Artifizielle Störungen. Dt. Ärztebl. 93, 1622–1626.

Eckhardt, A. und S. O. Hoffmann (1993): Depersonalisation und Selbstbeschädigung. Z. Psychosom. Med. 39, 284–306.

Edgcumbe, R. und M. Burgner (1975): The phallic narcissistic phase: A differentiation between preoedipal and oedipal aspects of phallic development. Psychoanal. Study Child 30, 161–180 (zitiert nach Tyson, 1991).

Egle, U. T. (1994): Das chronische Schmerzsyndrom. Psychotherapeut 39, 177–194.

Ehn, B. E. und J. Liljestrand (1995): A long term follow-up of 108 vasectomized men. Scand. J. Urol. Nephrol. 29, 477–481.

Eicher, W. (1984): Transsexualismus. Stuttgart, New York: Fischer.

Emmet, J. L., S. P. R. Hutchins und J. R. McDonald (1950): The treatment of urinary retention in women by transurethral resection. J. Urol. 63, 1031–1042.

Engelmann, U., F. Deindl, L. Hertle, D. Wilbert und T. Senge (1989): Die Refertilisationssituation in der Bundesrepublik Deutschland – Ergebnisse einer Umfrage. Urologe B 29, 29–33.

Erikson, E. H. (1968): Jugend und Krise. Stuttgart: Klett-Cotta (1980).

Essers, M. und P. Diederichs (1996): Katamnestische Untersuchung operierter und nichtoperierter Transsexueller. In: H. Kentenich, M. Rauchfuß und J. Bitzer (Hg.), Mythos Geburt und weitere Beiträge der Jahrestagung Psychosomatische Gynäkologie und Geburtshilfe 1995, S. 163–174. Gießen: Psychosozial.

Faber, P. (1985): Harninkontinenz. In: O. Käser, V. Friedberg, K. G. Ober, K. Thomson und J. Zander (Hg.), Gynäkologie und Geburtshilfe, Band III, Spezielle Gynäkologie. Stuttgart, New York: Thieme.

Fantl, J. A., J. F. Wyman, D. K. McClish, S. W. Harkins, R. K. Elswick, J. R. Taylor und E. C. Hadley (1991): Efficacy of bladder training in older women with urinary incontinence. JAMA 265, 609–613.

Fast, I. (1991): Von der Einheit zur Differenz, Psychoanalyse der Geschlechtsidentitä. Berlin, Heidelberg, New York: Springer.

Fedel, M. (1997): Vakuumerektionshilfen. In: H. H. Knispel und R. Schmedemann Blickpunkt Medizin (Hg.), Erektile Dysfunktion, S. 79–89. Bad Wörishofen: Verlagsbüro Hoffmann.

Fenichel, O. (1974): Psychoanalytische Neurosenlehre, Band 1, Konstanz: Walter.

Ferenczi, S. (1925): Zur Psychoanalyse von Sexualgewohnheiten. In: Schriften zur Psychoanalyse II. S. 147–181. Frankfurt/M: S. Fischer 1972.

Festge, O. A. (1980): Neue Aspekte der Harnblasenphysiologie. Urol. intern. 35, 28–35.

Fox, M. und N. R. Saunders (1978): Significance of loin pain in women. Lancet I, 115 (zitiert nach DMW Praxis-Forum, 1978, 103, 1767.

Frankl-Hochwart von, L. und O. Zuckerkandl (1906): Die nervösen Erkrankungen der Blase. Wien: Hölder.

Freud, S. (1896): Die Abwehr-Neuropsychosen. GW Bd. I, S. 59–74. Frankfurt/M.: S. Fischer (1972, 4. Aufl.).

Freud, S. (1900): Die Traumdeutung. GW Bd. II/III. Frankfurt/M.: S. Fischer (1972).

Freud, S. (1905): Drei Abhandlungen zur Sexualtheorie. GW Bd. V. S. 27–145. Frankfurt/M.: S. Fischer (1972).

Freud, S. (1930): Das Unbehagen in der Kultur. GW Bd. XIV, S. 421–506. Frankfurt/M.: S. Fischer (1972).

Freud, S. (1932): Zur Gewinnung des Feuers. GW Bd. XVI, S. 3–9. Frankfurt/M.: S. Fischer (1972).

Freud, A. (1936): Das Ich und die Abwehrmechanismen. Wien: Internationaler Psychoanalytischer Verlag.

Frewen, W. K. (1972): Urgency Incontinence. J. Obstet. Gynecol. 79, 77–79.

Frewen, W. K. (1978): An objective assessment of the unstable bladder of psychosomatic origin. Br. J. Urol. 50, 246–249.

Freyberger, H. (1981): Die Psychosomatik bei Erkrankungen der Nieren und der ableitenden Harnwege. In: A. Jores (Hg.), Praktische Psychosomatik, 2. Aufl., S. 176–186. Bern: Huber.

Friedmann, R. M. und L. Lerner (1991, eds.): Zur Psychoanalyse des Mannes. Berlin, Heidelberg: Springer.

Fröhlich, G. (1999): Urologische Erkrankungen und Sexualität. Vortrag auf der 6. Jahrestagung der Akademie für Sexualmedizin vom 13.–15. Mai 1999 in Kiel.

Fürstenau, P. (1979): Zur Theorie psychoanalytischer Praxis. Stuttgart: Klett-Cotta.

Gatto, M. und U. Engelmann (1990): Die akute Epididymitis: Eine Untersuchung über 366 Fälle. Akt. Urol. 21, 185–188.

Gaudens, R. (1979): Der Inkontinenz-Fragebogen mit dem neuen Urge-Score und Streß-Score. Geburtsh. u. Frauenheilk. 39, 784–792.

Giovannuci, E., T. D. Tosteson, F. E. Speizer, A. Ascherio, M. P. Vessey und G. A. Colditz (1993): A retrospective cohort study of vasectomy and prostate cancer in US men. JAMA 269, 878–882.

Goebel, P., T. Blattner und K. Ortmann (1985): Probleme in der Beratung von vasektomiewilligen Männern. DBÄ 7, 368–370.

Goebel, P., K. Ortmann und T. Blattner (1987): Vasektomie und Beziehungssituation – eine empirische Untersuchung von 156 Männern (Paare). Z. Psychosom. Med. 33, 119–138.

Goldschmidt, S., U. Unger, K. Seikowski und E. Brähler (1997): Psychologische Aspekte von Fertilitätsstörungen. Ein Überblick zum Forschungsthema. Z. Med. Psychol. 6, 117–130.

Goldstein, I., T. F. Lue, H. Padma-Nathan, R. C. Rosen, W. D. Steers und P. A. Wicker (1998): Oral sildenafil in the treatment of erectile dysfunction. N Engl. J. Med, 338, 1397–1404.

Gontard, A. v. und G. Lehmkuhl (1996): Pharmakotherapie der Enuresis. Z. Kinder- u. Jugendpsychiat. 24, 18–33.

Gontard, A. v. und G. Lehmkuhl (1997): «Enuresis diurna» ist keine Diagnose – neue Ergebnisse zur Klassifikation, Pathogenese und Therapie der funktionellen Harninkontinenz im Kindesalter. Prax. Kinderpsychol. Kinderpsychiat. 46, 92–112.

Green, T. H. (1975): Urinary stress incontinence: Differential diagnosis, pathophysiology and management. Am. J. Obstet. Gynecol. 122, 368–400.

Groddeck, G. (1928): Über die psychische Behandlung der Nierensteinbildung. Allg. Z. Psychother. 1, 136–141.

Grosch, M. (1958): Über Hypchondrie. Z. Psychosom. Med. 4, 195–205.

Grossmann, W. (1928): Über suggestive Beeinflussung der Harnsekretion. Münch. med. Wschr. 75, 1333–1334.

Grossmann, W. und W. Stewart (1976): Penis envy: From childhood wish to the developmentel metaphor. J. Am. Psychoanal. Assoc. 24, 193–212.

Gschwind, H. (1996): Das sexuelle Symptom in der Sprechstunde. In: V. Sigusch (Hg.), Sexuelle Störungen und ihre Behandlung, S. 92–105. Stuttgart: Thieme.

Günthert, E. A. (1976): K-Urin und Vaginalabstrich – Erfahrungen aus der Praxis. In: Verhandlungsbericht der Deutschen Gesellschaft für Urologie 1975, 317–318. Berlin, Heidelberg, New York: Springer.

Günthert, E. A. (1980): Psychosomatische Probleme in der urologischen Sprechstunde. Urologe A 19, 232–235.

Günthert, E. A. (1983): Prostatitis aus psychosomatischer Sicht. In: H. Brunner, W. Krause, C. F. Rothauge und W. Weidner (Hg.), Chronische Prostatitis, S. 255–263. Stuttgart, New York: Schattauer.

Günthert, E. A. und P. Diederichs (1990): Psychosomatische Aspekte in der Urologie. In: T. v. Uexhüll (Hg.), Psychosomatische Medizin, 4. Aufl. S. 1052–1061. München, Wien: Urban & Schwarzenberg.

Günthert, E. A. (1997): Psychosomatische Urologie. In: W. Merkle (Hg.), Urologie. S. 393–407. Stuttgart: Hippokrates.

Gurewitsch, W. (1932): Beitrag zum Problem der Organneurose: Hysterische Harnverhaltung und Stuhlinkontinenz. Dt. Z. Nervenheilk. 24, 247–257.

Hafner, R. J., S. L. Stanton und J. Guy (1977): A psychiatric study of women with urgency and urgency incontinence. Br. J. Urol. 49, 211–214.

Hallwachs, O. (1985): Prostataneurose. Medical Tribune 8 vom 22. Februar 1985.

Hartmann, U. (1998): Männer als Patienten in der Sexualtherapie. Sexuologie 5, 1–10.

Hass, E. (1935): Über psychisch bedingte Eiweißausscheidung. Münch. med. Wschr. 41, 1644.

Haug-Schnabel, G. (1994): Enuresis. Diagnose, Beratung und Behandlung bei kindlichem Einnässen. München, Basel: Reinhardt.

Heigl, F. (1987): Indikation und Prognose in Psychoanalyse und Psychotherapie. Göttingen: Verlag Med. Psychol. im Verlag Vandenhoeck & Ruprecht (3. Aufl.).

Heilig, R. und H. Hoff (1925): Über hypnotische Beeinflussung der Nierenfunktionen. Dt. Med. Wschr. 51, 1615–1616.

Hellhammer, D. H., W. Hubert, C. W. Freischem und E. Nieschlag (1985): Male infertility: Relationships among gonadotropins, sex steroids, seminal parameters and personality attitudes. Psychosom. Med. 47, 58–66.

Henseler, H. (1973): Zur Entwicklung und Regulation des Selbstwertgefühls. In: D. Ohlmeier (Hg.), Psychoanalytische Entwicklungspsychologie, S. 51–68. Freiburg: Rombach.

Hertoft, P. (1989): Klinische Sexologie. Köln: Deutscher Ärzteverlag.

Hinkle, L. E., C. J. Edwards und S. Wolf (1951): The occurrence of diuresis in humans in stressful situations and its possible relation to the diuresis of early starvation. J. clinic. investigation, 30, 809–817.

Hinman, F. und F. W. Baumann (1973): Vesical and ureteral damage from voiding dysfunction in boys without neurologic or obstructive disease. J. Urol. Vol. 109, 727–732.

Hinman, F. (1974): Urinary tract damage in children who wet. Pediatrics Vol. 54, 142–150.

Hinman, F., Jr. (1986): Nonneurogenic neurogenic bladder (the Hinman-Syndrome) – 15 years later. J. Urol. Vol. 136, 769–777.

Hirschauer, S. (1992): Ein Rückzug als Vormarsch. Zu Volkmar Siguschs Thesen zur Depathologisierung der Transsexualität. Z. Sexualforsch. 5, 246–254.

Hitschmann, E. (1920): Urethralerotik und Zwangsneurose. Intern. Z. Psychoanal. 6, 263–264.

Hodgkinson, C. P., M. A. Ayers und B. H. Drukker (1963): Dyssynergic detrusor dysfunction in the apparently normal female. Am. J. Obstet. Gynecol. 87, 717–728.

Hoevels, F. E. (1991): Eine chinesische Harnreizphantasie. System Ubw Z. klass. Psychoanal. 9, 5–17.

Hoffmann, S. O. (1979): Charakter und Neurose. Frankfurt/M.: Suhrkamp.

Hoffmann, S. O. (1986): Die psychoanalytische Abwehrlehre – aktuell, antiquiert oder obsolet? Forum Psychoanal 3, 22–39.

Hoffmann, S. O. (1996): Der Konversionsmechanismus. Vorschlag zur operationalisierten Definition eines für die psychsomatische Medizin grundlegenden Konzepts. Psychotherapeut 41, 88–94.

Hofstetter, A., E. Schmiedt, E. R. Weissenbacher und S. Frank (1976): Urethritissyndrom und atypische Keimflora des äußeren weiblichen Genitales. Med. Klin. 71, 1903–1906.

Hohenfellner, R. und E. J. Zingg (1982): Urologie in Klinik und Praxis. Band I und II. Stuttgart: Thieme.

Honoré, L. H. (1980): The increased incidence of renal stones in women with spontaneous abortion: A retrospective study. Am. J. Obstet. Gynecol. 137, 145–146.

Horney, K. (1923): Zur Genese des weiblichen Kastrationskomplexes. In: Die Psychologie der Frau, S. 11–33. Frankfurt/M.: Fischer 1984.

Hoyndorf, S. (1991): Verhaltensorientierte Therapie sexueller Störungen. Prax. Psychother. Psychosom. 36, 160–165.

Huland, H., R. Busch und H. Klosterhalfen (1984): Über die Ätiologie von Harnwegsinfekten. Dt. med. Wschr. 109, 1370–1374.

Huppertz, B. J. (1983): Psychosomatische Störungen von Harnblase und Miktion unter besonderer Berücksichtigung dieser Störungen bei der Frau – Eine Auswertung der Literatur. Dissert. der Medizinischen Fakultät der Universität Düsseldorf.

Huppertz, B. J. (1986): Zur Psychosomatik der Reizblase. Eine Übersicht. Urologe A 25, 84–89.

Illek, S. (1984): ... Auf die Blase geschlagen! Empirische Untersuchung zum Zusammenhang zwischen Beziehungserleben und rezidivierenden Harnwegsinfekten bei Frauen. Unveröff. Diplomarbeit am Psychologischen Institut der Freien Universität Berlin.

Jakse, G., P. Appinger, H. Leyh, J. E. Altwein und R. Hartung (1990): Sexualstörungen bei Blasenkarzinom-Patientinnen nach Zystektomie. Akt. Urol. 21, 64–68.

Janssen, D. (1964): Zur Psychosomatik eines urologischen Syndroms. Z. Psychosom. Med. 10, 77–83.

Janssen, P. L. und L. Weißbach (1978): Zur Psychosomatik behandelter Hodentumor-Patienten. Z. Psychosom. Med. 24, 70–86.

Janssen, P. L., R. Kukahn, K. H. Spieler und L. Weißbach (1983): Psychosomatische Untersuchungen zur chronischen Prostatitis. Z. Psychosom. Med. 29, 253–269.

Jeffcoate, T. N. A. und W. J. A. Francis (1966): Urgency incontinence in the female. Am. J. Obstet. Gynecol. 94, 604–618.

Jochmus, I. und G. M. Schmitt (1986): Psychosomatik in der Pädiatrie. In: T. v. Uexkül (Hg.), Psychsomatische Medizin, 3. Aufl., 975–1015. München, Wien, Baltimore: Urban & Schwarzenberg.

Jones, E. (1915): Urethralerotik und Ehrgeiz. Intern. Z. Psychoanal. 3, 156–157.

Jordan, C. G. (1933): Postoperative urinary retention. Ann. Surg. 98, 125 (zitiert nach Treiger et al., 1950).

Junk-Overbeck, M., W. Pott und U. Pauli (1988): Empirische Untersuchungen zur Psychosomatik der chronischen Prostatitis. In: E. Brähler und A. Meyer (Hg.), Partnerschaft, Sexualität und Fruchtbarkeit, S. 217–231. Berlin, Heidelberg, New York: Springer.

Junker, H. (1969): Psychopathologische Untersuchungen über Patienten mit chronisch abakterieller Prostatitis einschließlich Kongestionsprostatitis. Med. Dissert. der Universität Gießen.

Junker, H. (1970): Sind Patienten mit chronischer abakterieller Prostatitis Sexualneurastheniker? – Ein psychodiagnostischer Beitrag. Z. Psychosom. Med. 16, 264–278.

Kaplan De Nour, A. (1969): Some notes on the psychological significance of urination. J. nerv. ment. dis. 148, 615–623.

Kaplan, H. S. (1979): Sexualtherapie. Stuttgart: Enke

Kaplan, H. S. (1981): Hemmungen der Lust. Stuttgart: Enke.

Kappauf, H. und W. M. Gallmeier (1996): Wenn der Patient über seine Krebserkrankung aufgeklärt wird. Die Ärztezeitung, Forschung und Praxis, Jahrgang 15, Nr. 216, 3–4.

Karsten, P. (1988): Psychosomatische Aspekte beim rezidivierenden Harnwegsinfekt des Mädchens. Inaug. Dissert. Freie Universität Berlin.

Karsten, P., P. Diederichs und T. Lennert (1990): Psychosomatische Aspekte rezidivierender Harnwegsinfekte bei Mädchen. Vortrag auf dem kindernephrolog. Symposium des Universitätsklinikums (KAV) der Freien Universität Berlin am 9.3.1990.

Kass, E. (1981): New diagnostic and therapeutic aspects in urinary tract infection. Vortrag gehalten an der medizinischen Klinik des Universitätsklinikums Steglitz (Benjamin Franklin).

Keller, W., W. Köpp, B. Wunder und A. Kelâmi (1991): Sollte eine Penisdeviation immer operiert werden? Sexualmedizin 20, 132–139.

Keltikangas-Järvinen, L., H. Järvinen und T. Lehtonen (1981): Psychic disturbances in patients with chronic prostatitis. Ann. Clin. Res. 13, 45–49.

Kemeter, P. (1992): Psychosomatik der modernen Fortpflanzungsmedizin – Daten einer Katamnesestudie als Grundlage für die Beratung von Sterilitätspatienten. In: M. Ringler, U. Fennesz und M. Springer (Hg.), Frauenkrankheiten, S. 240–257. Wien: WUV-Universitätsverlag.

Kemper, W. W. (1949): Enuresis (Beiheft 1 der Psyche). Heidelberg: Lambert Schneider.

Kemper, W. W. (1974): Die funktionellen Sexualstörungen. München: Kindler.

Kernberg, O. F. (1996, Hg.): Narzißtische Persönlichkeitsstörungen. Stuttgart, New York, Schattauer.

Kernberg, O. F. (1998): Liebesbeziehungen. Normalität und Pathologie. Stuttgart: Klett-Cotta.

Kestenberg, J. S. (1968): Außen und Innen, Männlich und Weiblich. Teil I. In: Jahrbuch der Psychoanalyse 1993, S. 151–188. Stuttgart: frommann holzboog.

Kestenberg, J. S. (1988): Der komplexe Charakter weiblicher Identität: Psyche 42, 349–364.

Keuler, F.-U. und J. E. Altwein (1991): Ist vor einer transurethralen oder offenen Prostataadenomektomie über erektile Impotenz aufzuklären? Urologe B 31, 104–107.

Kilmartin, A. (1982): Blasenentzündung. Zystitis-Urethritis. Anleitung zur Selbsthilfe. München: Ehrenwirth.

Kinsey, A. C., W. B. Pomeroy und C. E. Martin (1964): Das sexuelle Verhalten des Mannes (Kinsey Report). Frankfurt/M.: S. Fischer (1948).

Klein, M. (1932): Die Psychoanalyse des Kindes. Wien: Internationaler Psychoanalytischer Verlag.

Kleinsorge, H. (1961): Urologie und Psychotherapie. In: V. E. Frankl, V. E. v. Gebsattel und J. H. Schultz (Hg.), Handbuch der Neurosenlehre und Psychotherapie, Band V, S. 279–291. München, Berlin: Urban & Schwarzenberg.

Kleinsorge, H. und H.-G. Henkel (1948): Über abnorm große beiderseitige Nierensteine. Z. ges. Inn. Med. 3, 522–525.

Klessmann, E. (1987): Psychogene Polyurie – Ein anachronistisches Konversionssyndrom? Psychother. med. Psychol. 37, 205–210.

Klosterhalfen, W. und S. Klosterhalfen (1995): Psychoimmunologie. In: T. von Ükskül (Hg.), Psychosomatische Medizin, 5. Aufl., S. 145–160. München, Wien, Baltimore: Urban & Schwarzenberg.

Klußmann, R. und A. Wallmüller-Strycker (1981): Beitrag zur psychogenen Polydipsie – Suizid als Lösung in einer narzißtischen Krise. Z. Psychosom. Med. 27, 161–167.

Klußmann, R., G. Arnold und S. Schewe (1989): Leben nach einer Urostomie-Operation. Urologe A 28, 209–212.

Knispel, H. H. (1997): Psychosomatische Störungen in der Urologie. In: H. C. Deter (Hg.), Angewandte Psychosomatik, S. 360–376. Stuttgart, New York: Thieme.

Kockott, G. (1988): Männliche Sexualität. Stuttgart: Hippokrates.

Kohut, H. (1979): Die Heilung des Selbst. Frankfurt/M.: Suhrkamp.

Kolle, P. (1970): Leitsymptom: Miktionsstörungen. Münch. med. Wschr. 112, 173–184.

Koziol, J. A. (1994): Epidemiology of interstitial cystitis. Urol. Clin. North America 21, 7–20.

Kressel, K. et al. (1989): Wehrmed. Monatsschrift 33, 309 (zitiert nach Ärztezeitung Nr. 160 vom 28. August 1989.

Krizek, V. (1958): Diskussionsbemerkung. In: G. Gasser und W. Vahlensieck (Hg.), Pathogenese und Klinik der Harnsteine VII. S. 169. Darmstadt: Zuckschwerdt.

Kühler, T. (1989): Zur Psychologie des männlichen Kinderwunsches. Weinheim: Deutscher Studienverlag.

Kunin, C. M. (1978): Sexual intercourse and urinary infections. N. Engl. J. Med. 298, 336–337.

Lange, R. und K. Höfling (1994): Prävalenz psychogener Harninkontinenz bei der Frau. In: H. Kentenich, M. Rauchfuß und P. Diederichs (Hg.), Psychosomatische Gynäkologie und Geburtshilfe 1993/94, S. 230–235. Berlin, Heidelberg, New York: Springer.

Langer, D. (1985): Der Transsexuelle: Eine Herausforderung für Kooperation zwischen psychologischer und chirurgischer Medizin. Fortschr. Neurol. Psychiat. 53, 67–84.

Langer, D. und U. Hartmann (1992): Psychosomatik der Impotenz. Stuttgart: Enke.

Langer, D. (1995): Psychiatrische Gedanken zur Verselbständigung des Prozesses der Geschlechtsumwandlung und zur Rolle der Begutachtung. Sexuologie 3, 263–275.

Lapides, J. (1976), (Ed.): Fundamental of urology. Philadelphia: Saunders Comp.

Larson, J. W., W. M. Swenson, D. C. Utz und R. M. Steinhilber (1963): Psychogenic urinary retention in women. JAMA 184, 697–700.

Leiken, S. J. und H. Caplan (1967): Psychogenic polydipsia. Am. J. Psychiat. 123, 1573–1576.

Lerchl, A. und E. Nieschlag (1996): Gibt es eine Spermienkrise? Dt. Ärztebl. 93, 2465–2468.

Lerman, P. H. (1973): Psychourology for recurrent cystourethritis. Urol. 1, 381.

Lerner, H. E. (1980): Elterliche Fehlbenennung der weiblichen Genitalien als Faktor der Erzeugung von Penisneid und Lernhemmungen. Psyche 34, 1092–1108.

Levenson, J. L. und Glocheski, S. (1991): Psychological factors affecting end-stage renal disease. A review. Psychosomatics 32, 382–389.

Levy, N. B. (1981): Psychonephrology 1. Psychological factors in hemodialysis and transplantation. New York: Plenum.

Lichtenberg, J. D. (1991): Psychoanalyse und Säuglingsforschung. Berlin-Heidelberg: Springer.

Linshaw, M. A., T. Hipp und A. Gruskin (1974): Infantile psychogenic water drinking. J. Pediat. 85, 520–522.

Loew, T., N. Hartkamp und E. Leibing (1998): Somatoforme autonome Funktionsstörungen – Diagnostik und Therapie – Eine Übersicht der empirischen Literatur. Z. Psychosom. 44, 110–126.

Loewit, K. und K. M. Beier (1998): Standortbestimmung der Sexualmedizin. Sexuologie 5, 49–64.

Lothstein, L. M. und S. B. Levine (1981): Expressive Psychotherapy with gender dysphoric patients. Arch. Gen. Psychiat. 38, 924–929.

Lunenfeldt, B. (1998): Der alternde Mann – Bestandsaufnahme und Ausblick. Sexuologie 5, 162–171.

Mahler, M. S., F. Pine und A. Bergman (1978): Die psychische Geburt des Menschen. Frankfurt/M.: S. Fischer.

Mahler et al. (1988): JAMA 259, S. 3126 (zitiert nach Medical Tribune Nr. 37 vom 16. Sept. 1988).

Mannhardt, W., H. Schulte-Wissermann, F. Zepp und R. Beetz (1984): Antibacterial action of urinary-tract epithelia – comparision between healthysubjects and children with asymptomatic bacteriuria. Monatsschrift Kinderheilkunde 132, 822.

Margolis, G. J. (1965): A review of literature on psychogenic urinary retention. J. Urol. 94, 257–258.

Marx, F. J. und A. Hofstetter (1976): Chronische Prostatitis oder vegetatives Urogenitalsyndrom? Z. Allgemeinmed. 7, 353–359.

Maspfuhl, B., D. Lamm und R. Woitkuhn (1979): Psychodiagnostische Untersuchungen an Patientinnen mit funktioneller Harninkontinenz. Zbl. Gynäkol. 101, 1463–1471.

Maspfuhl, B. und R. Woitkuhn (1980): Konfigurationsfrequenzanalysen psychicher Symptome bei der funktionellen Harninkontinenz der Frau. Zbl. Gynäkol. 102, 845–849.

Masters, W. H. und V. E. Johnson (1967): Die sexuelle Reaktion. Frankfurt/M.: Akademische Verlagsgesellschaft.

Masters, W. H. und V. E. Johnson (1973): Impotenz und Anorgasmie. Frankfurt/M.: Goverts.

Mates, J. und V. Krizek (1958): Urolithiasis. S. 33. Prag (zitiert nach Schneider et al., 1979).

Matussek, P. (1955/56): Funktion und Erleben bei Potenzstörungen mit besonderer Berücksichtigung der impotentia satisfactionis. Z. Psychosom. Med. 2, 12–19.

May, P. und B. Lux (1981): Vegetative Dysregulation oder organische Erkrankung? Mk. Ärztl. Fortb. 31, 640–645.

Mayer, P., F. J. Marx und T. Spiro (1983): Sexualverhalten nach Prostataoperation. Sexualmedizin 12, 366–368.

Meadow, S. R., I. M. Berg und D. Fielding (1977): Enuresis and urinary tract infection – cause or effect. Arch. Dis. Child. 52, 808 (zitiert nach Anders 1984).

Meares, E. M. Jr. (1986): Prostatodynia: Clinical. findings and rationale for treatment. In: H. Weidner, H. Brunner, W. Krause und C. F. Rothauge (Hg.), Therapy of Prostatitis, S. 207–212. München: Zuckschwerdt.

Meier, A. (1987): Wegen Phimose 10 Tage im Krankenhaus. Medical Tribune 3 vom 10. Februar 1987.

Mendlewicz, J., C. C. Schulman, B. De Schutter und J. Wilmotte (1971): Chronic prostatitis: Psychosomatic incidence. Psychother. Psychosom. 19, 118–125.

Menninger, K. A. (1936): Psychological factors in urological disease. Psychoanal. Quart. 5, 488–495.

Menninger, K. A. (1941): Some observations on the psychological factors in urination and genitourinary afflictions. Psychoanal. Rev. 28, 117–129.

Merkle, W. (1997, Hg.): Urologie. Stuttgart: Hippokrates.

Mertens, W. (1992): Entwicklung der Psychosexualität und der Geschlechtsidentität. Band 1. Stuttgart: Kohlhammer.

Mester, H. (1975): Die chronifizierte psychogene Harnverhaltung. Z. Psychosom. Med. 21, 314–344.

Meyenburg, B. (1992): Aus der Psychotherapie eines transsexuellen Patienten. Z. Sexualforsch. 5, 95–110.

Miller, A. (1979): Depression und Grandiosität als wesensverwandte Formen der narzißtischen Störung. Psyche 33, 132–156.

Mohr, F. (1925): Psychophysische Behandlungsmethoden. Leipzig: Hirzel.

Molinski, H. (1983): Zur Psychosomatik von Blasenentleerungsstörungen. In: E. Petri (Hg.), Gynäkologische Urologie. S. 221–226. Stuttgart, New York: Thieme.

Moré, A. (1997): Die Bedeutung der Genitalien in der Entwicklung von (Körper)Selbstbild und Wirklichkeitssinn. Forum Psychoanal. 13, .312–337.

Morgenthaler, F. (1984): Homosexualität, Heterosexualität, Perversion. Frankfurt/M., Paris: Qumran.

Mosso, A. u. P. Pellacini (1882): Sur les fonctions de la vessie. Arch. ital. de biol. 1, 97–128, 291–324 (zitiert nach Smith, 1962).

Müller-Braunschweig, H. (1986): Psychoanalyse und Körper. In: E. Brähler (Hg.), Körpererleben, S. 19–33. Berlin, Heidelberg: Springer.

Naber, K. G. (1997): Rationale Diagnostik und Therapie von Harnwegsinfektionen. Urologe B 37, 328–334.

Netto, N. R. Jr., P. E. Rangel, R. P. Da Silva und G. C. Lemos (1978): Relation between the vaginal introital and perianal flora in recurrent cystitis in women. Urol. int. 33, 260–266.

Netto, N. R. Jr., P. E. Rangel und R. P. Da Silva (1979): The importance of vaginal infection on recurrent cystitis in women. Intern. Surgery 64, 79–82.

Nieden, S. zur (1994): Weibliche Ejakulation. Beiträge zur Sexualforschung, Band 70. Stuttgart: Enke.

Nieschlag, E. (1992): Testosteron, Anabolika und aggressives Verhalten bei Männern. Dt. Ärztebl. 89, 2967–2972.

Nilsson, J. K., S. Colleen und P. A. Mårdh (1975): Relationship between psychological and laboratory findings in patients with symptoms of non acute prostatitis. In: D. Daniellson, L. Jutlin und P. A. Mårdh (eds.), Genital infections and their complications, S. 133–144. Uppsala: Almquist & Wiksell.

Norton, P. A. et al. (1988): Distress and delay associated with urinary incontinence, frequency and urgency in women. Brit. med. J. 297, 1187–1189.

Notthafft, von A. (1904): Über scheinbar mit der Prostata nicht zusammenhängende, aber dennoch durch Prostatitis bedingte Schmerzen, nebst einigen Bemerkungen über chronische Prostatitis. Arch. Dermat. und Syph. 70, 277 (zitiert nach Brunner und Girshausen, 1989).

Nurnberg, H. G. und P. J. Ambrosini (1979): Urinary incontinence in patients receiving neuroleptics. J. Clin. Psychiat., 271–274.

Oberpenning, R. und F. A. Muthny (1996): Psychologie der männlichen Fertilitätsstörungen. In: E. Nieschlag und H. M. Behre (Hg.), Andrologie, S. 377–394. Berlin, Heidelberg: Springer.

Öbring, A., P. Fedor-Freybergh, M. Hjelmkvist und G. Bunne (1979): Mental factors influencing recurrence of stress incontinence. Acta Obstet. Gynecol. Scand 58, 91–94.

Olbing, H. (1993, Hg.): Enuresis und Harninkontinenz bei Kindern. München: Marseille.

Osburg, S. und C. Weitze (1993): Betrachtungen über zehn Jahre Transsexuellengesetz. Recht & Psychiatrie 11, 94–107.

Overbeck, G. (1977): Das psychosomatische Symptom. Psyche 31, 333–354.

Overbeck, G., R. Grabhorn, A. Stirn und J. Jordan (1999): Neuere Entwicklungen in der Psychosomatischen Medizin. Versuch einer aktuellen Standortbestimmung. Psychotherapeut 44, 1–12.

Palmtag, A. (1981): Neurophysiologie und Pharmakologie der Blaseninnervation. Pharmakoth. 4, 52–57.

Palmtag, H. (1999): Klassifikation der vesiko-urethralen Dysfunktion. Urologe A 38, 6–9.

Pengelly, A. W. und C. M. Booth (1980): A prospective trial of bladder training as treatment for detrusor instability. Br. J. Urol. 52, 463–466.

Person, E. und L. Ovesey (1974): The transsexual syndrome in males. I. Primary transsexualism. II. Secondary transsexualism. Am. J. Psychother. 28, 4–20, 174–193.

Person, E. S. und L. Ovesey (1993): Psychoanalytische Theorien zur Geschlechtsidentität. Psyche 47, 505–529.

Petersen, P. (1979): Seelische Folgen der Vasektomie. Sexualmedizin 8, 235–241.

Petri, E. (1983): Gynäkologische Urologie. Stuttgart: Thieme.

Petri, E. (1988): Hormontherapie des weiblichen unteren Harntraktes. Akt. Urol. 19, 251–255.

Pfäfflin*, F. (1992): Regrets after sex reassignment surgery. J. Psychol. & Human Sexuality Vol. 5, 69–85.

Pfäfflin, F. und A. Junge (1992, Hg.): Geschlechtsumwandlung. Abhandlungen zur Transsexualität. Stuttgart, New York: Schattauer.

Pfäfflin, F. (1993): Transsexualität. Stuttgart: Enke.

Pfäfflin, F. (1994): Zur transsexuellen Abwehr. Psyche 48, 904–931.

Pfizer GmbH (1998): Viagra-Prodkuktmonographie. Karlsruhe.

Platz, P. (1981): Psychogene Miktionsstörungen – Ein Erfahrungsbericht aus der Praxis. Vortrag, gehalten auf dem 10. Seminarkongress für Frauenärzte in Mainz.

Poland, M. L., P. T. Giblin, J. W. Ager und K. S. Moghissi (1986): Effect of stress on semen quality in semen donors. Intern. J. Fertil. 31, 229–231.

Poluda, E. S. (1999): Die psychosexuelle Entwicklung der Geschlechter im Vergleich. Forum Psychoanal. 15, 101–119.

Pommer, W. (1986): Psychosomatische Nephrologie. In: H. H. Studt (Hg.), Psychosomatik in der inneren Medizin, Band I, S. 63–72. Berlin, Heidelberg, New York: Springer.

Pook, M. und W. Krause (1999): Infertilität als Stressor. In: E. Brähler, H. Felder und B. Strauß (Hg.), Mann und Medizin. Jahrbuch der medizinischen Psychologie Band 19, Göttingen: Hogrefe (im Druck).

Porst, H. (1997): Schwellkörperinjektionstherapie mit vasoaktiven Substanzen. In: H. H. Knispel und R. Schmedemann, Blickpunkt Medizin, (Hg.), Erektile Dysfunktion, S. 59–78. Bad Wörishofen: Verlagsbüro Hoffmann.

Porst, H. und S. Weller (1989): Vasoaktive Substanzen bei erektiler Dysfunktion (ED) – Ergebnisse einer Umfrage und Literaturübersicht. Urologe B 29, 10–14.

Pott, W., Junk-Overbeck, M. und M. Wirsching (1991): Chronisch-bakterielle Prostatitis – Prostatodynie. Z. Psychosom. Med. 37, 157–171.

Prohaska, M. und A. Sellschopp (1995): Untersuchung der Belastung und Bewältigung bei Partnern krebskranker Patienten. Psychother. Psychosom. med. Psychol. 45, 243–252.

---

* Pfäfflin ist auch der Herausgeber einer Zeitschrift über Transsexualität im Internet: Int. J. of Transgenderism (www.symposion.com/ijt/)

Rabow, S. (1877): Beitrag zur Kenntnis der Beschaffenheit des Harns bei Geisteskrankheit. Arch. Psychiat. 7, 62–79 (zitiert nach Huppertz, 1983).

Rada, R. T. et al. (1982): Arch. Gen. Psychiat. 39, 423–429 (zitiert aus Medical Tribune Nr. 48 vom 26. November 1988).

Radebold, H. (1997, Hg.): Altern und Psychoanalyse. Psychoanalytische Blätter, Band 6. Göttingen: Vandenhoeck & Ruprecht.

Rathert, P. und S. Roth (1992): Die Phimose. Dt. Ärztebl. 89, 4089–4094.

Rechenberger, H.-G. (1979): Andrologie. In: P. Hahn (Hg.), Die Psychologie des 20. Jahrhunderts, Band IX, S. 780–785. Zürich: Kindler.

Rechenberger, I. (1976): Tiefenpsychologisch ausgerichtete Diagnostik und Behandlung von Hautkrankheiten. Göttingen: Vandenhoeck & Ruprecht.

Recksiek, S. und M. Wittchen (1978): Seelische Folgen der Vasektomie. Übersicht über psychologische Katamnesen und über die Beratungspraxis. Med. Dissert. der Medizinischen Hochschule Hannover.

Reiche, R. (1984): Sexualität, Identität, Transsexualtiät. In: M. Dannecker und V. Sigusch (Hg.), Sexualtheorie und Sexualpolitik. Beiträge zur Sexualforschung, Band 59. S. 51–64. Stuttgart: Enke.

Reiche, R. (1996): Psychoanalytische Therapie sexueller Perversionen. In: V. Sigusch (Hg.), Sexuelle Störungen und ihre Behandlung, S. 241–265. Stuttgart: Thieme.

Rentrop, E. (1983): Die Bedeutung der Penisprothese im Paarkonflikt. Mater. Psychoanal. 9, 70–78.

Rentrop, E. (1984): Zur Psychodynamik des Wunsches nach der Penisprothese. Z. Psychosom. Med. 30, 386–393.

Richards, A. K. (1994): The influence of spincter control and genital sensation on body image and gender identity in women. Psychoanal. Quart. 63, 331–351.

Riedasch, G., E. Ritz und K. Möhring (1985): Die Bedeutung lokaler Abwehrmechanismen bei der Entstehung der Zystitis. In: Verhandlungsbericht der Deutschen Gesellschaft für Urologie 1984, S. 289–292. Berlin, Heidelberg: Springer.

Riedell, H. und E. Brähler (1983): Prostatitis und Ehepaarbeziehung. In: H. Brunner, W. Krause, C. F. Rothauge und W. Weidner (Hg.), Chronische Prostatitis, S. 273–283. Stuttgart, New York: Schattauer.

Riss, P., R. Spernol, W. Gruber (1982): Geburtsh. u. Frauenheilk. 42, 182–184 (zitiert aus Medical Tribune Nr. 23 vom 4. Juni 1982).

Ritz, E. (1989): Prinzipien der Nierenstein-Rezidivprophylaxe. Münch med. Wschr. 131, 141–142.

Rogers, D. A. und F. J. Ziegler (1974): Effects of surgical contraception on sexual behavior. In: M. E. Schima et al. (Hg.), Advances in voluntary sterilization. Amsterdam, New York: Exz. Med. (zitiert nach Petersen, 1979).

Rohde-Dachser, C. (1991): Expedition in den dunklen Kontinent. Weiblichkeit im Diskurs der Psychoanalyse. Berlin, Heidelberg, New York: Springer.

Roiphe, H. und E. Galenson (1981): Infantil origins of sexuell identity. New York: Int. Univ. Press.

Rosette de La, J. J. und F. M. J. Debruyne (1991): Non bacterial prostatitis: A comprehensive review. Urol. Intern. 46, 121–125.

Rutschky, K. (1992): Erregte Aufklärung, Kindesmißbrauch: Fakten, Fiktionen. Hamburg: Klein.

Rütte, B. von (1977): Die Reizblase der Frau. Med. Klin. 72, 998–1001.

Sadger, J. (1910): Über Urethralerotik. Jahrb. Psychoanal. Psychopatholog. Forsch. 2, 409–450.

Santos, B. O. F. und L. D. Vieira (1996): Evaluation of 136 surgeries to enlarge the penis. Intern. J. Impotence Research Vol. 8, 192 (special issue: 7. world meeting on impotence, San Francisco, CA, USA, 3.–7. November 1996).

Savage, D. C. (1975): Natural History of covert bacteriuria in schoolgirls. Kidney Intern. Vol. 8, 90–95.

Schaeffer, A. J., J. M. Jones und J. K. Dunn (1981): Association of in vitro E. coli adherence to vaginal and buccal epithelial cells with susceptibility of women to recurrent urinary tract infections. N. engl. J. Med. 304, 1062–1065.

Schiffter, R. (1988): Neurophysiologie der Redewendungen. Dt. Ärztebl. 85, 1185–1189.

Schmauch, U. (1996): Probleme der männlichen sexuellen Entwicklung. In: V. Sigusch (Hg.), Sexuelle Störungen und ihre Behandlung, S. 44–56. Stuttgart: Thieme.

Schmidt, G. und G. Arentewicz (1977): Sexuelle Funktionsstörungen. In: L. J. Pongratz (Hg.), Klinische Psychologie, Handbuch der Psychologie, Band 8, Teil 2, S. 2269–2312. Göttingen: Hogrefe.

Schmidt, G. (1993, Hg.): Jugendsexualität. Beiträge zur Sexualforschung, Band 69. Stuttgart: Enke.

Schmidt, G. (1996): Paartherapie bei sexuellen Funktionsstörungen. In: V. Sigusch (Hg.), Sexuelle Störungen und ihre Behandlung, S. 180–199. Stuttgart: Thieme.

Schmucki, O. und R. Asper (1977): Qualitative und quantitative Urin- und Serumuntersuchungen unter Extrembedingungen. In: Gasser, G. und W. Vahlensieck (Hg.), Pathogenese und Klinik der Harnsteine. Band V, S. 35–40. Darmstadt: Steinkopff.

Schmucki, O., R. Asper und W. H. Weihe (1979): Stressinduzierte Veränderungen der Elektrolyt-Konzentrationen im Urin bei der Ratte. In: G. Gasser und W. Vahlensieck (Hg.), Pathogenese und Klinik der Harnsteine. Band VII, S. 126–134. Darmstadt: Steinkopff.

Schnack, D. und R. Neutzling (1990): Kleine Helden in Not. Jungen auf der Suche nach Männlichkeit. Reinbek: Rowohlt.

Schneider, H.-J., S. Heine, G. Dittrich und E. Riedel (1973): Untersuchungen zur soziologischen Struktur der Harnsteinpatienten. Z. ärztl. Fortbild. 67, 735.

Schneider, H.-J., H. Janitzky und G. Schüler (1979): Auffälligkeiten im psychologischen Status bei Harnsteinpatienten. In: G. Gasser (Hg.), Pathogenese und Klinik der Harnsteine Band VII, 135–140. Darmstadt: Steinkopff.

Schofer, O., W. Mannhardt, R. Beetz, F. Zepp und H. Schulte-Wissermann (1988): Harnwegsinfektionen im Kindesalter: Pathogenese, Diagnostik und Therapie. Akt. Urol. 19, 260–265.

Schönberger, B. (1999): Therapiemöglichkeiten bei funktioneller Blasenentleerungsstörung. Urologe A 38, 20–23.

Schottstaedt, W. W., W. J. Grace und H. G. Wolff (1955): Life situation behaviour patterns and renal excretion of fluid and electrolytes. JAMA 157, 1485–1488.

Schreiter, F. (1997): Langzeit-Follow-up hydraulischer Penisprothesen. In: In: H. H. Knispel und R. Schmedemann, Blickpunkt Medizin (Hg.), Erektile Dysfunktion, S. 90–95. Bad Wörishofen: Verlagsbüro Hoffmann.

Schüßler, B. (1990): Spezielle Inkontinenzgymnastik kann oft eine Operation ersparen. Medical Tribune Nr. 26 vom 29. Juni 1990.

Schultz-Hencke, H. (1927): Einführung in die Psychoanalyse. Jena: Thieme.

Schultz-Hencke, H. (1951): Lehrbuch der psychoanalytischen Psychotherapie. Stuttgart: Thieme.

Schumacher, W. (1970): Bemerkungen zur Theorie des Narzißmus. Psyche 24, 1–22.

Schunk, J. (1955/56): Psyche und Nierenfunktion. Z. Psychosom. Med. 4, 255–261.

Schwarz, O. (1925): Psychogene Miktionsstörungen. In: Ders. (Hg.), Psychogenese und Psychotherapie körperlicher Symptome, 273–294. Wien: Springer.

Schwarz, O. (1925): Psychogenese und Psychotherapie körperlicher Symptome. Wien: Springer.

Schwarz, O. (1928): Über psychogene Nierenschmerzen. Allg. Ärztl. Z. Psychother. 1, 28–33.

Schwarz, R. (1995): Psychotherapeutische Grundlagen der psychosozialen Onkologie. Psychotherapeut 40, 313–323.

Schwartz, M. S. und A. H. Stanton (1950): A social psychological study of incontinence. Psychiatry 13, 399–416

Schwidder, W. (1952): Zur Symptomatik und Ätiologie der Enuresis und Enkopresis. In: Analytische Psychotherapie und Erziehung. S. 288–311 (zitiert nach Dührssen, 1975).

Scott, R. (1972): Current controversies in urologic management. Philadelphia: Saunders Comp.

Seikowski, K. und H.-J. Glander (1995): Gibt es einen Zusammenhang zwischen Spermaqualität und psychischen Alltagsbelastungen? Poster von der 7. Jahrestagung der Deutschen Gesellschaft für Andrologie in Marburg vom 28. bis 30.9.1995.

Sellschopp, A. (1986): Krebs – Das Ende des Sex? Sexualmedizin 15, 543–549.

Sigusch, V., B. Meyenburg und R. Reiche (1979): Transsexualität. In: V. Sigusch (Hg.), Sexualität und Medizin, S. 249–311. Köln: Kiepenhauer & Witsch.

Sigusch, V. (1991): Die Transsexuellen und unser nosomorpher Blick, Teil I und Teil II. Z. Sexualforsch. 4, 225–256, 309–343.

Sigusch, S. (1996): Sexuelle Störungen und ihre Behandlung. Stuttgart: Thieme.

Sinaki, M., J. L. Merrit und G. K. Stillwell (1977): Tension myalgia of the pelvic floor. Mayo Clinic. Proc. 52, 717 (zitiert nach Meares, 1986).

Smart, C. J., J. D. Jenkins und R. S. Lloyd (1976): The painful prostate. Br. J. Urol. 47, 86–89.

Smith, D. R. (1962): Psychosomatic «Cystitis». J. Urol. 87, 359–362.

Smith, D. R. und A. Auerback (1960): Functional diseases. In: Encyclopedia of Urology. Vol. 12, S. 1–20. Berlin: Springer.

Sohn, M. 1997: Bedeutung der penilen Gefäßchirurgie bei erektiler Dysfunktion. In: H. H. Knispel und R. Schmedemann, Blickpunkt Medizin (Hg.), Erektile Dysfunktion, S. 96–100. Bad Wörishofen: Verlagsbüro Hoffmann.

Spengler, A. (1984): Psychische und sexuelle Störungen nach urologischen Genitaleingriffen. Urologe B 24, 127–133.

Springer, A. (1981): Pathologie der geschlechtlichen Identität. Transsexualismus und Homosexualität. Wien, New York: Springer.

Staehler, W. (1959): Klinik und Praxis der Urologie. Stuttgart: Thieme.

Stamey, T. A. (1985): Pathogenese und Behandlung rezidivierender Harnwegsinfekte bei Frauen. In: Verhandlungsbericht der Deutschen Gesellschaft für Urologie, 1984, 263–272. Berlin, Heidelberg: Springer.

Stekel, W. (1922): Psychosexueller Infantilismus. Berlin, Wien: Urban & Schwarzenberg.

Stevko, R. M., M. Balsley und W. E. Segar (1968): Primary Polydipsia – compulsive water drinking. J. Pediat. 73, 845–851.

Stief, C. G., W. Bähren, H. Gall, W. Scherb und J. E. Altwein (1987): Erektile Dysfunktion. Dt. Ärztebl. 84, 862–867.

Stief, C. G., F. Holmquist, M. Djamilian, H. Krah, K. E. Andersson, und U. Jonas, (1992): Preliminary results with nitric oxide donor linsidomine chlorhydrate in the treatment of human erectile dysfunction. J. Urol. 1992, 148, 1437–1440.

Stoller, R. (1979): Perversion – Die erotische Form von Haß. Reinbek: Rowohlt.

Stone, C. B. und G. E. Judd (1978): Psychogenic aspects of urinary incontinence in women. Clin. Obstet. Gynecol. 21, 807–815.

Straub, L. R., H. S. Ripley und S. Wolf (1949): Disturbances of bladder function associated with emotional states. JAMA 141, 1139–1143.

Strauß, B. (1998, Hg.): Psychotherapie der Sexualstörungen. Stuttgart, New York: Thieme.

Studt, H. H. (1981): Die Psychosomatik der Infektionskrankheiten. In: A. Jores (Hg.), Praktische Psychosomatik, S. 187–198. Bern: Huber.

Sturdy, D. E. (1974): Essentials of urology. Bristol: Wright & Sons.

Stutzin, J. J. (1926): Psychotherapie in der Urologie. Med. Klinik 22, 163–166 und 204–207.

Sundström, B. (1975/76): Psychogenic polydipsia and psychogenic polyuria with special references to thirst, water intake and urine production in anorexia nervosa. Acta Paedopsychiatrica 42, 223–227.

Tanagho, E. A. und J. W. McAninch (1988, Hg.): Smith's General urology (12. edition). Norwalk, Connecticut: Appleton & Lange.

Thelen, A. (1975): Urologische Beschwerden ohne klaren organischen Befund. Landarzt 51, 1395–1400.

Thomae, H. (1963): Die Neopsychoanalyse Schultz-Henckes I und II. Psyche 17: 44–128.

Thomae, H. und H. Kächele (1985): Lehrbuch der psychoanalytischen Therapie, Band 1. Berlin, Heidelberg: Springer.

Thomas, C. (1993): Ein ganz besonderer Saft – Urin. VGS Köln. Würzburg: Universitätsdruckerei H. Stürtz.

Tietze, U. (1998): Harninkontinenz: Eine behandlungsbedürftige Erkrankung, keine Befindlichkeitsstörung. Berliner Ärztebl. 11, 196–197.

Toggenburg, H., C. Horica, C. und K. Bandhauer (1981): Das Harnsteinleiden bei Gastarbeitern – eine epidemiologische Studie. Pathogenese und Klinik der Harnsteine. Bd. VIII. Darmstadt: Steinkopff.

Tollefson, G. D. und M. J. Garvey (1983): Conversion disorder following termination of pregnancy. J. Family Practice 16, 73–77.

Treiger, P., J. J. Tovarek und N. A. Casciato (1950): Physiopsychologic treatment for postoperative urinary retention. Am. J. Surgery 80, S. 195–197.

Trinchieri, A. (1996): Epidemiology of urolithiasis. Arch. ital. urol. androl. 68, 203–249.

Tyson, P. (1991): Männliche Geschlechtsidentität und ihre Wurzel in der frühkindlichen Entwicklung. In: R. M. Friedmann und L. Lerner (Hg.), Zur Psychoanalyse des Mannes, S. 1–20. Berlin, Heidelberg: Springer.

Uexküll, T. v., (1986): Lehrbuch der psychosomatischen Medizin (3. Aufl.). München, Wien, Baltimore: Urban & Schwarzenberg.

Ulshöfer, B., G. Paar und B. Cramer (1982): Harnsteinerstmanifestation und Streß. In: G. Gasser und W. Vahlensieck (Hg.), Pathogenese und Klinik der Harnsteine, Band IX, 46–51. Darmstadt: Steinkopff.

Vahlensieck, W. (1982): Epidemiologie und Pathogenese des Harnsteinleidens. Pharmakotherapie 5, 47–53.

Veltkamp, V. (1991): «Wie ein Fluch...» Empirische Untersuchung zu rezidivierenden Blasenentzündungen bei Frauen aus psychosomatischer Sicht. Inaug.-Dissert. der Freien Universität Berlin.

Vogt, H.-J. (1985): Psychogene Störungen der Fertilität. Sexualmedizin 14, 252–258.

Vollrath, P. (1979): Nierenerkrankungen. In: P. Hahn (Hg.), Die Psychologie des 20. Jahrhunderts. Band IX, S. 442–458. Zürich: Kindler.

Wagenknecht, L. V. (1988): Aktuelle Indikationen und Resultate der Implantation von Penisprothesen. Urologe B 28, 30–34.

Wahl, O. W. und J. S. Golden (1963): Psychogenic urinary retention. Report of six cases. Psychosom. Med. 25, 543–555.

Walschburger, P., B. Thiele und K. Jarrar (1984): Entwicklung eines verhaltensmedizinisch orientierten Begleitprogramms zur Verhütung von Reziven bei Harnsteinpatienten. Vortrag auf dem 3. Symposium über klinischpsychologische Forschungarbeiten «Verhaltensmedizin» in Tübingen vom 1. 6. bis 3. 6. 1984.

Weber, H. (1969): Die Reizblase und die Enuresis als Ausdruck einer neurovegetativen Dysregulation. Physik. Med. u. Rehab. 10, 137–140.

Weidner, W. (1984): Moderne Prostatitisdiagnostik. In: E. Schmiedt, J. E. Altwein und H. W. Bauer (Hg.), Klinische und experimentelle Urologie, Band 7. München: Zuckschwerdt.

Weidner, W., M. Deinhart und E. Brähler (1999 a): Krankheitsverlauf bei der chronischen Prostatitis – Eine Fünf-Jahres-Katamnese. In: E. Brähler, H. Felder und B. Strauß (Hg.), Mann und Medizin, Jahrbuch der Medizinischen Psychologie, Band 19. Göttingen: Hogrefe (im Druck).

Weidner, W. (1999): Eine neue Prostatitis-Klassifikation. Urologe A 38, 185.

Weizsäcker, V. v. (1933): Körpergeschehen und Neurose. Analytische Studie über somatische Symptombildungen. Stuttgart: Klett (1947).

Wenderlein, J. M. (1980): Blasenfunktion der Frau unter psychometrischen Aspekten. Geburtsh. u. Frauenheilk. 40, 246–252.

Westerman-Holstijn, A. J. (1924): Retentio urinae. Intern. Z. Psychoanal. 10, 295–300.

Wildbolz, E. (1959): Lehrbuch der Urologie, (4. Aufl). Berlin: Springer.

Williams, G. E. und A. M. Johnson (1956): Recurrent urinary retention due to emotional factors: Report of a case. Psychosom. Med. 18, 77–80.

Winberg, J., T. Bergström und B. Jacobsson (1975): Morbidity, age and sex distribution, recurrences and renal scarring in symptomatic urinary tract infection in childhood. Kidney international Vol. 8, 101–106.

Winter, P., P. Flohr und D. Molitor (1990): Fremdkörper in den unteren Harnwegen. Urologe B. 30, 90–93.

Wurbs, R. (1981): Zur seelischen Verarbeitung der Vasektomie. Inaugural-Dissert. der Freien Universität Berlin.

Zamel, G. (1994): Wenn die Ohnmacht nicht mehr auszuhalten ist. Wie die Technik die (männliche) Sexualität retten soll. Z. Sexualforsch. 7, 142–150.

Zermann, D. H., M. Ishigooka, J. Schubert und R. A. Schmidt (1999): Pelvic Pain – ein neurourologisches Konzept. Urologe B 39, 92–95.

Zilbergeld, B. (1993): Männliche Sexualität. Tübingen: DGVT.

Zimprich, H. (1984, Hg.): Kinderpsychosomatik. Stuttgart, New York: Thieme.

Sachregister